HEYNE
BÜCHER

Dr. med. H.W. Müller-Wohlfahrt
Dr. med. U. Kübler

Hundert Prozent fit und gesund

Das Geheimnis des gesunden Menschen

WILHELM HEYNE VERLAG
MÜNCHEN

HEYNE RATGEBER
08/5034

Umwelthinweis:
Dieses Buch wurde auf
chlor- und säurefreiem Papier gedruckt.

Printed in Germany 1996
Umschlaggestaltung: Atelier Adolf Bachmann, Reischach
Umschlagillustration: Bildagentur Mauritius/P. Alexander/Mittenwald
Satz: prosatz, Vladimir Pospischil, Stadtbergen
Druck und Bindung: Ebner, Ulm

ISBN 3-453-09360-7

Inhalt

100 Prozent Gesundheit und Heilung als gemeinsames Ziel 17

LEBEN IST BEWEGUNG 21

Wer sich nicht bewegt, lebt gefährlich! 23

Das Jahr in der sportmedizinischen Praxis: Januar 23

Am Anfang war die Bewegung 25
Schlüsselereignisse der Evolution 27
Vom Urmenschen zum heutigen Spitzensportler 29
Regelmäßiges Training ist von größter Bedeutung 30
Sport als optimale Form der Bewegung 32
Bewegungsmangel erzeugt Streß 34
Bewegung für jeden 35

Spuren der Gesundheit 36

Das Jahr in der sportmedizinischen Praxis: Februar 36

Die Bausteine des Lebens 37

Das Jahr in der sportmedizinischen Praxis: März 40

Die Zelle – Ionen in Bewegung 41
Zellschäden als Krankheitsursache 44
Krebs 44 · Kann man Krebs vermeiden? 45 · Osteoporose (Knochenschwund) 48
Alterungsprozesse und biologisches Gleichgewicht 50
Kann Sport das Leben verlängern? 52
Zelluläre Selbstverteidigung – ein entscheidender Faktor für die Lebenserwartung 54
So schützen Sie sich vor pathologischen Alterungsvorgängen 57
Die Zelle als Informationsspeicher: Erinnerungsvermögen ist das Grundmerkmal des Lebens 58

DIE GRUNDLAGEN DES GESUNDEN MENSCHEN 61

Die orthopädischen Grundlagen des gesunden Menschen 63

Das Jahr in der sportmedizinischen Praxis: April/Mai 63

DIE MUSKULATUR – DAS WIRKSAMSTE KRAFTWERK DER WELT 65

Mitochondrien – Weltmeister der Energieumsetzung 66
Ohne Muskeln geht nichts 68
Wie der Muskel-Motor »gezündet« wird 71
Ob Box-Weltmeister oder Freizeitsportler: Jeder Mensch hat dieselbe Anzahl von Muskeln 72
Körpereigene Möglichkeiten, die Leistung zu steigern 73
Aminosäuren und Leistung 74

Eine Faustregel für das Krafttraining 75
Die Behandlung von Muskelverletzungen 77
Diagnostik und Therapie von Muskelzerrungen und Muskelfaserrissen 81
Die Behandlung der Muskelzerrung 84
Die Behandlung des Muskelfaserrisses, des Muskelbündelrisses, des Muskelrisses 86
Molekularbiologische Therapie von Muskelfaserverletzungen 90
Das »Funktionelle Compartment-Syndrom« 92

DIE HAND – EIN SINNLICHES WUNDER 96

Ausführungs- und Informationsorgan zugleich 97
»Die Hand ist das Instrument der Instrumente« 98
Geistige und emotionale Welten: Aus den Fingerspitzen heraus . . . 100
Die Hand im Sport 101
Die häufigsten Hand- und Fingerverletzungen 103
Der Kahnbeinbruch 103 · Die Lunatumnekrose 104 · Der Mittelhandknochenbruch 105 · Der Skidaumen 105 · Der Fingerstrecksehnenabriß 106 · Das Impignementsyndrom bei Diskusverletzung 106

DER ELLBOGEN – SCHARNIER ZWISCHEN KOPF UND HAND 108

Ein Gelenk mit mehreren Dimensionen . . . 109
Keine optimale Konstruktion 110
Der sogenannte Tennisarm 112
Wie Sie selbst einem »Tennisarm« vorbeugen können 117
»Wer seinen Ellbogen belasten will, der muß ihn schonen« 119

DIE SCHULTER – BEWEGUNG UND SCHWUNG 121

Aus der Schulter heraus:
Signale für die Sportgeschichte 122
Einer der großen Verkehrsknotenpunkte
des menschlichen Körpers 124
Die klassischen Schulterverletzungen 127
Therapieformen bei Schulterverletzungen 130

DIE WIRBELSÄULE – EINE ZENTRALE UNSERER EXISTENZ 133

Wirbelsäule und aufrechter Gang 134
Eine sehr flexible, funktionelle Einheit
verschiedenster Materialien 136
Die Bandscheiben 138
Protokoll eines Bandscheibenvorfalls –
spannend wie ein Krimi 139
Bandscheibenoperation ohne Schrecken 142
Was die Wirbelsäule alles leistet 143
Täglich Gymnastik als Ausgleich 147
Heilen ist schwierig, Vorbeugen ganz einfach 148

Das Jahr in der sportmedizinischen Praxis: Juni 150

DIE LEISTE – SCHWACHSTELLE
ZWISCHEN RUMPF UND BEIN 151

Die schleichende Gefahr 152
Die »weiche Leiste«: Eine Störung
ohne akut einsetzendes Krankheitsbild 154
Eine letzte Sicherheit gibt es nicht . . . 158
Der Adduktorenriß 159

Zehn einfache Übungen, mit denen Sie sich gegen eine »weiche Leiste« schützen können 160

DAS KNIE – VIEL ZU KOMPLIZIERT, UM OHNE SCHWÄCHEN ZU SEIN 166

Beugen, strecken, rotieren, gleiten . . . 168
Aufbautraining nach der Knieoperation 175
Keine einsamen Entscheidungen 179
Kniegelenke müssen pfleglich behandelt werden. Erstes Gebot: Jede Verletzung auskurieren! 181
So schützen Sie Ihre Knie 185

DER FUSS – SOCKEL UND FUNDAMENT ZUGLEICH 186

Eine einzigartige Konstruktion 187
Verletzungen am Fuß können ungeahnte Folgen haben 190
Tips für den Freizeitsportler 192
Die häufigsten Verletzungen des Fußes 193
Die unterschiedlichen Fußformen auf einen Blick 194
Tips zur Fußpflege 196

DIE ACHILLESSEHNE – EIN FEHLGRIFF MIT FOLGEN 198

Was tun, wenn es »knallt«? 199
Je kürzer der Hebel, desto größer der Kraftaufwand – die Achillessehne leistet Schwerstarbeit 200
Achillessehnenreizung – häufiger als der Riß 202
Achillessehnen-Riß – Operation unvermeidlich 205
Werbegags auf Kosten der orthopädischen Sicherheit? 207
Tragkraft: Mehr als eine Tonne 207
Achillessehne und Aminosäuren 208

Die organischen und anorganischen Grundlagen des gesunden Menschen 211

Das Jahr in der sportmedizinischen Praxis: Juli 211

SPURENELEMTE UND AMINOSÄUREN 212

Die Spurenelemente 212
Natrium (Kochsalz) 213 · Kalium 215 · Calcium 215 · Magnesium 215 · Kupfer 218 · Zink 219 · Eisen 221 · Selen – ein janusköpfiges Spurenelement 223
Aminosäuren 244

DAS HERZ 228

Training im Sport verbessert die gesamte Kreislaufökonomie 228
Über die Bedeutung von Mineralsalzen und Aminosäuren für das Herz 230

SPORT UND GESUNDHEIT 233

Wohl und Wehe der populärsten Sportarten 235

Das Jahr in der sportmedizinischen Praxis: August 235

FUSSSBALL – DAS SPIEL DER UNBEGRENZTEN MÖGLICHKEITEN 236

Der »ideale Fußballer« 239
»Kondition bolzen« – glücklicherweise ein Begriff aus alten Zeiten 240

Vorsicht vor übertriebenem oder
falschem Jugendtraining 241
Die Schule der Weltstars 242
Andere Länder, andere Sitten: Fußball in Italien 245
Beruf und Berufung zugleich: Fußballprofi 247

RADFAHREN – SELBSTBESTÄTIGUNG
UND EIN GEFÜHL VON FREIHEIT 250

Ausdauer, Kraft und Schnelligkeit 252
Eine optimale Chance menschlicher Bewegung 254
Ein Sport für alle Jahreszeiten des Lebens 255
Was man beim Radfahren beachten sollte,
um Gefahren auszuschließen 256
Der ideale Ergänzungs- und Ausgleichssport 259
PNF-eine gymnastische Übungsform hilft heilen 260

SCHWIMMEN – AUF DEN SPUREN VON ODYSSEUS 262

Eine der ältesten sportlichen Aktivitäten 263
Die Schultern und Kniegelenke als Problemzonen
der Schwimmer 264
Das sogenannte Brustschwimmer-Knie 265
Belastungen der Wirbelsäule, Verschleißerscheinungen 266
Was der Freizeitsportler beachten sollte 267
Regeneration und Wohlbefinden 267

RUDERN – AUSDAUERSPORT FÜR KÖRPER UND SEELE 269

Etwa drei Viertel der gesamten Muskulatur
werden beim Rudern beansprucht 270
Hohe Anforderungen an Technik und Kondition 270

Von der Sklavenarbeit zum Sport 271
Die traditionellen Verletzungen im Rudersport 272
Leistungsbereitschaft, Nachdenklichkeit und Phantasie 273

SURFEN – »SITTING ON TOP OF THE WORLD« 275

Bodysurfen – vielleicht die schönste Spielart dieses Sports 276
Die typischen Surf-Verletzungen 276
Vorsicht bei zu hohem Blutdruck 277
Die richtige Vorbereitung mindert das Risiko 278

LEICHTATHLETIK – DER IDEALE EINSTIEG IN INTENSIVE BEWEGUNGSFORMEN 280

Daley Thompson – »Mister 100 Prozent« 281
Die typischen Verletzungen der Leichtathleten 283
Schlummernde Talente wecken 285
Gibt es eine Zukunft ohne Doping? 287

Das Jahr in der sportmedizinischen Praxis: September 289

TENNIS – AUSDAUER UND KONZENTRATION, EIGENVERANTWORTUNG UND KAMPFGEIST 291

Der Aufschlag – eine Kunstfigur, die Muskeln und Sehnen extrem beansprucht 292
Eine gut trainierte Schulter- und Rückenmuskulatur ist wichtig 293
Problemzone Kniegelenk 295
Grundregeln des Stretchings 296

Neue Spielsituationen verlangen ein blitzschnelles Reaktionsvermögen 298
Lauftraining und Stretching als geeignete Vorbereitung 299
Überlastungsschäden vermeiden 300
Aktive und passive Entmüdung 301
Mineralwasser statt Elektrolytgetränke 302
Auf die Temperaturen achten! 302
Behutsame Nachwuchsförderung ist notwendig 303

VOLLEYBALL – VOM STRANDSPIEL ZUM MILLIONEN-DOLLAR-SPEKTAKEL 305

Weltweit der Sport Nummer eins 306
Die »klassischen« Verletzungen beim Volleyball 306
Wie alles anfing: Die Idee mit dem Netz . . . 308

BASKETBALL – VON DREAM TEAMS UND MAGIERN 310

Die häufigsten Verletzungen beim Basketball 311

Das Jahr in der sportmedizinischen Praxis: Oktober 312

JOGGEN – MEDITATION UND EKSTASE 313

Joggen oder Walking? 314
Joggen gegen Krebs? 314
Sucht oder Segen? 315
Die zwölf Gebote für Jogger 316
Das Geheimnis des Joggens 318
»Meditase« – Meditation und Ekstase zugleich 319
Die richtigen Joggingschuhe 320
Die häufigsten Verletzungen beim Joggen 321

BERGWANDERN – EIN SPORT FÜR DIE SEELE 324

Wer langsam wandert, hat mehr davon 326
Worauf Sie beim Bergwandern achten sollten 327

BADMINTON – SPIELWITZ UND INSPIRATION 331

Viel höhere Schlaggeschwindigkeiten als selbst beim härtesten Tennis-Aufschlag 332
Badminton boomt: in mehr als 70 Ländern der Erde 333
Badminton aus sportmedizinischer Sicht 334
Gemeinsam Spaß haben 336
Worauf Sie bei der Ausrüstung achten sollten 337

Das Jahr in der sportmedizinischen Praxis: November 338

SKILANGLAUF – HARMONIE IM EINKLANG MIT DER NATUR 339

Eine sanfte Revolution auf Skiern 340
Der ganze Körper profitiert davon 341
Ein Ausnahmezustand mit Rückwirkung auf die seelische Befindlichkeit 342
Der Langsamste bestimmt das Tempo 344
Ausdauer und Kraft 345
Was Sie bei der Ausrüstung beachten sollten 346

Das Jahr in der sportmedizinischen Praxis: Dezember 348

EISLAUFEN – IKARUS ÜBER GEFRORENEM EIS 349

Eistanz – die Königsdisziplin des Eislaufens 350
Erinnerungen an ein einmaliges Gefühl 351
Eislaufen als ideales Ausgleichstraining 352
Dreistufenplan für Kinder 353
Worauf die Eltern achten sollten 355
Die Auswahl der richtigen Schuhe 356
Eishockey – die dynamischste Form des Eislaufs 357

GENERELLE FRAGEN DES SPORTLICH AKTIVEN MENSCHEN 359

Ernährung und Regeneration 361

Die mediterrane Ernährung 361
Das richtige Menü für den Sportler 365
Die 100-Prozent-Formel: Optimale Ernährung und optimales Training statt Doping! 366
Vitamine im Verbund mit Aminosäuren und Spurenelementen 367
Ernährung und Cholesterin 369
Ernährung und Kohlenhydrate 370
Ernährung und Zucker 371
»Cool down« – keine kontinuierliche Leistung ohne Regeneration 371
Was ist eine Akutphase-Reaktion? 373

Sport und Sexualität 374

Eine vernünftig ausgelebte Sexualität
kann die sportliche Leistung stabilisieren 374

Es geht auch ohne Doping! 376

Ein Blick zurück: Vom Sport-Fan zum Arzt 376
Leistungsstabilität ist keine Frage
von irgendwelchen Wundermitteln 378
100-Prozent-Formel statt Doping 379

ANHANG

Fachwörter 383
Register 389

100 Prozent Gesundheit und Heilung als gemeinsames Ziel

Wer körperlich inaktiv bleibt, lebt mit einem völlig unterschätzten Gesundheitsrisiko! Viele Menschen wissen gar nicht, welchen Gefahren sie sich aussetzen, wenn sie sich nicht bewegen – während andererseits viele Hochleistungssportler offenbar nicht mehr wissen, wo der Sport aufhört, gesund zu sein.

Diese Gefahren wollen wir aufzeigen und für eine bewußte und maßvolle Ausübung der unterschiedlichsten Formen sportlicher Betätigung werben.

Uns ist klar, daß das »Geheimnis des gesunden Menschen« nicht auf eine einfach strukturierte, allgemeingültige »Formel« gebracht werden kann. Wir glauben aber daran, daß jeder Mensch für sich selbst diesem Geheimnis ein Stück näher kommen kann, wenn er auf die verschiedensten, ihn persönlich betreffenden Gesundheitsfragen auch eine individuelle Antwort findet.

Ohne den Anspruch auf »Vollständigkeit« zu erheben – und ohne das Gespräch mit dem zuständigen Arzt ersetzen zu können –, versuchen wir Ihnen mit diesem Buch dabei zu helfen, eigene Antworten auf wichtige Fragen des sportlich-aktiven Menschen zu finden.

Die Sportmedizin von heute ist viel zu komplex, als daß man sie noch den Sportmedizinern allein überlassen könnte: Der Orthopäde braucht den Stoffwechsel-Fachmann, der mit seinen Blutanalysen oft an die eigentliche Wurzel eines

Übels heranführt; er braucht den Radiologen und Ultraschall-Diagnostiker, um ein Gesamtbild zu entwerfen, und er ist auf die tägliche intensive Zusammenarbeit mit Physio- und Chirotherapeuten angewiesen.

Den Inhalt dieses Buches haben Empiriker und Theoretiker in jahrelanger konkreter Arbeit mit Sportlern in gesunden und kranken Tagen erarbeitet. Darüber hinaus ist es das Ergebnis einer bald zwanzigjährigen Praxiserfahrung in der ständigen Betreuung herausragender Sportlerinnen und Sportler sowie kranker Menschen im allgemeinen.

Wir arbeiten unabhängig und im Team. In der Praxis sieht das so aus: Ein Sportler klagt über sich wiederholende Muskelverletzungen.

Der Schaden selbst läßt sich immer wieder mit orthopädischen Maßnahmen kurieren, aber was ist die Ursache für die Wiederholungen, wenn sie nicht auf dem orthopädischen Fachgebiet zu finden ist?

Hier ist der Stoffwechsel-Fachmann gefordert: Neben seinen Forschungen und Erkenntnissen bringt er auch neue Methoden der Spurensuche mit ins Ensemble, die Einblicke in das molekularbiologische Geschehen ermöglichen. Dies ist oft die ideale Ergänzung zur Kernspin- und Computer-Tomographie sowie zur Ultraschalldiagnostik, bei der wir gerne mit Dr. Klaus Baenisch und Dr. Ludwig Löffler zusammenarbeiten.

Wenn es dann an die Knochenarbeit der Therapie geht, sind die Physiotherapeuten gefordert, die oft mehrere Stunden am Tag mit einem Patienten arbeiten müssen. In diesem Zusammenhang danken wir im Namen unserer Patienten den Physiotherapeuten Hans Montag und Klaus Eder, dem Schuh- und Einlagenspezialisten Constantin Bernhard sowie last, but not least dem Chirotherapeuten Thomas von Mendelssohn für ihren unermüdlichen Einsatz.

Neben der Hingabe und Leidenschaft für unseren Beruf haben wir alle gemeinsam das gleiche Ziel: Die Probleme des Sportlers und des kranken Menschen so gut wie möglich zu lösen – möglichst zu 100 Prozent!

Dr. med. Hans-Wilhelm Müller Wohlfahrt
Dr. med. Ulrich Kübler

Leben
ist Bewegung

Wer sich nicht bewegt, lebt gefährlich!

JANUAR *Die »Australian Open« beginnen, Boris Becker ist in Melbourne. Ich begleite den »FC Bayern München« bei seiner Wintervorbereitung für die zweite Saisonhälfte. Zuerst waren wir im Trainingslager in Florida, jetzt gibt es noch zwei Spiele in Tokio. Als ich abends ins Hotel komme, liegt in meinem Fach eine Message von Boris: Ich soll kommen. Es ist nichts passiert, keine Verletzung, aber er wünscht einen Check vor Turnierbeginn. Boris weiß stets, wie und wo er mich erreichen kann, und ich bin immer informiert, wo er sich befindet. Das gilt auch für andere Sportler: den großen Radrennfahrer, Tour-de-France-Sieger und Weltmeister Stephen Roche, Deutschlands Spitzen-Golfer Bernhard Langer, den langjährigen Zehnkampf-Weltrekordler und zweifachen Olympiasieger Daley Thompson, den österreichischen Formel-1-Star Gerhard Berger.*

Ich fliege über 70 Breitengrade hinweg von Tokio nach Melbourne. Die Routineuntersuchung dauert etwa eine Stunde. Funktionsprüfungen, Abtasten der Muskulatur, Untersuchung der Sehnen und Gelenke. Als kritischer Sportarzt finde ich immer etwas, auch wenn es keine echten Probleme gibt: »Hier bahnt sich eine Muskelverhärtung an, tue dies und tue das.«

Ich schaue mir sein Training an, beobachte die Bewegungsabläufe. Danach setze ich mich mit ihm und dem Trainer zusammen, und wir sprechen alles durch: Boris Becker ist für mich die Verkörperung von 100 Prozent Einsatzbereitschaft. Und genau an diesem Punkt treffen sich unser Engagement, unsere Leidenschaft. Auch ich will immer 100 Prozent erreichen. Dabei geht es mir keineswegs nur um Stars wie Boris Becker: Auf die Basis kommt es an! Ich bin kein Prominenten-Arzt, auch wenn inzwischen viele Prominente zu mir kommen, ich bin ein Bereitschaftsarzt für alle. Ganz entscheidend dabei ist, daß ich mich als Mitarbeiter des Patienten fühle und von den Patienten fordere, daß sie meine engagierten Mitarbeiter sind. Jeder muß sein Bestes geben, damit wir gemeinsam die 100 Prozent erreichen. Für Fußballer, Leichtathleten, Turner, Surfer, Eisläufer, Golfer, Handballspieler, Eishockeyspieler gelten in meinen Augen die gleichen Gesetze wie für einen Boris Becker. Und sie gelten auch für den Schüler, den Büromenschen, die Hausfrau.

Ich träume ganz realistisch von dem rundum gesunden Menschen – egal, ob er Leistungssportler oder Alltagsmensch ist. Der Athlet unterliegt dem hohen Druck seiner jeweiligen Disziplin. Der Normalbürger ist den allgemeinen Pressionen der heutigen Lebensführung ausgesetzt. Um Gesundheit in dieser Zeit und unter diesem Druck zu realisieren, muß man sich deshalb zuerst mit einem elementaren Thema befassen: der Bewegung.

Ich sage es meinen Patienten jeden Tag in der Praxis: Bitte nutzen Sie jede Gelegenheit, sich zu bewegen! Suchen Sie sich irgendeinen Sport, der Ihnen Spaß macht, gehen oder laufen Sie, machen Sie Gymnastik! Denn Bewegung ist Leben, und Leben ist Bewegung. Nie war das so wichtig wie jetzt in den neunziger Jahren, mit ihrem weitverbreiteten Bewegungsmangel, den beruflichen Zwängen zu falschen Körperhaltungen, dem Streß. Bewegung ist gleichzusetzen mit Lebensfreude – sie bedeutet das Ja zum eigenen Körper, das Ja zum Leben. Die Bewegung hilft, ein Gefühl für Energie und für den Körper zu entwickeln; eine Balance zwischen Körper und Seele zu finden. Gesundheit ist jedoch keine Ware, die man sich aus dem Regal nehmen und kaufen kann.

Wenn die Fußballspieler vom »FC Bayern München« in die Winterpause gehen, sind sie von der ersten Saisonhälfte erschöpft und möchten sich am liebsten einfach fallen lassen. Aber schon nach wenigen Tagen würden sie sich dabei unwohl fühlen – weil die Bewegung fehlt. Körper und Seele würden »zurückgeschaltet«, mit negativen Folgen. Darum sage ich den Spielern immer wieder: »Wenn ihr euch erholen wollt, sucht den Weg der aktiven Regeneration, eine Kombination von dosierter sportlicher Bewegung und Ruhe. Es genügt schon, zweimal am Tag ein Laufprogramm im zügigen Ausdauertempo zu absolvieren.« Der Effekt ist geradezu unglaublich, obwohl es hier nicht um Tempo und Leistung geht. Der ganze Mensch bleibt »in Betrieb«, er erhält sich eine allgemeine Frische. Und das gilt keineswegs nur für Hochleistungssportler. Wir kennen das ja alle selbst aus den Sommerferien, wenn man sich nur in die Sonne legt und außer ein paar Schwimmzügen dann und wann kaum etwas macht. Sehr bald schon fühlt man sich nervös, gereizt, auch körperlich unwohl. Hunderttausende haben das inzwischen erkannt und setzen auf eine aktive Erholung – sonst gäbe es nicht den Ansturm auf die verschiedenen Ferien-Clubs, in denen ständig für Bewegung, Unterhaltung und neue Anreize gesorgt wird. Dadurch wird der ganze Mensch positiv beeinflußt.

Am Anfang war die Bewegung

Um zu verstehen, warum die Bewegung auch noch für den heutigen Menschen unentbehrlich ist, muß man weit ausholen . . . Die Sonne Afrikas hatte die Erde der Steppe hart gebrannt. Vulkane stießen gewaltige Aschewolken aus. Entscheidend war, daß es sich dabei um Karbonylsauerstoff-Asche handelte, ein sehr feinkörniges Material, besonders »prägefähig« – ein idealer Stoff für Eindrücke und Abdrücke. Einen Tag lang rieselte die Asche auf den harten Steppenboden, dann kam der erste Regen. Nach dem Guß liefen die Tiere der Region durch die feuchte Asche. Die Karbonylsauerstoff-Asche registrierte alles – sogar die winzigen Spuren von Tausendfüßlern. Aber es waren nicht nur Tiere, die sich über die gelbliche Ascheschicht bewegten: Da liefen auch zwei Hominiden, der eine ungefähr 1,50 m groß und vielleicht 45 kg schwer, der andere etwa 1,25 m groß und rund 27 kg schwer. Mann und Frau . . . ? Ihre Füße ermöglichten ihnen ein relativ hohes Dauertempo auf zwei Beinen. Die Ferse, der starke Bogen an der Sohle, der gut entwickelte Fußballen, die große Zehe drückten sich plastisch in die Ascheschicht. Die Sonne fixierte diese Spuren, als wären sie in Beton gegossen, und die Vulkane ließen erneut Asche regnen, wohl einen Monat lang. Alle Spuren wurden abgedeckt, und nur weil sich das alles am Anfang der Regenzeit ereignete, verwischten die Abdrücke nicht wieder.

Mehr als dreieinhalb Millionen Jahre später (das wissen wir ziemlich genau von Kalium-Argon-Tests jener Ascheschicht, die zu Tuff versteinert war) – an einem Nachmittag des Jahres 1976 – entdeckten die Mitglieder einer paläontologischen Expedition von Mary Leakey diese uralten, durch die Erosion freigelegten Spuren: mehr als 50 Abdrücke auf einer Strecke von 23,5 Metern. Menschenspuren!

Diese ersten erhaltenen Zeichen belegen eine elementare Tatsache: Am Anfang war die Bewegung, der Mensch wurde zum Menschen erst durch die Bewegung.

So zufällig die Spuren von Laetoli – am Nordende des Lake Eyasi in Tansania, nahe der legendären Olduvai-Schlucht und dem Wildparadies des Ngorongoro-Kraters – waren, ihr Wert ist für das Selbstverständnis der Menschen vergleichbar mit den Höhlenmalereien von Lascaux, den Hieroglyphen-Wänden der Ägypter, den Fresken des Michelangelo. Denn sie zeugen von menschlicher Eigenart – dem Phänomen der Bewegung auf zwei Beinen.

Zwei aufrecht laufende Hominiden hatten der Erde ihr Siegel aufgedrückt. Dieser aufrechte Gang ist das Menschliche an sich. Durch ihn wurde die Ausbildung des Gehirns buchstäblich »in Gang« gesetzt, wurden Körperbau und Muskulatur in dramatischer Weise umgestaltet. Drei entscheidende Sinne – Sehen, Hören, Riechen – entwickelten sich zu einem Orientierungsverbund ganz neuer Art. Der aufrechte Gang ist dafür verantwortlich, daß wir unser Haarkleid weitgehend verloren und statt dessen ein ungewöhnliches Kühlsystem bekamen – die Fähigkeit zum Schwitzen. Auch die Verwertung der Nahrung, der gesamte Energie-Haushalt wurden dadurch revolutioniert. Es entstand ein neues lebendiges System, und sein Funktionieren bedeutete auch eine nie dagewesene Form von »Gesundsein« – mit neuen Möglichkeiten des Nichtfunktionierens, des »Krankseins«.

Schlüsselereignisse der Evolution

Bewegung beginnt schon auf molekularer Ebene, wenn Moleküle als Maschinen handeln, die das Leben zusammenfügen, und reicht bis zur spielerischen Eleganz eines Sportlers oder Pianisten.

Noch bevor das Leben die uns heute bekannten Formen erreichte, schuf es sich Strukturen, die sich nach bestimmten, immer wiederkehrenden Gesetzen bewegten:

Die Atmungskette in den Algen, die Faltung der Eiweiße in den Bakterien, die Reproduktion der Erbmoleküle.

Nach diesen uralten energetischen Bewegungs- und Formprinzipien wird auch ein Muskel zusammengebaut und bewegt, eine Zelle geschaffen, repliziert und am

Leben erhalten, und wenn es auf fremden Gestirnen Leben geben sollte, so ist auch dessen Grundmuster die Bewegung (von Molekülen).

Die Entscheidung, zunächst zeitweise und dann für immer die schützenden Bäume zu verlassen, somit nahrungssuchend am Boden zu leben und sich aufrichten zu müssen, wird als eines der Schlüsselereignisse in der Evolution des Menschen angesehen. Während sich der Körper der Primaten (Menschenaffen) allmählich an die aufrechte Fortbewegungsweise anpaßte, fanden zahlreiche Konstruktionsänderungen statt: Aus der vierfüßigen Haltung resultiert bei allen Primaten eine geringere Gewichtsverlagerung auf die Vorderfüße, während die hinteren Extremitäten verstärkt belastet werden. Dies führt zu einer Erleichterung des aufrechten Sitzens.

In der Tat verrichten die meisten Primaten einen Großteil wichtiger Aktivitäten wie die Nahrungsaufnahme und die soziale Fellpflege statt auf vier Beinen im Sitzen.

In offener Landschaft lauern nun manche Gefahren, von deren raschem Erkennen das Überleben abhängt. Dies geschieht im Sitzen schon einmal besser als auf vier Beinen, aber noch besser beim Aufrichten – weshalb dies viele Arten, vom Pavian über den Hasen bis hin zum Murmeltier, zumindest vorübergehend tun. Nur der Mensch hat jedoch aus dem bloßen Aufrichten heraus auch den Gang entwickelt, den bis heute keine Maschine nachzuahmen vermag.

Weitere Veränderungen verbesserten seine Leistungsfähigkeit:

Das größer werdende Gehirn, die höher beanspruchten Muskeln benötigten Nahrung. Der Mensch mußte auf die Jagd nach Eiweißen und energiereichen Phosphaten gehen. Dabei war er nicht von Anfang an der mutige souveräne Jäger: Er nahm offenbar auch mit Aas vorlieb.

Auf jeden Fall mußte er in der baumlosen Savanne, wo

er anfangs mehr Gejagter als Jäger war, das rasche Gehen und Laufen bei hohen Temperaturen lernen. Das Fell, das er als Embryo zwischen dem siebten und neunten Monat noch heute in Form eines Haarflaumes am ganzen Körper trägt, bildete sich zurück.

Der Mensch entwickelte, um sich Verdunstungskälte erzeugen zu können, die beste Schwitzkapazität aller Säugetiere und die dazugehörende vegetativ-nervliche Steuerung. Nur ein paar Haare auf dem Kopf blieben zurück, als direkter Schutz vor Hitzschlag und Sonnenstich.

Vom Urmenschen zum heutigen Spitzensportler

Es ist kein Zufall, daß sich das urtümliche Lauftalent des Menschen besonders in jenen Regionen weitervererbt hat, in denen der Mensch zum Menschen wurde: in Ostafrika (Tansania, Kenia, Äthiopien). Obwohl hier die sozialen Bedingungen eher ungünstig waren und zum Teil immer noch sind, kommen aus diesen Gegenden überdurchschnittlich hohe und überdurchschnittlich viele Lauf-Begabungen. Ein solcher Erfolg wie Dieter Baumanns 5000-m-Sieg bei den Olympischen Spielen 1992 in Barcelona stellt dagegen eher eine Ausnahme dar – nicht ohne Grund wurde er daraufhin in der Presse vielfach als »weißer Kenianer« tituliert.

Man darf die faszinierende Entwicklung des Menschen nicht betrachten, als wäre man in einer Autowerkstatt: besseres Fahrwerk, leistungsstärkerer Motor, größere Reichweite – und fertig ist das neue Modell.

Was bei der Entwicklung der Menschwerdung geschah, ist nicht allein materialistisch zu erklären. Es hing untrennbar vernetzt mit der Ausbildung von Gehirnleistungen zusammen und wurde durch sie erst möglich gemacht.

Eine der phänomenalen Begabungen des Menschen ist die Fähigkeit zum »Revidieren«. Das Gehirn signalisiert ungezählte Male: Diese Aktion wurde nicht gut ausgeführt, sie muß wiederholt werden; jene Aktivität war gut, daran sollte man festhalten. Das ist übrigens der zentrale Sinn jeglicher Trainingsform: Wiederholung, Wiederholung, Wiederholung – bis bestimmte Bewegungsabläufe geschult sind, bestimmte Bewegungsmuster im Gehirn optimiert werden. Das war beim Urmenschen in der Savanne nicht anders, als es heute etwa bei einem Eiskunstläufer ist, der einen vierfachen Sprung auf das Eis setzt und ihn so lange immer wieder versucht, bis der Sprung »steht«.

Regelmäßiges Training ist von größter Bedeutung

Bewegungsmuster können auch wieder verlorengehen. »Fehler« schleichen sich ein, neue Bewegungsmuster können die alten verdrängen. Dann wird es schwierig, das neu Eingespeicherte wieder herauszubekommen, die bewährten Muster wieder einzuführen.

Wenn ein Turner – oder ein Fußballspieler, Tenniscrack, Golfspieler – eine Muskelverletzung erleidet, läuft er schon nach vier Tagen Gefahr, durch Bewegungsarmut oder völlige Stillegung seine Fähigkeit zu idealen Bewegungsformen zu verlieren. Darum gehört zur Therapie heute auch immer der Versuch, den Patienten die Bewegung so schnell wie möglich wieder trainieren zu lassen (frühfunktionelle Therapie).

Weil der Organismus nur ganz bestimmte Dinge fest in besonders strukturierten Eiweißen speichert, ist die Trainingswiederholung von größter Bedeutung. Eine Steffi Graf wird grundsätzlich immer wissen, wie sie die Vorhand zu spielen hat – aber sie verliert diesen speziellen Paradeschlag schon nach drei bis vier Tagen, wenn sie ihn nicht trainiert. Auch die besten Fußballspieler müssen zweimal am Tag trainieren, um das, was sie bisher »automatisiert« haben, weiter am Leben zu erhalten und immer wieder neu zu beleben. Selbst die bedeutendsten Pianisten üben bis zu acht Stunden am Tag jene Stücke, die sie seit Jahrzehnten auswendig können. Ein Alfred Brendel, ein Maurizio Pollini, ein Arturo Benedetti-Michelangeli muß regelmäßig üben, um seine Meisterschaft auf dem Flügel zu bewahren.

Das Training erhöht quantitativ und qualitativ die neuromuskulären Verbindungen. Die Feinabstimmung – geistig wie körperlich – bleibt um so besser erhalten, je mehr man übt.

Bewegung und regelmäßiges Training sind unbedingt notwendig, um lebenswichtige Körperfunktionen zu erhalten. Das gilt nicht nur für das Herz/Kreislauf-System. Auch eine Sehne paßt sich Belastungen an. Stellt man sie ruhig, wird sie reißanfälliger. Ein inaktiver Knochen wird brüchig (osteoporotisch), weil sich die Knochensubstanz vermindert. Darum geht zum Beispiel ein Skifahrer am ersten Urlaubstag ein viel größeres Risiko einer Knochenverletzung ein als nach zehn Tagen auf den Hängen – wenn sich die Knochen der erhöhten Belastung angepaßt haben. Ein Gelenk, das länger »ruhiggestellt« wird, ist kaum mehr zu »gebrauchen«. Es benötigt eine geraume Zeit der Regeneration, bis es seine Aufgaben wieder erfüllen kann. Die »Schmierung« und der Stoffwechsel im Gelenk reduzieren sich bei einer Ruhigstellung drastisch, so daß der Knorpel seine Nährstoffe nicht bekommt und »schrumpft«.

In unserer modernen Freizeitgesellschaft kann – und muß – der Mensch immer mehr Zeit für seine körperliche Fitneß nutzen, werden Bewegung und Sport zum freiwilligen – aber aus gesundheitlichen Gründen eben auch unbedingt notwendigen – Ersatz für das früher viel bewegungsreichere Alltagsleben.

Eine leistungsfähige Muskulatur benötigt zum Beispiel eine isometrische, aktive Grundspannung, die sie nicht dadurch erhält, daß man an seinem Schreibtisch sitzt – sondern erst wenn man aufsteht und sich bewegt. Dann erhält der menschliche Organismus – auch das Gehirn – ganz andere Durchblutungsbefehle; der gesamte Apparat wird aktiviert, Schlackenstoffe werden abtransportiert, die Sauerstoffversorgung verbessert, der Endorphin-Stoffwechsel gesteigert.

Bewegung ist eine ultimative Forderung an alle Menschen. Man muß sich nur einen Ruck geben – und das wiederum ist ein mentales Phänomen. Der psychologische Effekt: Wer sich bewegt, gewinnt nicht nur körperliche, sondern auch geistige Frische. (Nicht umsonst spricht man auch von der »geistigen Beweglichkeit«.)

Schon im alten Athen waren auch Philosophen wie Sokrates und sein Schüler Platon ständig »in Bewegung« – liefen herum, mischten sich unter das Volk. Später nannten sich Aristoteles und seine Schüler »Peripatetiker« – abgeleitet vom altgriechischen »peripatein« (»umhergehen«) und »peripatoi« (so hieß die Wandelhalle, in der diese Denker hin- und hergehend lehrten).

Sport als optimale Form der Bewegung

Gehen ist eine lineare, dreidimensionale Bewegung – wie der Langstreckenlauf, das Joggen. In Amerika ist »Walking« sehr beliebt: das zügige, etwas beschleunigte Gehen, durch das man den Umweltgiften in Labors und Büros, dem Streß des sitzenden Menschen, dem Passivrauchen entgehen kann. Man tankt Sauerstoff, der Puls wird angetrieben. Auch die Deutschen erkennen mehr und mehr den Wert dieser Bewegung. Man kann das auch als Sport ansehen und betreiben.

Sport beginnt mit einer spielerischen – und ungefährlichen – Erprobung bestimmter Fähigkeiten. Eines der extremsten Beispiele, in welch hohem Maß diese Fähigkeiten entwickelt werden können, ist vielleicht der Eiskunstlauf, bei dem Menschen mit ihren Körpern in komplizierten Bewegungsabläufen Formen, Figuren, kunstvolle optische Strukturen schaffen. Wichtig ist aber auch bei dieser besonders komplexen Form der Bewegung das Spielerische.

Sport muß, bei allen harten Anforderungen, letztlich immer Spaß machen. Wer »nur« deswegen Sport treibt, weil ihn das gesund erhält, verliert sehr schnell den Spaß als Ur-Antrieb.

Auch die Kunst wäre ohne die einzigartige Fähigkeit des Menschen, kompliziertestе Bewegungsabläufe zielgerichtet zu steuern und zu koordinieren, nicht möglich. In seinem legendären Dokumentarfilm »Das Mysterium Picasso« hat dies zum Beispiel der französische Regisseur Henri-Georges Clouzot festgehalten: Picasso steht hinter einer durchsichtigen Platte, auf die er wie auf eine Leinwand malt. Die Kamera verfolgt von der anderen Seite der Platte, wie er eine Sommerlandschaft am Mittelmeer entstehen läßt. Im Zeitraffer wird deutlich, daß Picasso Strich für Strich die eben geschaffenen Strukturen wieder verändert, zerstört oder neu aufbaut, bis er schließlich die äußerliche Verwirklichung seiner inneren Imagination erreicht. Was hier – abendfüllend! – gezeigt wird, ist eine herausragende Demonstration von angeborenem Talent, intellektuellem Bewußtsein und jahrzehntelangem Training spezieller Bewegungsabläufe: »Koordination« à la Picasso wird Kunst.

Ein Max Ernst, ein Salvador Dalí hätten mit ihrer jeweils eigenen Koordination von Bewegungsabläufen ganz anders gemalt – und es gibt auch keinen Dirigenten, der den Taktstock wie ein anderer schwingt: Sir Georg Solti ist ein Phänomen, Claudio Abbado ein anderes. Bei gleicher Effektivität macht Boris Becker einen anderen Aufschlag als Stefan Edberg, war Franz Beckenbauer ein anderer Libero als Franco Baresi. Koordination ist Talent und Schulung – das gilt auch über den Bereich des Sports hinaus.

Aus der Bewegung heraus kann der Mensch immer wieder neue Kraft schöpfen – sein ganzes Wohlbefinden ist davon abhängig. Das spüren heute Millionen von Menschen im Alltagsstreß. Wenn sie diesen Streß nicht durch Bewegung abreagieren können, führt das zu Verspannungen. Durch ein extremes Hartspannen der Muskulatur werden Nerven so eingeengt, daß sie nicht mehr frei arbeiten können – ihre Funktionsfähigkeit wird eingeschränkt, oder sie werden krank.

Bewegungsmangel erzeugt Streß

Die sogenannten Kompressionssyndrome der motorischen Nerven führen oft zu einem chronischen Schmerz – etwa jenem peinigenden Spannungs-Kopfschmerz, den wir »Migraine Cervical« nennen – eine der möglichen Migräneformen.

Übelkeit und Erbrechen können hinzukommen. Ein derart unangenehmer Schmerz erhöht seinerseits den Streß-Pegel. In dieser Situation reichen die natürlichen Kalium-, Magnesium- und Zinkreserven nicht mehr aus – zumal unsere Nahrung aus übersäuerten Böden in dieser Beziehung leider nicht mehr vollwertig ist. (Patienten mit Migräne leiden zum Beispiel häufig an einem Kaliummangel.)

Bei Patienten mit chronischen Schmerzen ist der Endorphin-Stoffwechsel gestört und muß wieder in Ordnung gebracht werden (Endorphine: körpereigene Substanzen, die an den Synapsen der Nervenzellen die Weiterleitung der Schmerzinformation blockieren).

Es ist gerade der Sport, der bei der Normalisierung des endogenen Opiat-Stoffwechsels des Nervensystems hilft.

Bewegung für jeden

Jeder von uns ist für seine Gesundheit selbst verantwortlich. Er ist sozusagen »Produzent« seines Zustandes – kein »Konsument«, der sich einfach hinsetzt und sagt: »Nun macht mal alle schön, ich möchte gesund sein oder werden.«

Sicher haben viele Menschen zuerst einmal Angst davor, selbst etwas zu tun. Diese Angst kann man aber überwinden: Es ist unendlich wichtig, irgendwann einmal den Einstieg zu finden – und wenn es morgens im Schlafzimmer ist, nur für zehn Minuten, mit ein paar gymnastischen Übungen. Es gibt bewährte Anleitungen – etwa die Programme des amerikanischen Sportmediziners und Astronauten-Trainers Dr. med. Kenneth H. Cooper, für die man pro Tag nur elf Minuten Zeit aufwenden muß. Bei diesen Übungen werden die Gelenke bewegt, die Muskeln und Sehnen gedehnt. Damit kommt ein Blutfluß in Gang, der auch die geistige Frische fördert – der gesamte Organismus lebt auf.

Yogaübungen zum Beispiel bieten – entsprechend einer jahrtausendealten indischen Lehre, Wissenschaft und Philosophie – eine Chance, zu körperlicher und seelischer Stärkung, zu voller Energieentfaltung und zu tiefem Bewußtsein zu gelangen. Sie ermöglichen bei vollständiger Hingabe und Disziplin und bei täglicher Ausführung, Körperspannungen zu registrieren, bewußt zu machen und abzubauen.

Auch Reiten hat einen positiven Effekt: Sich gemeinsam mit einem Pferd zu bewegen, dessen Bewegungen mit den eigenen abzustimmen, ist nicht nur schön, sondern auch gesund. Besonders faszinierend aber ist die Bewegung mit einem Ball: Milliarden von Menschen halten sich durch Fußball, Volleyball, Tennis usw. in Schwung – und fit.

Längst ist der Sport zu einem der beeindruckendsten Massenphänomene unserer Zeit geworden: Überall auf der Welt begeistern sich die Menschen für diese schönste Form der Bewegung. Aus gutem Grund: Bewegung ist Leben . . .

Spuren der Gesundheit

FEBRUAR *Für den Sportarzt bedeutet das: Finish der Wiederaufbauarbeit nach der Winterpause im Fußball. Der Start der Bundesliga-Rückrunde steht bevor. Die Kondition muß stimmen: Langzeit-Ausdauer-Training, Mittelzeit-Ausdauer-Training, Kurzzeit-Ausdauer-Training. Dann kommt das Balltraining. Aber das allein ist es nicht. Im täglichen Dialog mit unserem Trainer, unserem Sportphysiotherapeuten und Reha-Trainer kontrollieren wir, ob die Mannschaft hundertprozentig in Ordnung ist.*

Die Spieler von heute sind viel gesundheitsbewußter als die Kicker von einst. Und sie wollen spüren, daß der Arzt sich wirklich für sie interessiert. Darum besteht ein großer Teil meiner Arbeit in langen Telefonaten. Vertrauensbildung ist genauso wichtig wie die Behandlung eines Muskels, und zur Vertrauensbildung gehört, daß Arzt und Patient wissen: Der Teufel steckt im Detail. Fitneß, Gesundheit, gute Form, hundertprozentige Leistungsfähigkeit werden nicht durch irgendwelche Zaubertricks oder Guru-Künste erreicht, sondern durch genaue Kenntnis und Arbeit im allerkleinsten Detail.

Ich habe zehn Jahre lang gesucht, bis ich den für meine Aufgaben und Beanspruchungen idealen Partner als Arzt gefunden habe: Dr. Ulrich Kübler in München. Mit seinen in Deutschland wohl einmaligen Kenntnissen und Analyse-Methoden bietet er mir Erklärung und Bestätigung dessen, was ich als Empiriker und Praktiker ertaste, fühle, erahne. Wenn wir beim »FC Bayern« die Spieler in ausgeklügelter Weise gezielt mit Vitaminen, Spurenelementen, Aminosäuren, Enzymen, Mineralien und anderen natürlichen Gaben versorgen, dann geschieht das aufgrund von Blutwert-Messungen und anderen Daten, die Dr. Ulrich Kübler mit seinen hochmodernen Geräten erarbeitet. Wie wichtig das ist, erkennt man erst, wenn man Entscheidendes, Elementares über die Grundlagen des menschlichen Lebens, die Basis-Bedingungen von »Gesundheit« – und damit von »Krankheit« – erfährt.

Die Bausteine des Lebens

Schon als es noch keine einzelligen Lebewesen gab, geschweige denn im komplizierten Verband interagierende Zellen, reagierten an den Küsten des Meeres im vom Meerwasser benetzten Ton scheinbar einfache chemische Moleküle mit dem Sonnenlicht; es waren dies einfache Zucker, Aminosäuren, Purine und Pyrimidinbasen, die Vorläufer der heute für alle Lebewesen universellen Erbsubstanz (DNA). Und unter der Katalyse von bestimmten Spurenelementen, wahrscheinlich von Zink, waren diese Moleküle in der Lage, sich auch ohne Zellen zu vermehren – das Wunder des Lebens begann.

In einem Brief an einen Kollegen äußerte Charles Darwin 1871 erstmals die Vermutung, daß in erdgeschichtlich früher Zeit Eiweißverbindungen aus anorganischen Materialien entstanden sein könnten. Auch in den dann folgenden Jahrmillionen der Evolution, auf dem langen Weg der Menschwerdung, ließen die anorganischen Mineralsalze die belebte Natur niemals im Stich, halfen ihr immer bei der Weiterentwicklung und bewahrten das Erreichte. Die Spurenelemente begleiten somit die Fortschritte der Evolutionsbiologie bis heute. Ohne sie wäre nicht das Wesen entstanden, das über sich selbst nachdenken kann. Deshalb ist es auch nicht überraschend, daß gerade im Zentralnervensystem Spurenelemente eine eminente Rolle spielen. Weder bei Mensch noch Tier könnte etwa eine der wichtigsten Integrations-Strukturen des Denkens und der Gefühle, der sogenannte Hippocampus, ohne Zink funktionieren.

Zurück zu den Anfängen: Noch war die Eiszeit nicht hereingebrochen, mit ihrem rabiaten Wechsel relativ rasch aufeinander folgender Kalt- und Warmzeiten. Die Erdpole bildeten sich und speicherten sehr viel Wasser im Eis der Gletscher. Für Wälder reichte die Niederschlagsmenge in weiten Bereichen Asiens, Afrikas und Nordamerikas nicht mehr aus. Es bildeten sich Grasländer. Die gute Verwertbarkeit und schnelle Erreichbarkeit des Grases waren die Grundlage für die Ausbildung neuer Formen des Großtierlebens. Es entstanden, wie noch heute Fossilfunde zeigen, Huftiere und große Raubtiere in den Savannen und Steppen, während in den Tropenwäldern der Lebensraum abnahm. Das Nahrungsangebot bestand vorwiegend aus Früchten, Samen und Insekten. Eiweiß und seine Bausteine, die Aminosäuren und Fette, gab es nur in Form der dort lebenden Tiere.

Wie reagierten unsere Vorfahren, die Primaten (Menschenaffen), darauf? Sie verließen die Bäume der Wälder, auf denen und an denen sie sich entlanggehangelt hatten, und suchten die Steppe auf. Die Paviane, deren Erbgut sich um wenig mehr als ein Prozent von dem unsrigen unterscheidet, taten dies vor circa vier Millionen Jahren: Ein Wagnis, denn ohne Reißzähne für die Jagd und ohne aufrechten Gang gerieten sie in die Überlebenskonkurrenz von Huf- und Raubtieren. Nur mit Hilfe von Werkzeugen konnten die fehlenden Zähne ersetzt und ein gewisser Überlebensvorteil geschaffen werden, denn der kluge

Rückzug sicherte zwar das Leben, schuf aber keine eiweiß-, phosphat- und fettsäurereichere Nahrung. Diese Bausteine des Lebens aber braucht das Gehirn für seinen Energie- und Struktur-Stoffwechsel bis heute.

Während weiterer drei bis vier Millionen Jahre bildete der in der Savanne und Steppe lebende *Australopithecus* Eigenschaften im Gehirn und Körperbau aus, die für den späteren Menschen ausschlaggebend wurden: ein größeres Gehirn, mit immerhin schon 500 Kubikzentimetern Volumen, und den aufrechten Gang.

Nun konnte er sich vorzugsweise von Fleisch und stärkereichen Pflanzen ernähren sowie wenigstens 25-45 kg Körpergewicht erreichen. Der höhere Gehalt an essentiellen Amino- und Fettsäuren, insbesondere aber an energiereichen Phosphaten aus frischtoten Großtieren, ermöglichte erst die weitere Muskel- und Gehirn-Entwicklung.

Der Mensch wurde aber mit Hilfe von Aminosäuren, Eiweiß und Spurenelementen schneller und intelligenter. Dies gilt bis heute, wie wir aus unseren Erfahrungen im Hochleistungssport lernen können, denn wir haben diese Dinge erstmals durch unsere Forschungen unter Praxisbedingungen routinemäßig meßbar gemacht – insbesondere die Spurenelemente und Aminosäuren. Dabei bedienen wir uns der Atom-Emissions-Analytik der Spurenelemente und der Hochdruck-Flüssigkeits-Chromatographie der Aminosäuren.

Modernen Erkenntnissen nach setzte sich die Urernährung des Menschen in der Steinzeit aus durchschnittlich 35 Prozent tierischer und 65 Prozent pflanzlicher Nahrung zusammen. Das damalige Fleisch der schnellen und freilebenden Tiere war fettärmer als das heutige der Massentierhaltung und der gemästeten Profitkühe, und die Menschen jener Zeit sprachen ihm magische Kräfte zu.

Auch heute noch gilt, daß kein anderes Nahrungsmittel eine vergleichbare Palette an B-Vitaminen enthält. Diese ermöglichen erst in Co-Funktion mit aus Aminosäuren hergestellten Enzymen eine Fülle von Stoffwechselvorgängen. Auch jenes für das Wachstum der Knochen und für die Differenzierung von Zellen so wichtige Vitamin D findet sich in tierischer Nahrung (Leber).

Die Natur hat für alle essentiellen, lebenswichtigen Substanzen (für Elektrolyte, Spurenelemente, Vitamine und Aminosäuren) Gleichgewichtsmechanismen geschaffen, welche die lebenswichtigen Normalspiegel der erwähnten Substanz unter den üblichen Lebensbedingungen weitgehend konstant halten. Anpassungen erfolgen rasch, Zeiten des Mangels werden einigermaßen kompensiert, wenn möglich werden Reserven angelegt. Doch für die meisten dieser Substanzen gilt die Notwendigkeit einer täglichen Mindestzufuhr: Am extremsten ist dies beim Sauerstoff und Wasser, unbedingt notwendig ist sie aber auch für die Mineralsalze Natrium, Kalium, Calcium, die Spurenelemente Magnesium, Kupfer, Eisen, Zink und andere.

Abweichungen von der vorgegebenen Norm, deren Entwicklung die langen Zeiträume der Evolution zur Voraussetzung hatten, können Störungen und Krankheiten, ja sogar den Tod zur Folge haben.

Ihre moderne meßtechnische Erfassung, wie wir sie entwickelt haben, läßt sich zu diagnostischen und therapeutischen Zwecken verwenden, denn Krankheit beginnt im molekularen Bereich.

MÄRZ *Als Arzt halte ich mich jederzeit über den Zustand meiner Patienten auf dem laufenden, und ich lerne dabei im Grunde ständig dazu: welche Maßnahmen erfolgreich, welche Fristen erreichbar sind. Es ist ein Vorgang permanenter Rückkopplung. Leonard Bernstein, der große Dirigent, Komponist und Pädagoge, hat einmal eine ganze Fernsehsen-*

dung um den Satz »To teach is to learn, to learn is to teach« gemacht. Lehren heißt lernen, lernen heißt lehren – das gilt gerade auch für meinen Beruf. Ich sage zu meinen Patienten nicht einfach: Jetzt lauf los und versuch es. Ich sage: Jetzt gehst du raus, versuchst es – und dann rufst du mich an. Das gilt nicht nur für die Verletzten in der Mannschaft und nicht nur für das Aufbautraining. Es gilt, die ganze Saison über zu wissen, wie es um jeden einzelnen Spieler steht. Vielleicht traut sich der eine oder andere nicht, dem Trainer zu sagen, daß die Spannung in der Muskulatur durch die Belastungen »anzieht«, eine starke Ermüdung aufkommt oder ein Muskel schmerzt. Wenn sie es statt dessen mir sagen, kann ich den Trainer informieren, wenn ich es für notwendig halte, und der wiederum kann gegebenenfalls die Trainingsintensität etwas zurücknehmen.

Das Trainieren eines Organismus bis hinauf zu den angestrebten 100 Prozent Leistungsfähigkeit ist ein äußerst diffiziler und zugleich äußerst interessanter Vorgang. Was da alles geschieht, läßt sich zurückverfolgen bis in die letzte Einheit des lebenden Organismus, die Zelle.

Die Zelle – Ionen in Bewegung

Wasser im allgemeinen ist die wichtigste anorganische Voraussetzung des Lebens und bleibt mengenmäßig bis heute der wichtigste anorganische Bestandteil des Lebens (rund 80% Wasser pro Zelle, in embryonalen Zellen ist sogar bis zu 90% Wasser enthalten). Meerwasser im besonderen unterscheidet sich vom Süßwasser vor allem durch seinen sehr viel höheren Salzgehalt, insbesondere durch einen höheren Gehalt an Kochsalz, Magnesiumchlorid, Magnesiumsulfat und Calciumsulfat, aber auch durch einen höheren Gehalt an Kalium-Salzen und Spurenelementen wie Zink, Kupfer und Eisen. In ihm sind mit an

Sicherheit grenzender Wahrscheinlichkeit die ersten lebenden Organismen der Erde entstanden.

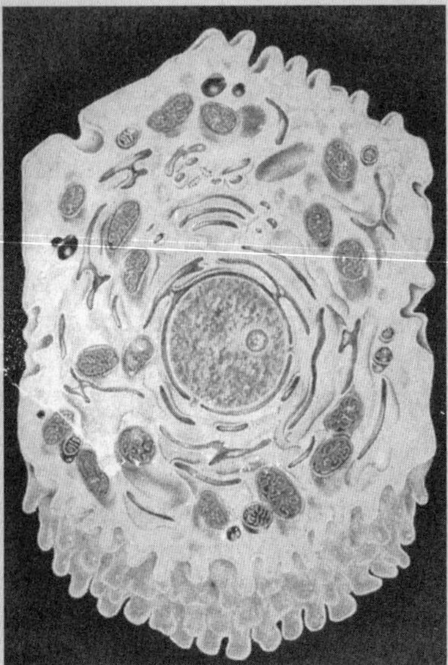

Noch heute leben im Meer teilweise unbekannte Lebewesen, von den scheinbar einfachen Mikroorganismen (Algen, Bakterien, Viren) bis hin zu den imposanten Großtieren, den Walen und Delphinen – unseren Brüdern, obwohl wir sie so schlecht behandeln. Die Vermischung der lebenswichtigen Stoffe ist im Wasser leichter möglich als in festen Strukturen. Im Wasser konnten sich die anorganischen und organischen Moleküle frei bewegen, Eiweiß-Strukturen können, ohne in Wasser gelöst zu sein, nicht arbeiten.

Doch Meerwasser als universelles Zellkultur-Medium hilft dem Leben allein ebensowenig wie einem Schiffbrüchigen. Erst als sich organische Moleküle in abgeschlossenen Raumeinheiten (Kompartimenten) sammelten, konnten sie den von den physikalischen Gesetzen vorgegebenen Zerfall überdauern. Solche Kompartimente stellten belebte Inseln im Meer einer rein physikochemischen Natur dar. Sie können sich nur bilden, wenn eine Grenzschicht existiert, die auswählt, welche benötigten Stoffe passieren dürfen und welche gefährlichen Substanzen keinesfalls ins Innere gelangen sollen. Zellmembranen verwirklichten diese Abtrennung und erlaubten durch die Ausbildung von Kompartimenten Synergie-Effekte der eingeschlossenen Moleküle untereinander und eine ökonomischere Ausnutzung der zugeführten Energie. Es entstanden Energie-Aggregate, die Mitochondrien. Heutzutage besteht das Grundgerüst dieser Zellmembran aus einer Cholesterin-Doppelschicht.

Wahrscheinlich gab es anfangs noch keine Fette, aber dafür andere Substanzen wie Phosphate, Kohlenhydrate und Aminozucker, die zusammengebaut ein den späteren Fettmolekülen ähnliches Verhalten zeigten: Polarität, also zwei unterschiedliche Spannungspole, wie sie auch das Wasser-Molekül aufweist. Der eine Pol des Moleküls fühlt sich zum Wasser hingezogen, der andere meidet es. Auf diese Weise entstehen kugelartige Gebilde, die außen den Kontakt mit dem Wasser suchen, ihn auf ihrer Innenseite tolerieren und im Inneren der Schicht wasserfrei bleiben. Bereits Algen verfügen über diese »Membranen« genannten Grenzschichten, die Wächter des Lebens.

Durch diese Membranen wurde die lebende Zelle zu einer einzigartigen strukturbewahrenden Wärmepumpe. (Übrigens entsteht Krebs, wenn diese Zellmembranen erkranken.) In die Zellmembran wurden dann aus Proteinen bestehende Kanäle eingebaut, was die Wichtigkeit jener Aminosäuren beweist, die sich der Körper bis heute nicht selbst herstellen kann; aus ihnen bestehen nämlich diese regulierenden und strukturbewahrenden Proteine. Stabilisierende Substanzen wie die Mineral- und Spurenelemente und ernährende organische Stoffe konnten nun gezielt eingeschleust werden, machten die Membran an diesen Stellen kontrolliert durchlässig.

Zum Überleben benötigt die Zelle eine Reihe von geladenen Teilchen und Molekülen: Natrium, Kalium, Calcium, Magnesium, Kupfer, Eisen, Zink, Phosphor, Mangan, Kobalt, Chrom. Schon aus den Grundlagen der Evolutionsbiologie geht hervor, wie einseitig die Verteufelung der Cholesterine und des Eiweißes bei bestimmten Diätformen ist und welche Unterlassung es bei den üblicherweise durchgeführten Blutanalysen ist, überhaupt nur Calcium und Eisen zu messen und die anderen Spurenelemente außen vor zu lassen. Es kommt im Meerwasser also das vor, was die Zelle benötigt: Natrium, Kalium und die übrigen Mineralsalze. Denken Sie an die Natrium-Kalium-Pumpe: Als sich die Zellmembranen gebildet hatten, war die Basis für die stauseeartige Energiepumpe der Zelle entstanden. Und so ist es auch noch heute: Kalium ist das für die innere Zellspannung entscheidende Mineral, aber es kann nur arbeiten, wenn es nach außen strömen darf und dabei vom Natrium ersetzt wird. In der Wiederholungsphase wird dieser Vorgang wieder umgekehrt: Ionen in Bewegung.

Zellschäden als Krankheitsursache

Krebs

Krebs ist der Verlust der Wachstumskontrolle einer einzelnen Zelle oder eines Zellverbands. Das Merkmal »Malignität« (Bösartigkeit) ist prinzipiell in jeder Zelle in Form von Oncogenen vorhanden. Solange die Zellteilung und -differenzierung normal funktioniert, werden diese Oncogene von speziellen Suppressor-Genen unterdrückt. Wenn die Funktion dieser Suppressor-Gene verlorengeht, bricht zunächst auf molekularer Ebene Krebs aus: Die erkrankte Zelle kann nicht mehr aufhören, sich zu teilen; sie verliert ihre Kontaktinhibition, wird wider Willen »asozial« und stört zunächst den eigenen Zellverband sowie später den ganzen Organismus. Trotz jahrzehntelanger Bemühungen ist Krebs für uns ein Chamäleon geblieben, obgleich es vielversprechende Ansätze gibt: So können wir in vitro (in der Zellkulturschale) maligne Zellen redifferenzieren. In vivo ist dies allerdings noch nicht gelungen, vielleicht mit Ausnahme einer seltenen Leukämieform, die an der Oberfläche ihrer Zellen einen speziellen Rezeptor für Vitamin-A-Säure aufweist, mit der man dem genetischen Programm dieser Zellen eine Zeitlang den Befehl geben kann, sich normal zu verhalten.

Auch die Interferone agieren entsprechend – sie unterstützen auf der Ebene der zelleigenen Genetik deren Redifferenzierung. Doch zumeist müssen noch Stahl, Strahl und toxische Chemikalien angewandt werden, um das Tumorwachstum zu bremsen. Der Weg der Zukunft ist dies jedoch nicht: Wenn man noch mehr vom Funktionieren der Gene gelernt haben wird; wenn man weiß, was die Chromosomen punktuell oder gar strangweise brechen läßt, dann wird die Gentechnologie wohl auch Mittel kennen, um dies zu reparieren – falls es sich nicht um irreversible Prozesse handelt.

Kann man Krebs vermeiden?

Krebs ist eine genetische Erkrankung, und zumindest kann man Gefährdungen der genetischen Stabilität aus dem Wege gehen, indem man die in jeder Zelle vorhandenen Schutz- und Reparaturmechanismen für die Gene schont:

- Lösen Sie nach Möglichkeit Konflikte. Dies vermeidet eine Dauerausschüttung von Streß-Hormonen.
- Verzichten Sie auf ein Übermaß an Alkohol.
- Verzichten Sie nach Möglichkeit ganz auf das Rauchen. Alkohol und Rauchen sind starke Magnesium- respektive Vitamin-A- und C-Räuber. Gerade diese benötigen wir aber für die Erhaltung einer gesunden Zellteilung und -differenzierung.
- Lassen Sie virale Infekte ausheilen. Einige Viren, zum Beispiel das Epstein-Barr-Virus, sind in der Lage, ge-

wöhnliche Zellen in maligne – das heißt in Krebszellen – zu verwandeln.

- Bedenken Sie, daß antikonzeptive Hormone sogenannte Cocarcinogene sind – also unter bestimmten Umständen Mitauslöser von Krebs sein können.
- Erhöhen Sie darüber hinaus die Zufuhr an Magnesium, Kupfer, Zink und Folsäure – Substanzen, die Sie in Ihrem Stoffwechsel nicht herstellen können, die Sie aber dringend benötigen, wenn Sie gesund bleiben wollen.

Zu den diagnostischen Möglichkeiten von Krebs ist zu sagen, daß es den universellen Tumormarker bislang leider nicht gibt. Wir haben jedoch einige zusätzliche Tumor-Marker erarbeitet, die für sich allein genommen oder in Kombination miteinander sehr genaue Aussagen darüber erlauben, ob sich in einem Körper eine Entzündung oder ein malignes Geschehen verbirgt:

- Die Bestimmung des Serum-Spiegels von Kupfer, Eisen und Zink nach der Methode der Atomemission.
- Das sogenannte Aminogramm – das heißt die qualitative und quantitative Erfassung der Serum-Spiegel aller essentiellen Aminosäuren.

Bei einem bösartigen Geschehen kommt es zu charakteristischen Defiziten, beispielsweise zu einem extremen Methionin-Mangel. Am wichtigsten sind uns – aus der regelmäßigen Erfassung des Spurenelement- und Aminosäure-Stoffwechsels in gesunden wie kranken Tagen gewonnene – Hinweise darauf, daß das Spurenelement Zink einer der Hauptstabilisatoren entscheidender molekularer Strukturen im Bereich der Gene und des Immunsystems ist. Nach jeder noch so kleinen Operation, insbesondere im Bauchbereich, kommt es zu einem schon nach wenigen Stunden einsetzenden Absinken des Serum-Zinkspiegels und in der Folge davon zu einer bis zu zwei Monaten und länger anhaltenden Schädigung des zellulären und humoralen Immunsystems. Dies öffnet Wundheilungsstörungen, Infektionen und einer Ausbreitung maligner Prozesse Tür und Tor.

Daß gerade mit Hilfe der Gentechnologie zukunftsweisende Lösungen des angesprochenen Problemkreises gefunden werden können, zeigt ein Hinweis darauf, was diese schon heute zu leisten in der Lage ist – etwa bei der Behandlung der akuten *myeloischen Leukämie:*

Bei der myeloischen Leukämie – die in einer akuten und in einer chronischen Form vorkommen kann – handelt es sich um eine unkontrollierte Vermehrung weißer Blutkörperchen, die unbehandelt stets zum Tod führt. Sie geht von einer erkrankten Knochenmark-Stammzelle aus, die ihre Wachstumskontrolle verloren hat und sich zwanghaft bis zur Zerstörung des Organismus teilen muß. Bisher wurde durch zellteilungshemmende Gifte und durch Bestrahlung versucht, die bösartigen Zellen zu bremsen und dann durch die Übertragung fremden, gesunden Knochenmarks (sofern ein gewebeverträglicher Spender zur Verfügung stand) die Heilung zu erzwingen.

An der Universität Münster ging man jedoch jetzt in mehreren Fällen den folgenden Weg: Aus dem Blut und Knochenmark des leukämiekranken Menschen wurden ein Teil seiner »entgleisten« Zellen abfiltriert, sogenannte Killerzellen gewonnen und in Zellkultur genommen. Die Aufgabe dieser Killerzellen wäre es, die entgleisten, sich nicht mehr sozial verhaltenden Krebszellen des Patienten zu erkennen, anzugreifen und zu vernichten. Das gelingt ihnen aber nicht, weil sie durch irgendeinen Faktor oder eine »Maskerade« der Leukämiezellen daran gehindert werden. Außerhalb des Körpers aber kann man ihre Kampfkraft ungiftig mit einem auf gentechnologischem Weg gewonnenen, im Körper nur in geringen Mengen vorkommenden Stoff – dem Interleukin-2 – so programmieren, daß die körpereigenen Killerzellen sowohl außerhalb des Körpers als auch, wenn man sie diesem zurückfundiert, in die Lage versetzt werden, sich gegen die Krebszellen zu wenden und diese folgenlos und selektiv zu vernichten.

Ich setzte als erster in Deutschland die Therapie mit tumorinfiltrierenden Lymphozyten gegen das Melanom und das Adeno-Carcinom der Niere ein. Heilung wird dadurch in einem gewissen Prozentsatz möglich, ohne Cytostatika und Strahlen.

Osteoporose (Knochenschwund)

Diese Erkrankung geht mit einem erheblichen Mineral- und Elastizitätsverlust des Skeletts insbesondere bei Frauen in der zweiten Lebenshälfte einher und bedroht die Knochen mit Fraktur schon bei Bagatell-Belastungen. In Europa, Japan und den USA sind etwa 75 Millionen Menschen von dieser Störung der Knochen-Architektur betroffen. Da die Lebenserwartung auch in den Ländern der dritten Welt ständig zunimmt, ist eine Steigerung der Zahl derer, die an dieser Erkrankung leiden, vorprogrammiert. Schon für die nahe Zukunft muß daher mit etwa 200 Millionen Erkrankungen weltweit gerechnet werden.

Auch ohne akute Fraktur sind bei der Osteoporose schmerzhafte Veränderungen insbesondere im Wirbelsäulenbereich häufig. Um den tatsächlichen Ursachen der Osteoporose auf den Grund zu gehen, muß man sich um *alle* Minerale und Bestandteile kümmern, aus denen der Knochen besteht: beispielsweise aus Phosphat (50 %), Calcium, Magnesium, Carbonat, Nitrat, Natrium, Fluor, Wasser (!) und Aminosäuren – aus denen die organische Matrix des Knochens hergestellt wird (sozusagen die zugfesten Fasern, an denen die Mineralsalze Halt finden). Gebildet werden diese Fasersysteme von knochenaufbauenden Zellen, den sogenannten Osteoblasten. Im Gegensatz dazu stehen die Osteoklasten (Knochenfreßzellen): Diese haben im dynamischen Spiel des Knochenauf-, Knochenum- und -abbaus den Part des Knochenabbaus übernommen – und diesen Part spielen sie während und nach der Menopause besonders gut.

Ausgelöst durch bisher unbeeinflußbare, hochkomplexe Regelkreise im Zentralnervensystem – genauer zwischen dem Neocortex, dem Zwischenhirn und der Hirnanhangdrüse – kommt es im zeitlichen Umfeld des Klimakteriums (der sogenannten Wechseljahre der Frau) zu einer Balance-Verschiebung zwischen dem eiweißabbauenden ACTH auf der einen und dem Wachstumshormon auf der anderen Seite. Damit wird die Bildung von Knochenkollagen-Fasern aus Aminosäuren gebremst – das angebotene Calcium kann gar nicht mehr im Knochen gespeichert werden, der Knochen verliert an Masse und Festigkeit. An dieser fundamentalen Balancestörung – die sich auch auf andere geweberegenerierende Hormone, sogenannte lokale Wachstumshormone, erstreckt, die für die Jugendlichkeit und Zellteilung von Knorpelzellen, Bindegewebs- und Leberzellen etc. verantwortlich sind – läßt sich durch die Gabe von Östrogen allein nichts Entscheidendes ändern. Aber auch in schwierigen Fällen hilft hier inzwischen die Gabe von Calcitonin. Dieses wird normalerweise in den sogenannten C-Zellen der Schilddrüse gebildet und hemmt die Aktivität der abbauenden Zellen (Osteoklasten). Dank Schweizer Forschungsbemühungen verfügen wir heute über das humanidentische Hormon aus gentechnologischer Produktion und können so den Knochenabbau bremsen – und in manchen Fällen in Kombination mit Mineralsalzen sogar eingetretene Knochensubstanzverluste teilweise wiedergutmachen. Gleichzeitig hat dieses Hormon einen bei osteoporotischen Veränderungen nicht unerwünschten schmerzstillenden Effekt.

Maßnahmen gegen Osteoporose:

- Frauen sollten sich möglichst schon in jungen Jahren nicht von sogenanntem »junk food« ernähren, sondern mineralstoff- und eiweißreich.
- Führen Sie genügend Vitamin D und C zu.
- Vermeiden Sie nach Möglichkeit das Rauchen. Rauchen ist ein schlimmer »Vitamin-C-Räuber«, das Sie für den Faseraufbau des Knochens benötigen; außerdem wird dadurch die Bauchspeicheldrüse geschädigt, deren Unterfunktion ebenfalls eine Rolle bei der Entstehung der Osteoporose spielt.
- Trinken Sie nur mäßig Alkohol.
- Schwimmen und Fahrradfahren sind ein idealer Ausgleichssport.
- Lassen Sie einmal im Jahr den Aminosäure- und Mineralstoff-Spiegel Ihres Blutserums kontrollieren.
- Spätestens zu Beginn der Menopause sollten Frauen ihre Knochendichte kontrollieren lassen sowie dies dann je nach Art des Befundes alle ein bis drei Jahre wiederholen – so lange, bis sie sich ihrer Knochenstabilität auch in der zweiten Lebenshälfte sicher sein können, denn nicht alle Frauen erleiden eine gefährliche Form der Osteoporose.

Alterungsprozesse und biologisches Gleichgewicht

Eines der großen ungelösten Geheimnisse des Lebens ist das Altern der Zelle. Dabei scheinen zwei »Taktgeber« vorhanden zu sein: ein zentralnervöser und ein besonders subtiler in der chromosomalen Genetik der Energie-Aggregate jeder Zelle – der Mitochondrien, die wir auch als Sitz der Atmungskette kennen. Die Länge des intakten genetischen Materials der Zelle scheint somit der Lebensfaden zu sein, über dessen Länge in der germanischen Mythologie die Nornen wachten.

Die Gesamtlänge des menschlichen Erbgutes – es besteht aus neun Milliarden Buchstaben – beträgt entspiralisiert etwa zwei Meter. Im Bereich dieses Materials setzen sich die diversen schädlichen Einflüsse fest, denen die Zelle im Lauf der Zeit ausgesetzt wird: ultraviolette und radioaktive Strahlung, endogen entstandene und exogen zugeführte Gifte; Chemikalien, Toxine, Schwermetalle und so weiter.

Das Ende besteht im Erlöschen der Zellteilung oder im Verlust der Zell-Differenzierungs-Kontrolle – wildwucherndes Zellwachstum ist die Folge; Krebs tritt auf.

Die verminderte Kontrolle des Zellwachstums und der Zellteilung führt somit zu einer Störung des biologischen Gleichgewichts – wobei wir auch nicht zu ängstlich sein sollten: immerhin besteht ein Mensch aus etwa 40 Trillionen Zellen. Außerdem verfügt die Zelle über von Aminosäuren und Spurenelementen abhängige – Reparatursysteme. So kann ohne schwefelhaltige Aminosäuren kein Glutathion aufgebaut werden, aber ohne Glutathion kann das genetische Material nicht vor den sogenannten freien Radikale geschützt werden. Diese freien Radikale – hochaktive elektrisch negativ geladene Teilchen – entstehen als unvermeidliche Abfallprodukte des Zellstoffwechsels und schädigen die Zellstrukturen, wenn sie nicht zuvor durch sogenannte Radikalfänger abgefangen werden. Als Radikalfänger wirken die Thiolgruppen essentieller Aminosäuren und Proteine, die Vitamine A, C und E. Diese Vitamine sollten deshalb immer in unserer täglichen Nahrung enthalten sein; besonders an streßreichen Tagen.

Die Folgen eines biologischen Ungleichgewichts sind je nach betroffenem System unterschiedlich: Der Rückgang der Produktion von Bindegewebszellen (Fibrozyten) und weißen Blutkörperchen hat beispielsweise eine langsamere Wundheilung zur Folge. Umgekehrt hat eine Überproduktion muskulärer Zellen in der Arterienwand eine Arteriosklerose zur Folge.

Herz und Zentralnervensystem sind ebenfalls schnell alternde Organe. Das Gewicht des Gehirns nimmt ab dem dritten Lebensjahrzehnt ab. Von den ursprünglich vorhandenen circa 15 Milliarden vorhandenen Nervenzellen gehen bis zum achtzigsten Lebensjahr etwa 300 Millionen, also zwei Prozent, zugrunde. Da jedoch neue Verbindungen zwischen den Hirnzellen hergestellt werden können, bleibt eine gewisse Plastizität der Hirnfunktionen bis ins hohe Alter hinein erhalten.

Ein Sonderfall sind die degenerativen Erkrankungen des Zentralnervensystems wie der Morbus Parkinson oder der Morbus Alzheimer. Auch entzündlich-aggressive Erkrankungen, sogenannte Autoimmun-Erkrankungen, können – wenn sie nicht durch Viren ausgelöst wurden – auf solche altersbedingten Regulationsstörungen zurückgehen: Das Immunsystem greift körpereigene Zellen und Eiweißmoleküle an, weil die Immuntoleranz verlorengegangen ist und sie fälschlicherweise für fremde Eindringlinge gehalten werden. Muskel- und Blutgefäßwandentzündungen sind die Folge.

Was ist dagegen zu tun? Jede überflüssige Belastung des Stoffwechsels muß vermieden werden. Kalorienreduzierte Diäten können – sofern Wirkstoffverluste vermieden werden – durch eine Reduzierung des Grundumsatzes das Leben verlängern helfen.

Kann Sport das Leben verlängern?

Bei allen Organismen, die Sauerstoff verbrauchen, läuft der Stoffwechsel nach identischen Mechanismen ab. Die zur Verfügung stehende Energie kann freilich in unterschiedlichem Maße ausgelebt werden.

Nach Ansicht mancher Physiologen ist die zur Verfügung stehende Energiemenge genetisch festgelegt. Sie führen

Untersuchungen an Tieren als Beispiel dafür an, daß die Stoffwechselrate den Takt für die Lebensdauer angibt: Danach werden zum Beispiel Krokodile und Schildkröten, die ein energetisch sparsames Leben führen, besonders alt. Tiere, die einen Winterschlaf machen oder eine Ruhephase einhalten – beispielsweise Igel –, leben wesentlich länger als solche Tiere, die permanent aktiv sind.

Nach dem Ergebnis dieser Versuche müßten Schildkröten und Krokodile jedoch mehr als zehnmal so alt werden wie der Mensch, wenn allein die Stoffwechselrate die Grundlage der Lebenserhaltung wäre. Dennoch wird es für möglich gehalten, diese Theorie auch auf den Menschen anzuwenden. Man muß einräumen, daß eine hohe Stoffwechselrate zu einer verkürzten Lebenszeit führen kann. Deshalb wurde auch vermutet, daß Hochleistungssportler eine geringere Lebenserwartung hätten. Wissenschaftlich bewiesen ist dies bislang jedoch keineswegs. Ohne Frage belasten Streß und Hochleistungssport den Organismus. Demgegenüber ist belegt, daß Menschen, die Sport in vernünftigen Maßen betreiben, im Durchschnitt zwei bis drei Jahre länger als ihre »unbeweglichen« Zeitgenossen leben. Die Ursache hierfür ist vermutlich, daß Sport manchen Krankheiten vorbeugen kann und somit indirekt lebensverlängernd wirkt. So wird zum Beispiel die Menge an HDL – das heißt an gutem Cholesterin – durch den Sport im Blut gesteigert. Dadurch sinkt das Risiko, einen Herzinfarkt zu erleiden.

Außerdem wirken neben dem genetischen Programm – wenn es denn in dieser Weise tätig ist – auch äußere Faktoren auf die Lebenserwartung ein. So spricht nichts gegen den allgemeinen ärztlichen Rat, daß eine vernünftige Ernährung, gesicherte Lebensverhältnisse und ein ausgeglichenes Seelenleben den Alterungsprozeß verlangsamen – es spricht aber auch nichts gegen die Aussage, daß Streß das Salz in der »Suppe des Lebens« sein kann.

Zelluläre Selbstverteidigung – ein entscheidender Faktor für die Lebenserwartung

Von besonderer Bedeutung für die Lebenserwartung und Gesunderhaltung ist in jedem Fall das Funktionieren der zellulären Selbstverteidigung. Denn wenn der Stoffwechsel »brennt«, entstehen in ihm sogenannte freie Radikale – elektronegativ geladene Teilchen, die die Strukturproteine sowie die Zellmembranen angreifen können.

Um sich gegen solche freie Radikale verteidigen zu können, nimmt der Körper täglich eine bestimmte Menge von Antioxidantien auf – Vitamin C, Carotinoide, Zink, Kupfer, schwefelhaltige Aminosäuren. Der Spiegel dieser Antioxidantien kann gemessen – und bei Defiziten kann entsprechend eingegriffen – werden, wie dies in der modernen Hochleistungssportmedizin bereits geschieht. Durch einen geringeren Verbrauch an Antioxidantien – beziehungsweise durch eine Deckung des gesteigerten Bedarfs in Streß- und Krisen-(etwa Krankheits-)zeiten – können der vorzeitige Verschleiß und die Entstehung von Arteriosklerose, Herz/Kreislauf-Erkrankungen, Herzinfarkt sowie weiterer (zum Beispiel entzündlicher) Erkrankungen bis hin zum Krebs verzögert und vermieden werden.

Im Netzwerk der Risikofaktoren können die genannten Antioxidantien also lebensverlängernd wirken und vor Krankheit schützen. Es sind natürliche prophylaktische Stoffe, die der Körper nach Möglichkeit täglich zu sich nehmen muß. Mit einem Teil dieser Stoffe schützt und reguliert der Körper übrigens sogar das genetische Geschehen: Wieder ein Beweis für die hervorragende Ökonomie des Körpers, mit einem einzigen anorganischen Molekül sowohl strukturerhaltend als auch steuernd zu wirken. Das Vitamin A und die Vitaminabkömmlinge, die sogenannten Carotinoide, helfen auch bei der Zelldifferenzierung und schützen so in gewissem Sinn vor Zellentartung. Dies zu beachten ist vor allem für Raucher wichtig. Darüber hinaus können durch Vitamin-A-Säure bestimmte Leukämien in eine stabile Phase gebracht werden. Man spricht dann vom »Resozialisieren« der Zellen. Dies funktioniert, indem das Vitamin A an bestimmte Zellrezeptoren – das heißt in der Zellmembran erreichbar eingelagerte Schloßmechanismen – wie ein Schlüssel einrastet. Von diesem Rezeptor aus geht dann eine Information an das genetische Material des Zellinneren. Daß Zellen zur rechten Zeit das Richtige tun, hängt mit der Steuerbarkeit dieser Erbinformation zusammen. Viele verschiedene Eiweißmoleküle sorgen dafür, daß bei Bedarf die gerade benötigten Gene aktiviert werden. Regulator-Proteine, die sich an das Erbmolekül binden, erkennen dabei eine bestimmmte Abfolge von Basenpaaren. In einigen Fällen hat man die jeweilige Bindungsstelle bereits präzise identifiziert. Diese Bindungsstellen können vor, hinter und gelegentlich auch inmitten eines Gens liegen. Es binden sich mehrere verschiedene Transkriptionsfaktoren nacheinander oder hintereinander an das Erbmolekül und verstärken das Signal zur Aktivierung eines Gens. Andere Eiweißmoleküle lagern sich außen an den Komplex an, ohne den genetischen Faden zu berühren. Die unterschiedliche Zusammensetzung eines solchen Transkriptionskomplexes erhöht die Flexibilität bei der Steuerung von Genen. Sie ist zudem ökonomisch, weil ein Eiweißmolekül in unterschiedlicher Kombination für verschiedene Steuerungsvorgänge verwendet werden kann. Selbstverständlich muß es zuvor erst einmal selbst aus den Bausteinen der Proteine – den Aminosäuren – zusammengebaut werden. Mehr über diese Aminosäuren, insbesondere über die essentiellen Aminosäuren – das heißt die lebenswichtigen, die der Körper nicht selbst herstellen kann –, erfahren Sie in einem eigenen Kapitel (Seite 212ff.). Diese müssen täglich in genügendem Umfang mit der Nahrung aufgenommen werden und einen sogenannten Serum-Pool aufbauen.

Die sogenannte Transkription ist Voraussetzung für die Umwandlung der genetischen Information in einen Eiweißkörper. Verbreitet sind Eiweißmoleküle, deren Bindung durch eine Art molekularen Klettverschluß stabilisiert wird. Eine zweite Gruppe von Transkriptionsfaktoren verfügt über fingerartige Ausstülpungen für das Anschmiegen an eine Windung der sogenannten Doppelhelix der Erbsubstanz. Diese auch als »Zink-Finger« bezeichneten Strukturelemente kommen durch eine Schlaufenbildung in der Eiweißkette zustande. Diese Schlaufe wird durch Verbindung mit einem Zink-Atom aufrechterhalten. Zink-Finger benutzen zum Beispiel die Rezeptoren von Steroidhormonen für ihre Bindung an das Erbmolekül. (Zu den Steroidhormonen gehören beispielsweise die Sexualhormone.) Manche Proteine enthalten mehrere Zink-Finger-Strukturen in Folge, wodurch sie fester am Erbmolekül haften. Bei einer dritten Sorte von Transkriptionsfaktoren binden sich zwei Eiweißketten, die über einen gemeinsamen Stiel zusammengehalten werden, in entgegengesetzter Richtung an das Erbmolekül. Diese sogenannten Leucin-Reißverschluß-Proteine haben eine Y-artige Struktur. In dem Y-Stamm stehen sich Leucinreste der beiden Eiweißketten wie die Gleitelemente eines Reißverschlusses gegenüber und stabilisieren das Doppelmolekül. An einem Ende spreizt sich die Reißverschlußstruktur auf. Von dort umklammern die Arme der beiden Eiweißketten in entgegengesetzten Richtungen das Erbmolekül. Die Bindung an die DNS führt zu einer Änderung der Gestalt des Stiels. Darin sehen manche Forscher einen neuen Mechanismus der Genregulation.

Zu den Regulatorproteinen mit einer Leucin-Reißverschlußstruktur gehört auch das sogenannte JUN-FOS-Protein. Diese aus zwei verschiedenen Ketten bestehende Y-förmige Struktur steuert viele Entwicklungs- und Differenzierungsvorgänge. Bei der Entstehung von Krebs spielt sie eine wichtige Rolle.

Um all dies aufzubauen, zu steuern und zu erhalten, benötigt der Körper Aminosäuren. Deshalb ist auch die Umstellung von der normalen Mischkost des Menschen auf vegetarische Ernährung mit großer Vorsicht zu genießen: Die Störung oder gar der Zusammenbruch einer ausreichenden Zink- und Aminosäureversorgung kann irreversible Schäden nach sich ziehen. Eine solche Umstellung gelingt nur dann, wenn man den Körper langsam, in jahrelangen Zeiträumen an die neue Ernährungsform heranführt – nur dann kann er seine Enzymsysteme umstellen.

So schützen Sie sich vor pathologischen Alterungsvorgängen

- Vermeiden Sie nach Möglichkeit Streß über längere Zeiträume.
- Ernähren Sie sich so, daß Ihre Zellen immer über genügend Radikalfänger verfügen. Die menschliche Nahrung sollte stets ausreichend »Urstoffe« enthalten, und die Bilanz ihrer Inhaltsstoffe sollte dem Körper das zuführen, was er selbst nicht herstellen kann: Mineralsalze, Spurenelemente, Vitamine und Aminosäuren. Fette, Eiweiße und Kohlenhydrate sollten qualitativ und quantitativ nach dem Vorbild der mediterranen Ernährung zugeführt werden (lesen Sie dazu bitte auch das Kapitel »Ernährung und Regeneration«, Seite 361 ff.).
- Bewegen Sie sich richtig und ausreichend. Über die möglichen Bewegungsformen des Sports werden Sie aus-

führlich im Kapitel »Wohl und Wehe der populärsten Sportarten« (Seite 235 ff.) informiert. Hingewiesen sei an dieser Stelle besonders auf das Joggen: Joggen vergrößert das Herz nicht und senkt so die Blutviskosität – das heißt es entlastet auf diese Weise Herz und Kreislauf. Joggen erhöht zudem die vor Arteriosklerose schützenden Substanzen (HDL-Proteine) im Blut. Bereits eine mäßige – aber regelmäßige – Ausdauerbewegung ist in der Lage, dem Herzmuskel zu einer besseren Kontraktilität zu verhelfen. Die Voraussetzung für all das ist ein normales Blutdruckverhalten.

Die »totale Prophylaxe« gegen Alterungsprozesse gibt es nicht und wird es nie geben – das ist sozusagen die condition humaine. Wir haben jedoch gezeigt, welche Gefahren dem Organismus drohen, wenn in der Nahrung jene Moleküle fehlen, die seit Jahrmillionen mit dem Leben verbunden sind und deren meßtechnische Erfassung durch uns vorangetrieben wurde. Knappes Essen, ein stets ausgeglichener Vitaminhaushalt sowie ein ausgeglichener Aminosäure- und Mineralstoffwechsel in Verbindung mit einer ständigen *maßvollen* körperlichen Aktivität und der weitestgehenden Vermeidung von Streß sind jedoch die beste Voraussetzung dafür, gesund alt zu werden.

Die Zelle als Informationsspeicher: Erinnerungsvermögen ist das Grundmerkmal des Lebens

Die Zelle ist mehr als eine zweckdienliche erfolgreiche Aneinanderreihung von Makromolekülen. Der wichtigste Stoff, aus dem die Zelle besteht, ist: Wasser. Eine Zelle besteht zu 80 Prozent aus Wasser. Nun ist das Wasser des Intrazellulärraums nicht das Wasser des Extrazellulärraums –

im Gegensatz zum Urmeer liegt das Wasser in der Zelle in quasi kristalliner Form vor.

In der Zelle sind hochgeordnete Informationsspeicher. Kristallwasser – das heißt intrazelluläres Wasser – ist nicht künstlich herstellbar, während alle anderen Bestandteile einer Zelle außerhalb dieser künstlich herstellbar sind.

Das Wasser im Inneren der Zelle hat einander eigentlich ausschließende physikalische Eigenschaften: die Ordnungsstruktur eines Kristalls und zugleich die Beweglichkeit einer Flüssigkeit. Diese flüssig-kristallinen Eigenschaften des Intrazellulärwassers erlauben der Zelle in Resonanz mit Feldern zu gehen – etwa mit Magnetfeldern, mit Lichtquanten, wie sie das Sonnenlicht transportiert. Die moderne Chaostheorie hat gezeigt, daß im Chaos der Schwingungen des Weltalls prinzipiell alle möglichen Bewegungsabläufe enthalten sind – und diese können durch bestimmte Steuerungsimpulse oder Resonatoren verstärkt werden.

Mit großer Wahrscheinlichkeit sind die Zellen und ist das Intrazellulärwasser ein solcher idealer Resonator. In ihm könnten Aminosäuren zu informationsabsorbierenden und speichernden Kristallen geworden sein. Die Lichtquanten des Sonnenlichts halfen dabei.

Einen solchen Kristall stellt man sich wie einen Halbleiter vor: Das sind Speicher für materielose Informationen (Elektronen, Lichtquanten). Deswegen bedarf die Zelle nicht eines später entwickelten »klassischen Gehirns«, um sich erinnern zu können.

Diese »Kristalle des Lebens« brauchen sich nicht zu erinnern: sie wissen schon alles und können die Welt nach Kohärenzen abtasten.

Erinnerungsvermögen aber ist das Grundmerkmal des Lebens: Materie, die sich erinnern kann, ist lebendig. Somit gibt es »hinter« dem materiegewordenen Leben eine zeitlose Wirklichkeit, in der die Dinge so sind, wie sie sind – unabhängig von Zeit und Raum. Ob man diese zeitlose Wirklichkeit nun als Mystiker deutet oder mit Hilfe einer der Weltreligionen: Die an Zeit und Raum gebundenen irdischen Dinge geben davon nur einen farbigen Abglanz.

Die Grundlagen des gesunden Menschen

Der [illegible] am Rücken [illegible] der
[illegible]

Die orthopädischen Grundlagen des gesunden Menschen

__APRIL/MAI__ Gerhard Berger braucht mich beim Großen Preis von Imola, der »FC Bayern« befindet sich im Schlußspurt der Fußball-Bundesliga – alles am selben Wochenende. Jetzt boomen die meisten Sportarten, und entsprechend ist Hochsaison für Verletzungen.

Der Golfer hat es am Rücken, der Handballspieler an der Schulter, ein Speerwerfer am Ellbogen, ein Volleyballspieler an der Hand . . .

Alle orthopädischen Zentralthemen werden jetzt in der Praxis zu konkreten Problemfällen. Überall sind die modernsten, die besten Problemlösungen gefragt, die die Orthopädie von heute zu leisten vermag.

Lothar Matthäus hat einen Muskelfaserriß, aber er fühlt sich schon wieder so fit und explosiv, daß er unbedingt spielen will. Ich muß ihn mit Autorität zurückhalten, um Geduld bitten.

Vom »Giro d'Italia« kommt ein Notruf: Stephen Roche hat bei einer Dolomiten-Etappe Torturen erlitten. Er mußte die extremen Steigungen bei Eisregen, Schnee, Regen, Temperaturen um null Grad bewältigen. Vor den Bergen lag er noch gut im Rennen, hatte im Zeitfahren sogar einen dritten Platz belegt.

Aber die drei Alpenpässe waren das pure Gift. Er erlitt eine Muskelstarre. Verzweifelt telefonierte er mit mir: Was tun?

Ich mußte diesem grandiosen Sportler, für den Aufgeben ein Fremdwort ist, dringend raten: Steig vom Rad, mach Schluß mit diesem Giro! Jetzt eine schwere Muskelverletzung – dann wäre die ganze Saison mit Tour de France und Weltmeisterschaft abzuschreiben.

Die Muskulatur – das wirksamste Kraftwerk der Welt

Der Mensch besteht fast zur Hälfte aus Muskeln: ein ebenso komplexes wie differenziertes Kraftwerk, das alles in Bewegung setzt. Durch das richtige Training der Muskeln können sogar Altersgrenzen bis zu einem gewissen Grad überwunden werden – selbst ein Sechzigjähriger kann seinen Körper vor allem durch gezielte Gymnastik im Zustand eines Vierzigjährigen erhalten.

Der »Denker« von Auguste Rodin sitzt vornübergebeugt auf einem Sockel. Er ist auf das höchste angespannt: Die Hände sind zu Fäusten unter dem Kinn geballt, die Schulter- und Rückenmuskulatur tritt hervor, die mächtigen Oberschenkel wirken wie geballte Energie. Denken mit den Muskeln? Auguste Rodin hat im Jahr 1880 in seinem genialen Bronzebildwerk instinktiv künstlerisch vorausgeahnt, was Anatomie, Medizin und Physiologie erst später wissenschaftlich dingfest machten: Selbst das Denken drückt sich in Muskelspannung aus. Die Muskulatur ist etwas überaus Komplexes.

Reiht man die haardünnen Kapillaren (Röhrchen) aneinander, die die Muskeln unseres Bewegungsapparates mit Blut versorgen, dann kommt man auf eine Kapillarenlänge, die mehr als zweimal den Erdumfang umspannen könnte. Es ist das ausgeklügeltste Versorgungssystem der Welt – und es dient dem wirksamsten Kraft-Werk der Welt: den Muskeln.

Mitochondrien – Weltmeister der Energieumsetzung

Wahrscheinlich aus in die Ur-Zelle eingewanderten Algen entstanden die »Weltmeister der Energie-Umsetzung«, die Mitochondrien. Sie bergen das Geheimnis der Leistung ebenso wie das Geheimnis des Todes. Wer am meisten davon im Muskel hat, hält am längsten durch. Durch das Training und regelmäßige Bewegung ist das steuerbar: Die Zahl der Mitochondrien läßt sich dadurch in Grenzen vermehren.

Wenn die Atmungskette in den Mitochondrien entgleist, dann stirbt der Mensch. Diese Mitochondrien müssen nämlich alle Zellteilungen mitmachen, außerdem sind sie teilweise unabhängig vom Zellkern. Wird durch Alterungsprozesse das feine Webmuster der Mitochondrien und der in ihnen untergebrachten Atmungskette gestört, dann wird die energetisch von den Mitochondrien abhängige Zelle schwächer und kann sterben. Im Alter nimmt die Zahl leistungsfähiger Zellen ohnehin ab. Es scheint so zu sein, als sei die Zahl der Teilungen, welche die Mitochondrien mitmachen können, von der Empfängnis an vorprogrammiert: sozusagen der Lebensfaden, dessen Länge in der alten germanischen Mythologie uns die Nornen zumaßen.

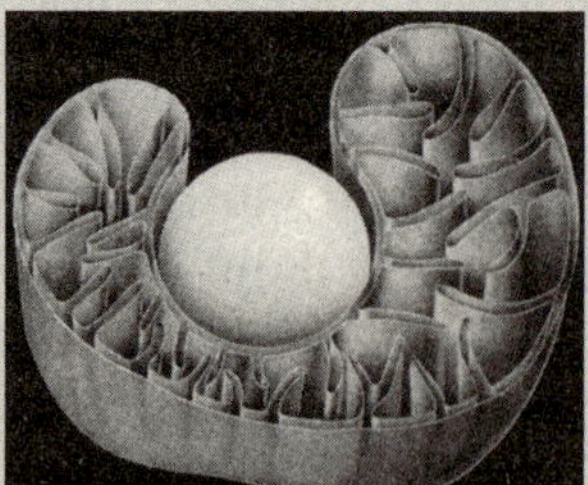

In den Mitochondrien, den Energie-Aggregaten der Zelle, die zu den sogenannten Endosymbionten gehören, wird das energetische Kleingeld der Zelle hergestellt, indem durch kontrollierte Verbrennung von Fetten, Kohlenhydraten und Eiweißen energiereiche Phosphate hergestellt werden; die energiegeladene Verbindung dreier anorganischer Phosphor-Atome mit einem organischen Adenosin oder Guanosin-Molekül aus pflanzlicher oder einfacher noch aus tierischer Nahrung. Die Energie, die bei der Anbindung der drei Phosphor-Atome investiert wird, kann jederzeit wieder kontrolliert freigesetzt werden. Bei der Kontrolle dieses Vorganges und der Energiespeicherung hilft Magnesium.

Was geschieht genau bei der Herstellung dieses energetischen Kleingeldes? Es muß durch Trennung von positiven (Protonen) und negativen Ladungen (Elektronen) eine Spannung aufgebaut werden, welche einen Stromfluß in Form von Elektronen erlaubt. Dieser Stromfluß führt über eine kontrollierte Knallgasreaktion, die schon so manches Laborgerät zerlegt hat, zur Herstellung sogenannter energiereicher Substrate, der ATP-Moleküle: die energetisch wirksame Universalwährung, über die kein Politiker bis heute verfügt, auch kein Chemotechniker.

Könnten wir das, was jede Blume, jeder Baum, jede Pflanzen- und jede Tier-Zelle kann, so müßten wir unsere Umwelt nicht verpesten. Aber es gibt ja Hoffnung. Die Natur selbst beherrschte den geschilderten chemophysikalischen Vorgang der Atmungskette nicht seit Urbeginn. Sie ist ein Kind der Evolution. Ihr Vorläufer war die Photosynthese in den einzelligen Algen der Urmeere. Der Photosynthese-Prozeß wäre übrigens ohne Eisen, das wahrscheinlich aus den Meteoriten des Weltalles auf die Erde gelangte, nicht in Gang gekommen. Es gibt zwar Organismen, die es mit Vanadium schaffen, aber Eisen war wohl effizienter. Interessanterweise heißt Eisen in den ältesten Kultursprachen immer Himmels-Metall. Die eisenführenden Biokatalysatoren, die Cytochrome, sind eine Klasse für sich, sozusagen molekulare Oldtimer, die die Evolution aufgrund ihrer Effizienz nicht zu verändern brauchte, universell einsetzbar von der Alge über das Bakterium bis zur Säugetierzelle.

Ohne Muskeln geht nichts

Ein 70 Kilo schwerer, untrainierter Mensch besteht zu 43,5 Prozent aus Muskulatur – ein Sportler hat wesentlich mehr davon.

Diese wenigen Zahlen zeigen, wie wichtig die Muskeln sind. Sie sind die Kraft, die Herrlichkeit oder die Tragödie auf allen Sportplätzen. Der Große Brockhaus benötigt 71 Zeilen à 50 Anschläge, um in gedrängtester Form das zu schildern, was wir die »quergestreifte Muskulatur« oder »Skelettmuskulatur« nennen – jenes Kraftwerk, das alles in Bewegung setzt.

Muskeln produzieren Leistungen, an Muskeln hängen Millionen . . . Da faßt sich Lothar Matthäus im Heimspiel des »FC Bayern« gegen den »1. FC Nürnberg« plötzlich an die linke Leiste. Er spürt einen Schmerz und denkt: »Na, so schlimm ist das nicht, ich mache weiter.« Mit hohem Tempo spielt er den Ball im Mittelfeld, wird noch mal attackiert, bleibt mit dem Fuß im Rasen hängen. Ein dumpfer Schlag. Er humpelt an die Außenlinie und spürt sofort: Es geht nicht mehr. Viele Spieler lassen sich in einer solchen Situation fallen, ein Reflex, der weitere Belastungen vermeiden soll.

Als Mannschaftsarzt kann ich das Übel sofort ertasten. Ein Muskel aus der Adduktorengruppe, etwa 2,5 cm stark, der vom Schambein zum Oberschenkel herunterzieht, ist gerissen.

Es ist ein Muskel, der für die Stabilisierung des Beckens mitverantwortlich ist, der bei einem Dribbling wichtig wird, ohne den Lothar Matthäus nicht mit einem Innenspann-Schlag einen punktgenauen Paß über 40 oder 50 Meter hinweg spielen kann.

Es ist, als ob bei einem Formel-1-Wagen Elektronik und Kraft-Erzeugung zugleich ausgefallen wären. Die Energie-Entwicklung und ihre Kontrolle – denn beides bewirkt dieser Muskel – sind schwer gestört. Und das bedeutet für den Club von Lothar Matthäus eine entscheidende Schwächung beim folgenden Duell mit dem »1. FC Köln«, weniger Zuschauer daheim beim danach folgenden Spiel, Chancen-Minderung in der Meisterschaft, Sorgen um das Fortkommen im Europa-Cup. Da potenziert sich der Schaden eines nur 25 mm dicken Stranges schnell zu ökonomischen Schäden in aberwitziger Höhe.

Wenn aber die unglaublichen Ballungen von Schnellkraft-Muskeln sich innerhalb von 60 Millisekunden zusammenziehen und wieder dehnen, kann etwa bei Olympischen Spielen oder Weltmeisterschaften aus einem 100-m-Läufer ein potentieller Millionär werden.

In diesem Sinn bewegen Muskeln heute weit mehr als nur Gliedmaßen. Dieser uns bewegende Motor aus Milliarden von Muskelfasern ist es wert, genauer betrachtet zu werden: Die kleinste Einheit des Muskels baut sich aus Aggregaten langer Molekülketten auf, die in besonderem Maße »begabt« sind, sich auf einen Impuls hin zusammenziehen. Sie bilden viele tausend allerfeinste Fäserchen (Myofilamente), die sich zu zahlreichen Myofibrillen und diese wieder zu Muskelfasern vereinen. Eine Muskelfaser ist bis zu 18 Zentimeter lang und zwischen 10 und 100 μ (1 μ ist der millionste Teil eines Meters) stark. Die Fasern setzen sich zu Bündeln zusammen, die Bündel zu Muskeln. Es handelt sich hier um eine wunderbar differenzierte Struktur: Sie beginnt in Bereichen, die nur mit dem Elektronenmikroskop zu erkunden sind.

Der Muskel ist der Motor, der über das Blut hochwertige Treibstoffe und über die Nerven eine blitzartige Zündung erhält. Ist er richtig arbeits- und startbereit, also gründlich aufgewärmt, vollbringt er geradezu phantastische Spitzenleistungen – der Weitsprung-Weltrekord von Mike Powell, die Schwimm-Weltrekorde von Michael Groß, die Traumpässe von Eishockey-Star Wayne Gretzky. Ist der »Motor« nicht richtig aufgewärmt oder liegen irgendwelche Störungen vor, wird der Muskel zäh und unelastisch. Er reißt, wenn er trotzdem über die Toleranzgrenze der Belastbarkeit beansprucht wird.

Ein klassischer biologischer Versuch zeigt, wie heikel Muskeln reagieren. Man hat eine Ratte in eine Tretmühle gesperrt und läßt sie dort bis zur Erschöpfung arbeiten. Dann entnimmt man ihr Blut und injiziert es einer ausgeruhten Ratte. Das eben noch muntere Tier wird müde und schläft ein, als habe es eine Narkose erhalten. Injiziert man aber das Blut einer ausgeruhten Ratte in die Blutbahn eines erschöpften Tieres, so erholt es sich augenblicklich – und »arbeitet« weiter wie besessen in der Tretmühle.

Um seine Aufgabe zu erfüllen, muß der Muskel eine Grund-Spannung haben. Man nennt das »Tonus«. Bei Lothar Matthäus war der »Tonus« vermutlich bereits entgleist, hatte der Muskel eine übermäßige Spannung angenommen, so daß der geringste Anlaß genügte, um den Riß herbeizuführen.

Kein von Menschen entwickeltes technisches System ist so kompliziert und so differenziert wie das der Muskeln. Ein Wunder, daß da nicht öfter etwas passiert. Denn bei dem komplizierten Muskelapparat haben wir es mit einem Verbund-System zu tun, dessen Elemente sich bis hinunter in kaum mehr vorstellbare Bereiche organisieren. Die »Treibstoff-Zufuhr«, also die Versorgung mit Blut – und damit mit Sauerstoff, Kohlenhydraten, Fetten, Aminosäuren, Spurenelementen, Hormonen, Mineralstoffen und Vitaminen –, wird von einem »Leitungssystem« besorgt, in dem auf einen viertel Quadratmillimeter Muskel 2000 Kapillaren kommen. Das sind zuletzt eigentlich nur noch Spalten zwischen Zellen, durch die die roten Blutkörperchen, die den Sauerstoff heranschaffen, gerade noch hindurchschwimmen können.

Wie der Muskel-Motor »gezündet« wird

Die Zündung dieses »Motors« wird im wesentlichen von Impulsen gesteuert, die vom Hirn oder Rückenmark ausgehen und über unendlich feine Nervenbahnen zur Muskelfaser gelangen. Dabei wäre es eine Katastrophe, wenn jeder leichte Impuls, jede minimale Stromschwankung gleich eine Kontraktion des Muskels auslösen würde. Es gibt eine Reizschwelle, die nur Impulse von einer Mindeststärke passieren läßt und weitergibt. Erst dann erfolgt die Kontraktion des Muskels – erst dadurch ist koordiniertes Funktionieren möglich.

Diese »Zündung« ist ein wundersamer elektrochemischer Vorgang: Der Impuls trifft auf die Schaltstelle, die »Synapse«. Ist der Impuls ausreichend stark, wird in der Synapse ein chemischer Stoff freigegeben, das Acetylcholin – das den Muskel reizt und die Bewegung auslöst. Nicht lange nach der Entdeckung dieses »Nervenhormons« hat man auch eine Substanz entdeckt, die den anreizenden Effekt aufheben kann: das Curare, das Pfeilgift der Amazonas-Indianer.

Wann gezündet wird und wann nicht, welche Muskelpartien betätigt werden und welche nicht, wie viele Reize gesetzt werden und in welcher Abfolge, das ist die Summe unendlich vieler Erfahrungsimpulse. Sie alle müssen optimal koordiniert und möglichst fehlerfrei und dauerhaft gespeichert werden.

Dieses komplexe Zusammenwirken muß immer wieder geübt und trainiert werden. Sicher, ein Boris Becker hat viele Tausende von Aufschlägen gemacht. Dieses Aufschlagprogramm ist grundsätzlich »in ihm drin«, und er wird auch noch im Alter von 60 Jahren einen überdurchschnittlich guten Aufschlag haben. Aber der Feinschliff, der zu einem As in einem Grand-Slam-Match führt, wird nur erreicht, wenn Boris Becker täglich Aufschlag trainiert. Sein ehemaliger Trainer Günther Bosch hat vor Jahren sinngemäß gesagt:

Der Aufschlag von Boris ist eine so kostbare Maschinerie, daß sie jeden Tag »geschmiert« werden muß.

Weil der Organismus nur ganz bestimmte Dinge fest in besonders strukturierten Molekülen speichert, ist die Trainingswiederholung von größter Bedeutung. Die Feinabstimmung – geistig wie körperlich – bleibt um so besser erhalten, je mehr man übt. Denn: Training erhöht quantitativ und qualitativ die Masse der neuromuskulären Verbindungen. Training, Bewegung sind also unbedingt nötig, um lebenswichtige – oder sportlich geforderte – Körperfunktionen zu erhalten.

Ob Box-Weltmeister oder Freizeitsportler: Jeder Mensch hat dieselbe Anzahl von Muskeln

Training bedeutet nicht, daß sich die Muskelfasern oder Muskelbündel vermehren (außer im speziellen Fall des Herzens), sie verstärken sich nur. Jeder Mensch hat dieselbe Anzahl von Muskeln. Selbst ein starker Mann wie Mike Tyson, Ex-Box-Weltmeister im Schwergewicht, hat keinen Muskel mehr als wir normalen Sterblichen. Allerdings gibt es höchst unterschiedliche erbliche Veranlagungen, die über die Leistungsfähigkeit der Muskulatur entscheiden. Wir Normalverbraucher könnten noch soviel trainieren und würden dennoch niemals die Schlagkraft eines Mike Tyson, die Explosivität eines Goran Ivanisevic, die Katapultier-Fähigkeit eines Dietmar Mögenburg erreichen.

Es gibt – stark vereinfacht gesprochen – zwei Grundtypen von Muskeln in unserem Bewegungsapparat. Der eine Typ ist vornehmlich für die Entwicklung von Schnellkraft geeignet, der andere für Ausdauerleistungen. Da die Anteile individuell unterschiedlich sind, gibt es Sprintertypen und Langstreckenläufer.

Ein Sprinter hat eine hohe Anzahl von sogenannten »fast

twitch fibers«, locker übersetzt »Schnell-Zuck-Fasern«. Sie werden auch weiße Fasern genannt und müssen in sehr kurzer Zeit ihre Maximalkraft bringen. Das heißt: Diese Muskelzellen müssen aus sich selbst leben, möglichst viele Energievorräte bereits in sich bergen, um sie schnell freisetzen zu können. Für komplizierte und zeitraubende Stoffwechselprozesse wie etwa die Fettverbrennung bleibt keine Zeit. Die Energievorräte bestehen vor allem aus Glycogen, also aus hochwertigen Kohlenhydraten und Kreatinphosphaten.

Der Typ des Langstreckenläufers verfügt dagegen über eine hohe Zahl von »low twitch fibers«, also »Langsam-Zuck-Fasern« oder auch roten Fasern. Sie enthalten eine Vielzahl kleinster Fett-Tröpfchen, die während der Ausdauerleistung nach und nach verbrannt werden und so dauernd Energie nachliefern (um der Nachschubfrage jederzeit zu genügen, weisen sie eine wesentlich höhere Anzahl von Blutkapillaren auf).

Der eine Typ von Muskeln ist für die Leistung des anderen nicht geeignet. Ein Box-Weltmeister wie Joe Frazier, überaus schnell mit dem linken Haken, erschöpfte sich einst bei einem 50-Meter-Schwimmen so arg, daß er fast ertrank. Ein Sprinter wie Leroy Burrell würde von einem der hageren Läufer aus Äthiopien oder Kenia hoffnungslos abgehängt werden, wenn sie ein paar Kilometer um die Wette liefen.

Körpereigene Möglichkeiten, die Leistung zu steigern

Wie gesagt: Natürlich hat der eine Typ von Sportler nicht nur den einen Typ von Muskelfasern und der andere nur den anderen. Es kommt auf die prozentuale Verteilung an, und deshalb ist es nur folgerichtig, daß Sportler versuchen, die Leistung ihrer speziellen Muskeln zu steigern. Das führte bis zu einer wahren »Mast« mit Kohlenhydraten – oder auch zu all den heftig umstrittenen »Zutaten« aus dem Bereich von

Hormonen und Chemikalien. Aber zurück zu den körpereigenen Möglichkeiten der Leistungssteigerung: Durch Übung, hohe Belastung, häufiges Trainieren wird vom Körper die vermehrte Produktion eines Hormons angeregt, das ähnlich dem Testosteron eine anabole Wirkung hat. Der trainierte Muskel nimmt an Umfang zu und wird leistungsfähiger, bis er an die individuell unterschiedlich festgelegte Grenze stößt.

Gerade im Profi-Fußball glaubte man lange Zeit, daß der Beweis für ein intensives, gutes Training ein anständiger Muskelkater sei. Heute wissen wir: Das ist völlig falsch. Wir haben erkannt, daß es sich um kleinste Gewebeschäden handelt und eben nicht »nur« um eine Anhäufung von Milchsäure und Stoffwechselschlacke, die die Beschwerden verursacht. Dadurch kommt die Muskulatur in einen Zustand, in dem sie ihre Fähigkeit zur Kontraktion und Dehnung mehr und mehr verliert. Einen guten Fußballtrainer erkennt man daran, daß er seine Spieler zunehmend belastet und genau an der Grenze aufhört, an der ein Muskelkater beginnen würde.

Aminosäuren und Leistung

Aminosäuren sind deshalb im Sport und im täglichen Leben so bedeutsam, weil sich der Körper die sogenannten essentiellen Aminosäuren im Gegensatz zu den Pflanzen nicht selbst aufzubauen vermag. Diese essentiellen Aminosäuren sind aber zur Erhaltung des Regulations-, Energie- und Strukturstoffwechsels lebensnotwendig. Die kompliziert gebauten Hochleistungs-Biopolymere der Muskulatur, die Kollagenfaser-Bündel der Sehnen, die Zellen und die Matrix des Knorpels der Gelenkflächen kommen ohne Aminosäuren nicht aus. Gleiches gilt auch für das Immun- und Nervensystem. Über Aminosäuren steuert der Körper auch den Muskelaufbau, da die Zufuhr bestimmter Aminosäuren die Ausschüttung von Wachstumshormonen stimuliert. Dieses wird aber nicht nur zur Auslösung von Längenwachstum in der Jugend, sondern viel mehr noch zur Stimulierung von Zellteilungs- und Regenerationsvorgängen benötigt. Ohne Wachstumshormon also kein Muskelaufbau, keine Muskelfaser-Regeneration.

Und es sind wieder die Aminosäuren, die nicht nur die Freisetzung des Wachstumshormons steuern, sondern auch die Bausteine für den Eiweiß-Aufbau in den Geweben liefern. Ohne Aminosäuren also keine Leistung und keine Gesundheit, und deswegen kontrollieren wir deren Serumspiegel regelmäßig.

Eine Faustregel für das Krafttraining

Von ungewohnter Belastung einmal abgesehen, tritt Muskelkater vornehmlich bei einer ganz bestimmten Bewegung auf: der Abbremsbewegung. Ich kann hundertmal *auf* einen Stuhl steigen, ich werde müde, ich fühle mich nicht mehr belastbar – aber ich bekomme keinen Muskelkater. Steige ich aber hundertmal von einem Stuhl *hinunter*, kann ich am nächsten Tag vor Schmerzen nicht gehen. Bei der Abfangbewegung leistet die Muskulatur eine »negative« Arbeit. Sie muß *hinhaltend nachgeben*. Das verursacht den Muskelkater. Laufen Sie eine längere Strecke bergauf, sind Sie danach wahrscheinlich fix und fertig, bekommen aber keinen Muskelkater. Laufen Sie dieselbe Strecke bergab, ist der Muskelkater da.

Richtiges Training kann Zeit- und Altersgrenzen bis zu einem gewissen Maß überwinden. Ein Al Oerter wurde viermal Olympiasieger im Diskus-Werfen. Ein Stanley Mathews dribbelte noch im Großvateralter begeisternd. Aber es gilt die Faustregel: Ein Vierzigjähriger muß schon doppelt soviel trainieren wie ein Zwanzigjähriger, um den gleichen Kraftzuwachs zu haben. Tröstlich ist dabei allerdings, daß selbst ein Sechzigjähriger durch regelmäßige Übung – vor allem durch gezielte Gymnastik – seinen Körper im Zustand eines Vierzigjährigen erhalten kann.

Um den Zustand der Muskulatur beurteilen zu können, muß man wissen, wie die einzelnen Muskeln verlaufen, wie sie wirken und wie der Tastbefund im gesunden Zustand ist. Dann kann man durch Ertasten herausfinden, ob etwas nicht stimmt, ob eine Störung, eine Verletzung vorliegt. Man spürt allein schon mit den Fingerspitzen eine Unregelmäßigkeit, eine Unterbrechung, eine Blutung. Ultraschall, Thermographie, Kernspin-Tomographie und alle weiteren hochtechnisierten Untersuchungs-Methoden mit Einsatz modernster Elektronik haben nicht das Auflösungsvermögen, das geübte Fingerkuppen bieten. Sie orten auch die kleinste Muskelverletzung. Da muß es sich keineswegs um eine drastische Lücke, ein fingerkuppengroßes »Loch« in der Muskulatur handeln.

Muskelverletzung ist nicht gleich Muskelverletzung. Aufgrund langjähriger Beobachtungen und Erfahrungen, die der Münchner Physiotherapeut Hans-Jürgen Montag und ich gemacht haben, sind wir dahintergekommen: Zwischen der Zerrung auf der einen Seite und dem Faserriß, Bündelriß und Muskelriß auf der anderen Seite bestehen keineswegs nur quantitative Unterschiede, wie man lange geglaubt hat. So ist das nicht: Erst kommt die Zerrung und dann – als Steigerung – der Riß.

Es handelt sich nach unserer Auffassung um zwei ihrem Wesen nach völlig verschiedene Verletzungen, und der Unterschied ist rein qualitativ.

Bei der Zerrung handelt es sich um eine Störung in der »Tonisierung« des Muskels. Er entgleist aus seinem Spannungszustand, weil – so vermuten wir – die übergeordnete Schaltstelle nicht richtig arbeitet oder die Muskelspindeln (eine Art Feinregulation der Muskelkontraktion) gestört sind.

Dies ist – so glauben wir – dann der Fall, wenn im Aufwärmprogramm oder auch in den vorangegangenen Trainingseinheiten die einzelnen geforderten Muskeln nicht ausreichend qualifiziert und quantifiziert sportspezifisch geschult wurden und nun in einer gewissen Unverhältnismäßigkeit beansprucht werden. Der Muskel ist in diesem Zustand der nun zunehmenden Tonisierung weniger belastbar, irgendwann hochgradig gefährdet und der anderen Form der Verletzung ausgesetzt: dem Faserriß oder gar Muskelriß.

Ein Faserriß bedeutet, daß ein Gewebeschaden vorliegt, auch im kleinsten Bereich. Hier sind Fasern zerstört. Das hat eine ganz andere Symptomatik.

Die Behandlung von Muskelverletzungen

So grundverschieden diese Verletzungen sind, so grundverschieden müssen sie auch behandelt werden.

Das wichtigste bei der Behandlung einer Zerrung ist die »Entspannung« – die De-Tonisierung – des Muskels. Ich gehe gegen den gestörten Tonus vor. Erste Maßnahme: »hot ice«: Dies ist ein amerikanischer Begriff, den Hans-Jürgen Montag und ich in der Auseinandersetzung mit Muskelverletzungen in Deutschland eingeführt haben. Vor einigen Jahren galt noch Eis als der Weisheit letzter Schluß. Davon sind wir abgekommen. Eis ist nicht mehr zeitgemäß: Wenn eine Körperregion mit Eis vollkommen abgekühlt wird, läßt der Körper sich das nicht gefallen. Wird das Eis weggenommen, schießt Wärme in die unterkühlte Region hinein. Die Durchblutung wird auf Hochtouren gebracht, damit diese Körperzone ihr Temperaturdefizit wieder aufholt. Daraus resultiert eine Überreaktion. Die Stelle, die wir kühl halten wollen, wird eher »überwärmt«.

Ganz anders ist das mit »hot ice«, also mit eiskaltem Wasser. Wenn man mit »hot ice« kühlt und vielleicht noch einen

Spritzer Umschlags-Alkohol hinzugibt, kommt man an die ideale Kühltemperatur langsam heran. Der Körper merkt es sozusagen nicht, er wird gleichsam ausgetrickst. Die betroffene Region bleibt stundenlang kühl.

Wenn jemand im Fernsehen bei einer Fußballübertragung sieht, daß immer noch der Eiskübel dabei ist, dann nur deswegen, weil wir das Wasser möglichst nahe an null Grad halten wollen. Wir nehmen nicht die Eisstücke zur Kühlung, sondern lassen einen Schwamm sich mit dem eiskalten Wasser vollsaugen und stopfen ihn unter den Stutzen.

Auch das Eisspray ist noch im Einsatz. Aber nur, wenn vorher der Stutzen oder das betroffene Körperareal mit »hot ice« genäßt worden ist. Kommt dann das Eisspray darauf, geht es nicht in eine Eiskruste über, sondern bleibt lange feucht. Das bedeutet: Wir bewegen uns immer knapp über null Grad.

Auch die guten alten Hausmittel, die man zur Kühlung einer Verletzung benutzte, haben übrigens nie Eis enthalten. Man hat mit Umschlags-Alkohol oder mit essigsaurer Tonerde gekühlt. Das hatte den Sinn, durch die schnelle Verdunstung den Kühlpunkt herabzusenken. Umschlags-Alkohol gibt es immer noch in den Apotheken. Im Bedarfsfall sollte man kaltes Wasser mit diesem Alkohol im Verhältnis eins zu fünf mischen. Das ergibt eine gute Kühlung. Einen ähnlichen Effekt hat auch essigsaure Tonerde.

Zu den ersten Maßnahmen gegen den gestörten Tonus gehören Elektro-Therapie und auch Procaininfiltrationen, die für einen begrenzten Zeitraum von Stunden den Muskel entkrampfen, entspannen. Sie sollen die Schaltstelle zwischen Nervenfaser und Muskelfaser im verletzten Gebiet blockieren. Dann kommen keine Nervenimpulse zum Muskel mehr durch. Das ist wichtig, denn ein harter, verkrampfter Muskel hat eine erschwerte Blutzirkulation, der Stoffwechsel ist gestört. Dem wirke ich mit der »flüchtigen Lähmung« entgegen.

Doch dann setzen sehr bald wieder die Übungen ein: Stretching, Dehnübungen. Schon einen Tag nach der Zerrung lassen wir die Sportler wieder laufen. Der Muskel muß neu motiviert, neu geschult, an seine ursprüngliche Leistung wieder herangeführt werden. Das geht in wenigen Tagen.

Ein Faserriß würde Dehnungen gar nicht hinnehmen, sondern mit vermehrtem Schmerz reagieren. Ist der Muskel dagegen gezerrt, wird sein Zustand schon nach zehn bis 15 Dehnungen besser. Ein Faserriß nach ebenso vielen Dehnungen wird wesentlich schlechter, weil man immer wieder die Wunde zerrt und aufreißt. Das gilt um so mehr für einen Muskelriß, als der Muskelriß ein potenzierter Faser- oder Bündelriß ist.

Hans-Jürgen Montag wendet unter anderem die folgende Technik zur Behandlung von Muskelfaserrissen an: Der Muskelstrang – das Muskelbündel –, in dem die Verletzung liegt, wird unter Berücksichtigung der verletzten Stelle so intensiv massiert, daß er nur noch wenig Tonus behält. Er kann im Gesamtverband Muskulatur nicht mehr richtig mitarbeiten. Er ist jetzt ganz locker, schwingt nur mit, kommt aber nicht mehr auf die schmerzverursachende Arbeitsspannung. Das fördert den Heilprozeß. Darum können heute Spieler mit Muskelfaserrissen wieder viel schneller spielen als früher.

Der Heilprozeß eines Risses erfordert sehr viel Energie. Darum versuche ich, den Sauerstoff-Transport über die Blutbahn zu verbessern. Ich bemühe mich auch, die Zufuhr von Glucose in die Zelle – korrekt muß es heißen: die Glucose-Penetration durch die Zellmembran – zu verbessern, damit der Muskel aus dem vollen schöpfen kann.

Mit den Fingerkuppen ertaste ich, ob die entzündlichen Reaktionen auf den Gewebeschaden (Faserriß) nach wenigen Tagen abklingen.

Dann beginne ich mit ersten Belastungen, damit die Narbensprossen sich in Richtung der Muskelfasern entwickeln. Es soll sich kein wildes Fasernknäuel bilden, das dann unelastisch ist. Auch die Narbenfasern müssen in eine Ordnung eingehen.

Diese Belastung muß außerordentlich gut dosiert werden. Der Spieler fühlt sich bereits schmerzfrei und will wieder ran ans Training, ins Spiel. Dann muß ich ihn als Arzt bremsen. Ich muß ihm täglich sagen, was er zu tun und zu lassen hat. Denn ein erneuter Riß durch zu frühe Überbelastung könnte sich katastrophal auswirken. Der Muskel reißt an seiner Adhäsionsstelle wieder auf. Eine verletzte Muskulatur hat die Tendenz, sich zu verkürzen. Bei einer größeren Muskelverletzung kann es passieren, daß die Rißenden sich voneinander entfernen, der Muskel »abrutscht«. Ob er jemals wieder in die alte »Form« kommt, ist zweifelhaft. In dem oben geschilderten Fall Lothar Matthäus würde das bedeuten: erneute Kraftminderung, ein Handicap auch für später – in der Motorik tritt ein Ungleichgewicht der Kräfte auf, die Fähigkeit, weite, genaue Pässe zu schlagen, würde gemindert.

Die schnelle Heilung von Muskelfaserrissen hat in letzter Zeit immer wieder für heftige öffentliche Diskussionen gesorgt. Es gab sogar den bösen Satz eines Kollegen: »Was in München ein Muskelfaserriß ist, ist bei uns eine Zerrung.« Darum will ich unsere physikalische Therapie hier auch noch im fachlichen Detail, Schritt für Schritt, schildern – für all jene, denen die obige allgemeine Darstellung nicht genügt, und natürlich für alle interessierten Ärzte und Physiotherapeuten.

Diagnostik und Therapie von Muskelzerrungen und Muskelfaserrissen

Die Initialzündung gab der oben erwähnte Ausspruch eines Kollegen: »Was in München ein Muskelfaserriß ist, ist bei uns eine Zerrung.« Dieser polemische Satz machte in der deutschen Presse Schlagzeilen – und stiftete auch unter Fachleuten Irritationen.

Darum sehen wir uns veranlaßt, die kontroverse Diskussion von Muskelverletzungen zu versachlichen und zu vertiefen. Wir werden hier die Diskussion rein morphologisch führen, die Diagnostik detailliert darstellen und unsere seit Jahren betriebene molekularbiologische sowie physikalische Therapie eingehend schildern.

Zuallererst: Es dürfte Einigkeit darüber bestehen, daß Muskelverletzungen differenziert werden müssen – und daß nicht alles unter dem Begriff »Zerrung« zusammengefaßt werden kann. Vor Jahren haben wir darauf hingewiesen (»Deutsche Zeitschrift für Sportmedizin«, 1985, Heft 11), daß es vom Wesen her völlig unterschiedliche Muskelverletzungen gibt. Bei der einen geht sie mit Faserrissen einher, bei der anderen reißen nicht die Fasern, sondern der verletzte Muskel ist vermutlich in seiner neuromuskulären Funktion gestört. Jeder Muskel »zündet« auf einen Reiz (mechanisch, elektrisch, chemisch) auf Grund eines von entsprechenden Gehirn- oder Rückenmarkszellen ausgesendeten Impulses, das heißt, er zieht sich zusammen, verkürzt sich und bringt dann Skelett-Teile, zwischen denen er ausgespannt ist, einander näher.

Auslösend für eine *Muskelzerrung* ist nicht eine Störung der muskelzellulären Integrität, sondern eine Störung des den Muskeltonus regulierenden Spindelapparates. Bei der Zerrung kommt es in wenigen Augenblicken zu einem raschen Anstieg des Muskeltonus, so daß wir bei der Entstehung einer Zerrung die Mitbeteiligung des synaptischen

Reizleitungssystems vermuten müssen. Hierfür haben wir klinischen Anhalt.

Der Muskel wird unelastisch, der Sportler leidet unter einem krampfähnlichen Schmerz und muß seine sportliche Tätigkeit einstellen.

Der Schmerz (vermutlich infolge Sauerstoffmangels) ist zwar nicht akut zu nennen, eine Nichtbeachtung der dennoch erheblichen Beschwerden führt jedoch meist zum Faserriß. Also: Die anatomische Struktur bleibt bei der Zerrung erhalten. »Nur« die Funktion ist gestört.

Bei Ausbleiben sofortiger therapeutischer Maßnahmen ist in den Stunden nach der Verletzung ein weiterer Tonusanstieg festzustellen, der nur einen bestimmten Muskelabschnitt betrifft und als spindelförmige, aufgequollene Zone infolge einer Tonusregulationsstörung abzugrenzen ist.

Es findet sich dabei aber keine Konturunterbrechung, keine Blutung und kein punktförmiges Schmerzzentrum wie beim Faserriß.

Interessant in diesem Zusammenhang: die Häufigkeit der Muskelzerrungen ist deutlich zurückgegangen, seitdem das Stretching ein fester Bestandteil der Wettkampfvorbereitungen ist und vor allem die sportartspezifische Muskulatur gut aufgewärmt und vorgedehnt ist.

Zum besseren Verständnis des Begriffs Muskelzerrung: im Deutschen wird laut Knaurs Wörterbuch *zerren* = heftig, gewaltsam ziehen oder = in unangenehmer Weise ziehen definiert, was im Englischen dem *to pull* entspricht.

Muskelzerrung im englischen Sprachraum: *pulled muscle*, Muskelfaserriß = *strain*.

Nach alldem ist die Muskelzerrung also qualitativ und nicht quantitativ vom Muskelfaserriß zu unterscheiden.

Beim *Muskelfaserriß* ist die Kontinuität von Muskelfasern unterbrochen, die anatomische Struktur ist in einem mehr oder minder großen Bezirk zerstört. Muskelfasern sind zerrissen.

Beim *Muskelbündelriß* betrifft die Zerreißung von Muskelfasern den Umfang eines Muskelbündels.

Beim *Muskelriß* ist der ganze Muskel in seiner naturgegebenen Kontinuität zerstört. Die Zerreißung von Muskelfasern führt zur Blutung und nachfolgend zu einer Reihe von unerwünschten Gewebereaktionen.

Beim *Muskelfaserriß* kommt es zur meist intramuskulären Blutung, die therapeutisch besondere Beachtung verlangt. Sie ist palpatorisch schwer zu erfassen. Ein äußerlich sichtbares Hämatom ist nicht zu erwarten.

Beim *Muskelbündelriß* ist die Blutung als intermuskulär zu bezeichnen. Das Ausmaß der Blutung ist unterschiedlich groß und äußerlich distal der Rißstelle zu erwarten.

Beim *Muskelriß* zeigt sich ebenfalls eine intermuskuläre Blutung, die nach außen hin schon früh zu erkennen ist.

Aus den gerissenen Fasern bzw. geschädigten Zellen werden sogenannte algogene Stoffe wie z. B. Bradykinin, Histamin, Serotonin oder auch Prostaglandine freigesetzt, die eine fortgeleitete Schmerzerregung in Gang setzen.

Die Verletzung führt zu einem akut auftretenden stichähnlichen Schmerz, der zu sofortigem Aufhören zwingt. Der Schmerz ist umschrieben.

Die frühzeitige Untersuchung zeigt bei mehrfachem gleitenden Abtasten der Fasern nach distal und proximal eine mehr oder weniger große Faserunterbrechung, die bei schweren Faserrissen als Delle imponiert.

In der Folgezeit füllt sich die Muskellücke mit Blut. Es kommt zu einer deutlichen Tonuserhöhung proximal und distal der Verletzung im gesamten Muskelbündel, die ihren Höhepunkt nach ca. 24 Stunden erreicht. Durch diese Reaktion schützt der verletzte Muskel diese Stelle.

Die Behandlung der Muskelzerrung

Was ist zu tun? Nach einer kurzen Befragung zum Verletzungsgeschehen, einem ersten Tastbefund und – gegebenenfalls – einer raschen Muskelfunktionsprüfung sollte folgendermaßen behandelt werden:

Primärversorgung
Das verletzte Gebiet wird unmittelbar nach der Verletzung mit Hilfe eines mit Eiswasser (»hot ice«) getränkten Schwammes großflächig über ca. 20 Minuten abgekühlt. Danach erfolgt eine erneute eingehende Untersuchung.

Bestätigt sich die Diagnose der Muskelzerrung, so wird das verletzte Gebiet passiv im schmerzfreien Bereich unter Berücksichtigung der Gelenkstellungen zueinander postisometrisch gedehnt. Der vorgedehnte Muskel wird ca. 7–10 s angespannt, dann entspannt und wieder gedehnt. Dieser Vorgang kann zehn- bis fünfzehnmal wiederholt werden.

In der Regel erfolgen im Anschluß daran eine Infiltrationstherapie und eine medikamentöse Versorgung unter anderem mit dem Ziel, den Muskeltonus zu senken.

Anschließend Anlegen eines Salbenverbandes bis zum nächsten Tag.

Der erste Tag nach der Verletzung steht im Zeichen der physikalischen Therapie. Die gezielte Befundaufnahme legt den Therapieplan fest:

- »Hot ice« zur Tonusregulierung
- Muskeldehntechniken nach Sharrington:
  a) postisometrische Dehnung
  b) reziproke Hemmung = Dehnung über den Antagonisten
- Elektrotherapie zur Herstellung des neuromuskulären Gleichgewichts:
  – Hochvolttherapie

  - Interferenzstrom
  - Bernardsche Ströme
- Ultraschall als Mikromassage
- Klassische Massage zur Lockerung der Muskulatur proximal und distal der verletzten Stelle sowie der gesamten Bewegungskette.
- PNF-Training zur Schulung und Motivierung der Proprioception
- Lauftraining im Langzeitausdauerbereich oder angepaßtes Bewegungstraining auf dem Ergometer im schmerzfreien Bereich.
- Keine Schnellkraftbewegungen.

Am zweiten Tag nach der Verletzung wird der allgemeine Status erstellt. Behandlungsschema wie am Vortag mit erhöhter Intensität. Vormittags und nachmittags je 20 Minuten Lauftraining im Langzeit- bis Mittelzeitausdauerbereich. Nach der zweiten Trainingseinheit aktive Entmüdung, Stretching und Gymnastik. Anschließend gegebenenfalls Infiltrationstherapie.

Am dritten Tag vormittags Stretching, Gymnastik, erste Trainingseinheit mit wechselnder Laufgeschwindigkeit über 20 Minuten Anschließend physikalische Therapie unter regenerativem Aspekt:

- Thermotherapie
- Muskeldehntechniken, aktiv/passiv
- Entmüdungsmassage
- Elektrotherapie

Am Nachmittag zweite Trainingseinheit wie am Vormittag. Anschließend aktive Entmüdung, Stretching und Gymnastik.

Am vierten Tag in der Regel Wiederaufnahme des vollen Trainingsprogramms unter Beibehaltung medizinischer Kontrolle und physiotherapeutischer Behandlung bis zum Ablauf einer Woche.

Alle Behandlungen und Trainingsbelastungen müssen schmerzfrei ausgeführt werden.

Die Behandlung des Muskelfaserrisses, des Muskelbündelrisses, des Muskelrisses

Primärversorgung

Dieses gut erkennbare klare Verletzungsbild, das durch einen spontan auftretenden, in der Regel akuten Schmerz geprägt ist und je nach Ausmaß das Bewegungsmuster verändert, fordert sofortiges Handeln. Nach unserer Beobachtung und Erfahrung ist die sofortige Erstversorgung von entscheidender Bedeutung für den zeitlichen Verlauf der Heilung: Jede versäumte Minute der Erstversorgung (dies gilt etwa bis zur zehnten Minute, dann tritt eine Selbstregulation ein) kann in der Endabrechnung bis zur Regeneration einen Tag Zeitverlust bedeuten.

Beim Muskelfaserriß kommt es zur Gewebeblutung (inter- oder intramuskulär), die es *sofort* durch Druck einzuschränken gilt. Die Kälte ist eine am Ort der Verletzung notwendige begleitende Maßnahme.

Nach kurzer Befunderhebung wird der mit Eiswasser getränkte Schwamm oder ein dafür zugerichtetes Schaumgummiteil auf das verletzte Gebiet gelegt und mit einer »hot ice«-Binde (Idealbinde mit Eiswasser getränkt) unter starkem Druck großflächig angewickelt. Dieser Druckverband wird von außen mit Eiswasser getränkt.

Der Verletzte sollte so gelagert sein, daß der betroffene Muskel entlastet ist und über dem Körperzentrum liegt.

Nach einer halben Stunde wird der Druckverband entfernt

und die Verletzung nochmals untersucht. Dafür braucht man ausreichend Zeit, Geduld und Ruhe.

Nach der Infiltrationstherapie und der medikamentösen Versorgung wird bei einer schweren Muskelläsion (Muskelbündel- oder Muskelriß) ein erneuter Druckverband in der gleichen Art angelegt. In der Regel ist die Muskelblutung dann nach drei Stunden stabil.

Danach und auch im Fall eines Muskelfaserrisses wird ein Salbenverband angelegt.

Der Patient wird über sein weiteres Verhalten aufgeklärt, das Ruhe, richtige Lagerung und Alkoholverbot für mindestens 24 Stunden beinhaltet.

Die Phase I nach der Muskelverletzung (erster bis dritter Tag) steht ganz im Zeichen der Physiotherapie.

Nach einem allgemeinen wie speziellen Status wird der Therapieplan erstellt. Alle innerhalb der physikalischen Therapie möglichen Maßnahmen können dabei eingesetzt werden:

- Elektrotherapie zur Tonusregulierung
- Iontophorese zur Hämatombehandlung
- Laser-Therapie zur Unterstützung der Zellregeneration
- Lymphdrainage zur Entsorgung des Hämatoms und Vorbeugung der Durchblutungssituation
- Klassische Massagen, um die reflektorischen Verspannungen in der gesamten Bewegungskette zu lösen. Durch intensive Kleinarbeit – und das gilt für die gesamte Therapiedauer – mit tiefgehenden Friktionen in Längs- und Querrichtung wird der verletzte Muskel distal und proximal so stark in seinem Tonus reduziert, daß die verletzten Muskelfasern außer Funktion gesetzt werden.
- Muskeldehntechniken – nach Sharrington – unter Berücksichtigung der Gelenkstellungen zueinander und für alle benachbarten Muskelgruppen.

- Krankengymnastische Übungsbehandlung mit Schwerpunkt PNF zur Stimulation und Korrektur des schmerzbeeinflußten Bewegungsmusters. Der verletzte Muskel wird indirekt über ein dreidimensionales Muster angesprochen und damit aktiv geschont; dadurch wird erreicht, daß die umgebende Muskulatur die verletzte Stelle schützt.
- Trainingstherapie für alle gesunden Körperpartien, um dem vorprogrammierten Konditionsverlust vorzubeugen. Zum Abschluß jeder Therapiemaßnahme wird das verletzte Muskelgebiet mit »hot ice« behandelt, um eine eventuelle thermische Reaktion abzufangen. Die Intensität der Bewegungstherapie wird täglich gesteigert, richtet sich aber nach dem jeweiligen Befinden. Entlastungsverband.

Phase II (bis zum fünften Tag)
Die Elektrotherapie ändert sich zugunsten der muskelaktivierenden Ströme. Ultraschall als Mikromassage an der verletzten Stelle, Lasertherapie.

Lymphdrainage nur dann, wenn ein Resthämatom nachweisbar ist.

Am dritten und fünften Tag Infiltrationstherapie, Entlastungsverbände.

Mit klassischer Massagetechnik (verformende Griffe) werden im verletzten Gebiet die tiefen Muskelschichten behandelt. Mit Quer- und Längsverschiebung isoliert der betroffene Muskel das Verletzungszentrum aber mit leichten Querfriktionen.

Das Stretching wechselt von passiv zu aktiv und schließt mit passivem Dehnen ab. Der physiologische Endbereich wird annähernd erreicht.

Aus den krankengymnastischen Übungen wird übergeleitet zur reinen Trainingstherapie unter dem Aspekt der »sportartspezifischen Belastung« im geschlossenen System.

Isolierte exzentrische Belastungen gegen den handgeführten Widerstand verbessern die Muskelqualität ohne Schmerzrisiko.

Die allgemeine Konditionierung ist unerläßlich und wird unter strenger Berücksichtigung der Hyperkompensation (angepaßte Pausen) absolviert. Anschließend Versorgung mit Entlastungsverband.

In der Phase III (bis zum zehnten bis zwölften Tag) liegt der Schwerpunkt in der Trainingstherapie:

- Elektrotherapie, um die Aktionsstärke der Muskulatur abzuleiten (Bio-Feedback)
- Lasertherapie
- Massage als Vorbereitung für die Trainingstherapie und als Querfriktion an der verletzten Stelle.

Die Trainingstherapie zieht alle Register: ab dem fünften Tag Lauftraining. Zunächst mit leichtem, nicht ermüdendem Dauerlauf beginnen. In den nächsten Tagen möglichst zweimal 20 Minuten Lauftraining pro Tag mit zunehmender Intensität, das heißt über die Stationen Langzeit-, Mittelzeit-, Kurzzeitausdauertraining. Etwa am zehnten bis zwölften Tag nach der Verletzung zum Steigerungslauf, Sprint und zu Koordinationstrainingsübungen gelangen. Wenn alles schmerzfrei absolviert werden kann, erfolgt der Übergang zum sportartspezifischen Training – im Fußball bedeutet dies: erst jetzt mit dem Balltraining beginnen.

Nach dem Training sind Regeneration und Stretching obligatorisch.

Phase IV (ab zehnten bis zwölften Tag)
Eingliederung in den Trainingsprozeß unter Berücksichtigung der physikalischen Therapie.

Molekularbiologische Therapie von Muskelfaserverletzungen

Das Ziel der möglichst raschen Blutstillung mit Druck-Verband und »hot ice« ist, die Einblutung in den verletzten Bereich und das ihn umgebende Areal so gering wie möglich zu halten, in der Absicht, die posttraumatisch beginnende Einwirkung potentiell weiter strukturschädigender proteolytischer Enzyme auf das physiologisch zur Heilung nötige Maß zu beschränken.

Da dies nicht perfekt gelingen kann, werden fibrinolytische Enzyme (zum Beispiel Phlogenzym, Wobenzym®, Bromelaine) oral gegeben, deren Resorption durch die Dünndarm-Mucosa erwiesen ist.

Die dadurch induzierte partielle Fibrinolyse und Proteinolyse minimiert die Freisetzung von aggressiven Interleukinen und Phagocytose-Mediatoren aus eingewanderten Granulocyten und Makrophagen, mit dem Ergebnis der Abkürzung der entzündlichen Phase.

Dem gleichen Ziel dient die Anwendung von *Reparil®*, das durch den Gehalt an Aescin nachweislich zellmembranabdichtend, antiödematös und antiphlogistisch wirkt.

Der genaue Wirkungs-Mechanismus des ebenfalls eingesetzten *Traumeels®* ist noch unklar, doch hängt er vermutlich mit seinem Gehalt an doppelt positiv geladenem Silicium zusammen, das gemäß den Meßergebnissen der Autoren bei Belastungen und Verletzungen von Biopolymeren vermehrt freigesetzt wird.

Außerdem konnte gezeigt werden, daß Glycoproteine aus bestimmten Heilpflanzen (Traumeel® und Zeel P® enthalten unter anderem Symphytum) den Influx von Entzündungs-Zellen und ihren Mediatoren bremsen.

Durch entsprechende Gaben von Tocopherolen (Vitamin E) wird die Radical-Scavenger-Kapazität lokal und systemisch verbessert. Dadurch werden verletzungsbedingt freigesetzte elektronegative Teilchen besser abgefangen, Zellmembranschäden begrenzt.

Sehr vielschichtig ist die Wirkung des oral oder intravenös sofort nach Verletzung und in den Tagen danach zugeführten Zinks und Magnesiums. Es werden damit die wundheilungsfördernden Eigenschaften der Zinkionen angewendet. Zinkionen sind essentiell für die Protein-Biosynthese aus Aminosäuren.

Der Ausgangs-Zinkspiegel aller von uns betreuten Sportler ist bekannt und wird regelmäßig optimiert; wir wissen, daß er Akutphase-bedingt stark absinkt, erst recht im Verletzungsfall. Deswegen wird dann noch zusätzlich Zink substituiert. Im übrigen stabilisiert Zink die synthesefördernde RNA (Ribonucleinsäure), es ist darüber hinaus an der Phagocytose-Leistung der Granulocyten beteiligt.

Im Verletzungsfall werden besonders viel Mineralcorticoide freigesetzt, so daß die Magnesium-, Elektrolyt- und Spurenelement-Verluste noch stärker werden als bei der sportüblichen Akutphase-Reaktion, deren Verlauf wir durch regelmäßige Kontrolle relevanter Elektrolyte und Spurenelemente per Atomemission kontrollieren. Der Stoffwechsel der energiereichen Muskelphosphate würde beispielsweise ohne Magnesium-Zufuhr heilungsverzögernd behindert. In das Verletzungszentrum sowie proximal und distal davon werden MyoMelcain®, Segmentan® und Actovegin® appliziert.

Durch MyoMelcain und seine Inhaltsstoffe wird lokal eine Retard-Galenik aufgebaut, mit der Wirkung der Langzeitblockade der Synapse und folglich Detonisierung des entsprechenden Muskelabschnittes. Gleichzeitig werden energiereiche Kohlenhydrate zum Transit durch die beschädigte Muskel-Zellmembran zur Verfügung gestellt.

Durch Segmentan® wird die verletzungsbedingt depolarisierte Zellmembran, deren Pump-Mechanismen dadurch beeinträchtigt sind, vorübergehend repolarisiert und stabilisiert.

Besonders hinweisen möchten wir auf die Bedeutung des Einsatzes physiologischer Aminosäure-Mischungen zur Verkürzung der Heilphase. Bei dem von uns vorzugsweise eingesetzten Actovegin® handelt es sich nach meinen Erkenntnissen um eine physiologisch ausgewogene Mischung hydrolysierter essentieller Aminosäuren, die sowohl in den glucoplastischen Energie- als auch in den Struktur-Stoffwechsel eingeschleust werden können, wobei wir uns der vorher erwähnten Zinkionen-Peptid-Synthese fördernd bedienen. Auf diese Weise erleichtern wir den verletzten Zell- und Faser-Systemen auf molekularbiologischer Ebene ohne Einsatz von synthetischen Stoffen die Heilung. Dieses Vorgehen wird dadurch unterstützt und optimiert, daß wir den Aminosäure- und Spurenelement-Metabolismus unserer Sportler vor und nach einer Verletzung genau kennen. Ich bin chemisch-physikalisch in der Lage, jeder einzelnen defizitär gewordenen Aminosäure im Stoffwechsel des Sportlers nachzugehen und Defizite heilungsfördernd auszugleichen. Hierzu bediene ich mich der Hochdruck-Flüssigkeits-Chromatographie der essentiellen Aminosäuren des menschlichen Serums.

Das »Funktionelle Compartment-Syndrom«

Wir haben das von uns entwickelte Diagnostik- und Therapiekonzept hier so ausführlich dargestellt, weil die schnelle Heilung einer schweren Muskelverletzung schon mal zu Schlagzeilen von »Wunderheilung« führte – und (speziell in der italienischen Sportpresse) geradezu Verleumdungskampagnen auslöste. Es gibt keine »Wunderheilung« – aber sehr wohl die wirksame Summe unserer jahrzehntelangen Erfahrungen und modernster wissenschaftlicher Erkenntnisse.

Eine der gefährlichsten Muskelverletzungen kann das »Funktionelle Compartment Syndrom« werden. Ich will es am Fall eines »Freeclimbers« schildern. Der Athlet mußte in Südfrankreich einen sehr harten Wettkampf durchstehen. Danach bekam er krampfähnliche Schmerzen im Unterschenkel. Sie steigerten sich. Er ließ sich in einem Krankenhaus in Südfrankreich untersuchen, doch die Ärzte dort nahmen die Symptome nicht ernst genug. Sie verordneten Schmerzmittel. Sein Zustand verschlechterte sich zusehends. Seine Betreuer packten ihn in einen Wagen und fuhren ihn nachts nach München. Während der Fahrt verlor der Sportler das Bewußtsein. Er wurde sofort in eine Klinik gebracht. Dort erkannte man, daß ein bereits irreparabler Schaden entstanden war. Was war geschehen? Der Muskel hatte infolge der extremen Anstrengung übersäuert, und seine Spannung, der Tonus, war derart gestiegen, daß er sich in seiner jetzt relativ engen Muskelhülle, oder seinem Compartment, quasi selbst von der Blutversorgung abschnürte. Das bedeutete, daß die kleineren Blutgefäße weder versorgt noch entsorgt wurden. Sie kollabierten. Daraus ergaben sich sogenannte ischämische Schmerzen, also Mangeldurchblutungs-Schmerzen. Es können auch neurologische Störungen ausgelöst werden. Im schlimmsten Fall kann es zum Absterben und Zerfall von Muskelgewebe innerhalb von Stunden kommen. Schwere Leber- und Nierenschäden sind die Folge.

Bei unserem »Freeclimber« war das der Fall. Nachdem man den betroffenen Unterschenkel-Muskel völlig entfernt hatte, mußte der Patient noch ein halbes Jahr im Krankenhaus bleiben, um Leber und Nieren zu kurieren.

Wenn es um das »Funktionelle Compartment-Syndrom« geht, ist höchste Vorsicht geboten. Man kann einen schweren Dauerschaden vermeiden, wenn die richtigen Maßnahmen rechtzeitig eingeleitet werden: die hartnäckig verspannte Muskulatur in jeder Form entlasten und lockern,

»hot ice,« Lymphdrainagen, Elektrotherapie, Enzymtherapie, bestmögliche Schuh- und Einlagenversorgung.

Im Zweifels- oder Grenzfall empfehle ich eine Druckmessung im betroffenen Compartment mittels Sonde.

Die beschriebene Form des akuten »Funktionellen Compartment-Syndroms« tritt nicht häufig auf. Es ist auch nicht typisch für eine spezielle Sportart. Meistens verläuft es subakut und lange Wochen anhaltend.

Symptome: krampfähnliche Schmerzen, Stechen, Ziehen bei sehr hoher Muskelspannung.

Ein anderes Beispiel: Der »Bayern«-Spieler Charly Dorfner bekam vor einigen Jahren während eines Spiels einen Schlag gegen die Wade, den er nicht weiter tragisch nahm. Dann aber entwickelten sich höllische Schmerzen, und wir erkannten gerade noch rechtzeitig, daß es sich hier nicht um einen gewöhnlichen Bluterguß, eine normale Prellung handelte, sondern eben um das gefürchtete – in diesem Fall traumatische – »Compartment-Syndrom«. Hier führt eine anhaltende Blutung zu einer solchen Druckerhöhung im Compartment, daß die Durchblutung des Muskels den Gegendruck nicht überwinden kann und zum Erliegen kommt.

Charly Dorfner wurde Stunden später operiert: Dabei wurde eine Druckentlastung des nicht mehr blutversorgten Muskels vorgenommen, in dem die Faszie, die straffe Hülle des Muskels, der Länge nach gespalten wurde. Wäre der Eingriff erst am nächsten Tag erfolgt, wäre Charly Dorfner heute Sportinvalide – und nicht der Mittelfeldmotor des »1. FC Nürnberg«.

Muskeln sind viel zu kompliziert, als daß man die Verantwortung für sie allein dem Patienten überlassen kann. Es gibt Sportler, die eine Störung im Muskel beinahe schon »im voraus« ahnen, es gibt andere, die selbst bei großen Defekten nichts spüren. Ich erinnere mich mit lebhaftem Entsetzen an Sepp Maier, der einen Muskelfaserriß in einem Oberarmmuskel und ein angerissenes Außenband am

Sprunggelenk hatte. Ich sagte damals zu ihm: »Sepp, damit kannst du nicht spielen.« Er hat mich fast ausgelacht. Sepp Maier war nahezu schmerzunempfindlich. Er nahm ein paar Holzspatel, wickelte eine Art Bandage um das Sprunggelenk, spielte auf eigene Verantwortung – und hielt nicht schlecht!

Das Organ Muskel ist überaus sensibel. Es verrät mir auch Vorgänge, die außerhalb der Muskulatur liegen. Löst jemand eine Mathematik-Aufgabe, bekommt er automatisch eine höhere Muskelspannung als derjenige, der eine banale Lektüre liest. Denkprozesse reflektieren sich in der Muskulatur – siehe Rodins »Denker«. Darum bekommen auch »Schreibtischtäter« bisweilen enorme Schmerzen und Krämpfe im Nacken- und Muskelbereich.

Weil der Muskel so kompliziert und sensibel ist, braucht er unsere ganze Zuwendung und intensive Pflege: richtiges Aufwärmen, richtige Dosierung der Übungen, richtige Ernährung . . . und eine »richtige« Psyche. Denn auch sie wirkt in die Muskulatur hinein.

Die Hand – ein sinnliches Wunder

Kann man ein Wunder beschreiben? Die Hand ist vielleicht das menschlichste unserer Organe: geistige und emotionale Welten liegen darin geborgen – Musiker können ihre Klangvorstellungen »bis in die Fingerspitzen übertragen«, Bildhauer formen mit ihren Händen Meisterwerke. Im Sport leistet die Hand meistens Schwerstarbeit – und wird dabei häufig überfordert.

Der Weltmeister der Freikletterer, Stefan Glowacz, kam zu mir in die Praxis. Ein junger, athletischer, extrem durchtrainierter Sportler. Es lief mir eiskalt den Rücken hinunter, als ich mir vorstellte, was dieser junge Mann »mit seiner Hände Arbeit« zu leisten vermag. Er macht freie Klimmzüge an zwei Fingern. Er zieht sich 200 Meter an einer senkrechten Wand hoch – nur mit den Händen. Die kleinste Kante, der kleinste Spalt sind für seine Hände genug, um ihn über dem Abgrund schweben zu lassen. Ein schwaches Zittern der Hand wäre schon verheerend . . .

Fassungslos bewundere ich immer wieder die Turner bei ihren Riesenwellen und Salti am Reck: das ist mehr, als die Akrobaten in der Zirkuskuppel vermögen. Mit ungeheurem Staunen sehe ich, wie Billard-Champion Raymond Ceulemans die Kugel mit kunstvollem Stoß und Drall auf einen wundersamen Zickzackkurs schickt. Es ist mir rätselhaft, wie die Olympiasiegerin Silvia Sperber beim Schießen ihr »Gerät« in absolute Ruhelage bringen und den Abzug – ohne einen Millimeter zu wackeln – betätigen kann. Und wenn das Fecht-Gold-Mädchen Anja Fichtel in Bruchteilen von Sekunden fintiert, anvisiert, pariert, ist das doch ein reales Wunder.

Es gibt da ein Spiel, das aus gutem Grund »Fußball« heißt. Aber ein Thomas Häßler, Olaf Thon, Pierre Littbarski, Wiggerl Kögl könnten nie ein gutes Dribbling machen, wenn sie nicht ihre Hände hätten, als Element der Balance in einem blitzartigen, komplizierten Bewegungsablauf. Erinnern wir uns an das legendäre WM-Spiel 1970 in Mexiko, Deutschland-Italien, als sich Franz Beckenbauer den Arm auskugelte und ihn sich daraufhin fest an den Körper bandagieren ließ. Ohne die Hand als letzten »Ausleger« spielte selbst ein Koordinations-Genie wie Beckenbauer mit einem großen Handicap.

Ausführungs- und Informationsorgan zugleich

Wir erinnern uns sicher alle, wie Michael Groß durch das Wasser »bretterte«. Seine Hände wurden zu Schaufeln, die ihn nach vorn zogen. Aber zugleich entschieden die Hände über seine richtige Lage im Wasser, seine Hydrodynamik. Nur wenige Winkel-Sekunden einer falschen Körperlage hätten aus dem Gold-Jungen und Rekord-Schwimmer einen mittelmäßigen Bademeister gemacht.

Es gibt bis heute noch kein Roboter-Gerät, das in allen Ebenen, um alle Achsen, in Schwerarbeit und Feinabstimmung annähernd Vergleichbares zustande bringt wie die Hand. Wovon die modernen Techniker nur träumen können, das sind die »geistigen«, »sensiblen«, »sinnlichen« Fähigkeiten der Hand. Sie erfühlt, sie ertastet, sie sondiert, während sie für das Gehirn arbeitet – und führt dadurch dem Gehirn neue, unschätzbar wertvolle Informationen zu. In permanenter Rückkopplung arbeitet sie gleichzeitig als Ausführungs- und Informationsorgan.

»Die Hände sind vielleicht das menschlichste aller unserer Organe. Ohne unsere Hände würde unser stolzer Geist nicht das geringste vermögen – ja, er hätte sich kaum entfalten können«, meint der große Evolutionsforscher Hans Hass. Die Hände machen uns erst zum Menschen. Und der Sport in seinen tausend Variationen wäre ohne Hände nicht möglich.

»Die Hand ist das Instrument der Instrumente«

Die Hand stößt zu und wehrt ab. Die Hand treibt voran und hält Balance. Die Hand packt zu und gibt den feinen Dreh. Die Hand klatscht, stützt, wirft, schleudert, zielt, zirkelt, krallt . . .

»Die Hand ist das Instrument der Instrumente«, sagt Aristoteles. Die Hand ist ein Wunder. Kann man ein Wunder beschreiben? Um die Hand in ihrer Anatomie, Motorik, Muskulatur, Sehnenvielfalt, Gelenkmechanik, Blut- und Nervenversorgung und Oberflächenstruktur darzustellen, bräuchte man ein eigenes ganzes Buch. Hier soll das Wunder Hand nur umrissen werden: Das aus den Brustflossen der Urfische in etwa 450 Millionen Jahren Evolution entwickelte »Gerät« besteht aus 27 untereinander kompliziert zusammengesetzten, aufeinander abgestimmten, mit Zügeln und »Scharnieren« verbundenen Knochen. 36 Muskeln bewegen Hand und Finger. Die Hand ist sozusagen eine symphonische Komposition wichtiger, selbständiger und zugleich immer einander dienender Elemente.

Sie kann im Prinzip Bewegungen in allen Ebenen ausführen, weil an den Endflächen der beiden Unterarmknochen Elle und Speiche ein System von acht vielgestaltigen Handwurzelknochen ansetzt, die mit zahlreichen Gelenkfacetten im Zusammenwirken ein Allround-Gelenk bilden. Sie werden durch ein so kompliziertes, raffiniertes Bandsystem zusammengehalten, daß diese Gelenke selbst bei Verschiebung, Drehung, Verwringung funktionieren und immer einen festen Halt bieten. Die Knochen haben keine feste Lage. Sie verschieben sich so zueinander, daß nichts blockiert, kneift, weh tut. Würde eines der Gelenke Klemmen oder blockieren, könnte das ganze System schnell zu Schaden kommen. Durch verschiedene übergreifende Bandhaftungen bleibt immer Spannung erhalten – und trotzdem ist die Elastizität zum Mitgehen gewährleistet.

An den Handwurzelbereich schließen sich die Mittelhandknochen an – wichtig für die Hohlhand, als Widerlager für den Daumen.

Es gibt kein Lebewesen, das einen so funktionellen Daumen hat wie der Mensch. Nicht einmal die Gibbons, die sich von Ast zu Ast schwingen und unfehlbar sicher zugreifen können, haben einen so perfekt ausgebildeten Daumen wie der Mensch. Gibbons können zwar im Flug sicher zupacken – aber die differenzierten Arbeitsleistungen des menschlichen Daumens sind weitaus höher einzustufen. Es ist kein Zufall, daß die »Gliedertaxe« der Unfallversicherung den Wert des Daumens für die ganze Hand mit 50 Prozent einschätzt. Ohne Zeigefinger kann der Mensch besser »funktionieren« als ohne Daumen.

Es ist bemerkenswert, daß die Hand, die so vieles kann, ihre entscheidenden Muskelsysteme – also die »Kraftwerke« – ausgelagert hat: in den Unterarm. Im Mittelhandbereich finden sich nur noch kleinere Muskeln für die Feinmotorik. Aber dann gehen die Muskeln in Sehnen über. Die Finger sind letztlich muskelfrei. Dennoch kann die Kraft – wie beim Freikletterer – mit unglaublicher Präzision bis in die Fingerspitzen auf den Punkt gebracht werden. Das liegt an den vielfältigen, feinen Übergängen von Muskelfasern in Sehnen, die wieder stark verschachtelt und in sich gespalten sind. Da läuft die eine Sehne durch die nächste und zentriert die Kraftverteilung.

Geistige und emotionale Welten: Aus den Fingerspitzen heraus . . .

Doch die Hand kann viel mehr, als »mechanisch« zu beschreiben wäre. Sie kann segnen, heilen, schwören. Der hochgereckte Zeigefinger des Fußball-Torschützen ist ein Triumphsignal: »Ich habe es geschafft, hier bin ICH!« Die geballte Faust ist politischer Protest, das Victory-Zeichen Winston Churchills hat Geschichte gemacht. Blinde können mit den Fingern lesen, Taubstumme mit den Händen reden.

Die Hände eines Wladimir Horowitz berührten die Tasten des Flügels in einer Weise, die sich bis heute nicht analysieren läßt. Kein Oszillograph ist in der Lage, diesen Anschlag – und die feinen Unterschiede zum Anschlag anderer Pianisten – zu messen. Aus einer feinmechanischen Arbeitsleistung der Hand werden hier geistige und emotionelle Welten geschaffen.

Oder sehen Sie sich die junge, weltberühmte Geigerin Anne-Sophie Mutter an. Sie muß ihre linke Hand extrem verwringen, um die Saiten zu greifen, zu drücken, vibrieren zu lassen. Eine äußerst ungünstige Ausgangsposition – und dennoch gelingt es ihr, uns zu bezaubern. Sie ist deswegen eine so bedeutende Künstlerin, weil sie ihre Klangvorstellungen *in die Fingerspitzen übertragen* kann.

Ich müßte meinen Beruf als Sportarzt aufgeben, wenn ich nicht mit den Händen feinste Veränderungen und Verletzungen der Muskulatur, der Sehnen und Gelenke ertasten könnte. Die Hand ist mein »Instrument« schlechthin. Legen Sie ein Haar auf eine glatte Unterlage, rollen Sie es hin und her. Sie spüren es. Je öfter Sie das tun, um so genauer spüren Sie es. Hand und Gehirn bahnen sich in der Schulung immer feinere Erkenntnismöglichkeiten. Allmählich merken Sie durch die feinen »Sonden« Ihrer Fingerspitzen, daß ein Muskel gestört ist. Ich hole mir durch die Fingerkuppen Gewebeeindrücke, »sehe« Verhärtungen, kann spüren, ob Blut tief im Muskel oder Unterhaut-Gewebe ist. Das ist das tägliche Brot der Sportmedizin. Hand und Hirn sind unglaublich lernfähig – und Lernfähigkeit ist letztlich ein Kriterium für »Intelligenz«.

Die Hand im Sport

Nehmen wir uns einzelne Sportarten vor, um zu zeigen, was unsere Hand alles zu leisten vermag.

Boxen: Ein rechter Haken von Ex-Weltmeister George Foreman explodiert genau auf dem »Punkt« – der Gegner ist k. o. . . . In diesem Fall ist die Hand ein fest fixierter Schlagkeil; sie muß die genaue Fortsetzung des Unterarmknochens sein. Knickt sie nur etwas ab, ergeben sich schwere Verletzungen.

Muhammad Ali traf seinen Gegner Joe Frazier in Manila pro Runde circa 70mal mit leichten linken »Jabs«. In der 14. Runde war Frazier »zerstört«, obwohl er nicht ein einziges Mal »voll« getroffen wurde . . . In diesem Fall war die Faust Muhammad Alis nur ein Impulsgeber. Jeder Treffer bedeutete ein Mikro-Trauma im Gehirn. Erst die Summe der Mikro-Traumata ergab ein Makro-Trauma. In diesem Fall war die »Noxe« – der Schaden – mindestens genauso hoch wie nach einem gewaltigen K.-o.-Schlag.

Turnen: Der sowjetische Turner Dimitri Bilosertschew scheint pendelnd und grätschend über dem Seitpferd zu schweben. Die Hände halten ihn minutenlang mit seinen 70 Kilo Gewicht bei ständigem Umgreifen in der Luft, sie vollführen einen grandiosen Stütz- und Balance-Akt.

Als der chinesische Turner Lou Yun bei den Olympischen Spielen 1988 in Seoul in frappierender Kapriole den Pferdsprung absolviert, berühren seine Hände für 0,2 Sekunden das Gerät. In diesem Augenblick müssen die Hände das Fünffache seines Körpergewichts abfangen. Und als der sowjetische Bodenturner Charkow ein Feuerwerk von Flick-Flacks und Handstütz-Überschlägen absolviert, müssen seine Hände ebenfalls – mit abgewinkeltem Gelenk – ein Mehrfaches seines Körpergewichts aushalten. Im Sport gibt es keine höheren Belastungen für die Hand als bei diesen Turndisziplinen.

Formel-I-Rennen: Nigel Mansell steuert seinen Williams-Renault mit 320 km/h durch die langgezogene »Parabolica«-Kurve von Monza. Sein Rennwagen ist direkt gesteuert, jeder unkontrollierte Ausschlag seiner Hand würde ihn aus der Kurve zwingen. Hier leistet die Hand sensible feinmechanische Präzisionsarbeit.

Tennis und Golf: Wenn Michael Stich einen Volley setzt, wenn Bernhard Langer einen Put ins Loch bringt, dann ist die Hand mit ihren höchst differenzierten Möglichkeiten zu minimalsten Winkeleinstellungen Teil eines optimalen Zielgeräts. Natürlich spielen in diesen Fällen immer auch das Gehirn, die Psyche mit.

Wir alle kennen jene Tage, an denen selbst ein Boris Becker leichte Bälle »vergeigt«. Und wir wissen, daß Bernhard Langer längere Zeit am sogenannten »Yps« gelitten hat, einer rätselhaften Unsicherheit beim Einlochen. Es handelte sich dabei um eine Art »Intentionstremor«: Die Intention, das Vorhaben des Sportlers ist, er will es ganz besonders gut machen. In diesem Augenblick setzt ein sogenannter Tremor, ein Zittern, ein, das der Sportler trotz aller Erfahrung nicht kontrollieren kann. Tony Jacklin riet Langer seinerzeit sogar dazu, ganz aufzuhören . . . Glücklicherweise hat er das nicht getan. Er konnte den »Yps« mit Hilfe einer neuen Put-Technik und eines neuen Putters überwinden und ist noch heute Weltspitze im Golf.

Handball und Baskelball: Die Hand bewegt den Ball aus dem Schwung des Armes heraus mit größter Genauigkeit ins Ziel. Nachdem die grobmechanisch arbeitenden Muskeln des Armes die Schwerarbeit vollführt haben, besorgt die Hand in Bruchteilen von Sekunden die Feineinstellung.

Skispringen: Matti Nykänen zieht einen weiten Sprung vom Backen, und er holt am Ende seiner Sprungkurve noch einige Meter mehr heraus . . . Hier wirken die Hände wie Flossen, Leitwerke, die besser reagieren als computergesteuerte Klappen eines Jets. Sie stabilisieren den Springer in der Luft; regulieren den Auftrieb, verleihen dem Menschen eine Haltung, durch die er auch das Letzte an Möglichkeiten aus seiner Sprungkurve herausholt.

Die häufigsten Hand- und Fingerverletzungen

Die Hände charakterisieren einen Menschen und seine Sportart. Um so schwerwiegender wirken sich Verletzungen der Hände im Sport aus. Hier die wichtigsten:

Der Kahnbeinbruch

Ein häufig übersehener Bruch des Kahnbeins nach Sturz auf die im Handgelenk überstreckte Hand oder bei Torwarten nach hartem Aufprall des Balles gegen die Hand. Oft ist damit auch eine Kapsel-Band-Verletzung verbunden! Bei einem Bänderriß liegt eine entsprechende Unterbrechung der Blutversorgung vor! Diese Verletzung wird häufig als Gelenkzerrung abgetan. Man bezeichnet sie auch als »Schicksalsbruch«, da bei Komplikationen unter Umständen Sport und Beruf nicht mehr auszuüben sind.

Symptome: Örtlicher Druckschmerz, Bewegungsschmerz,

Stauchschmerz, möglicherweise nur geringe Schwellung, Kraftlosigkeit.

Röntgenbefund: Gründliche Röntgendiagnostik notwendig, gegebenenfalls Kontrolle nach zehn bis vierzehn Tagen.

Therapie: Langfristige Gipsruhigstellung (drei bis vier Monate), anschließend intensive krankengymnastische Übungsbehandlung.

Operation empfohlen, wenn die Bruchenden voneinander abweichen – oder bei großem Zeitmangel. Phantastische Ergebnisse nach Verschraubung.

Bei Nichterkennen des Bruches Gefahr der Falschgelenkbildung.

Die Lunatumnekrose

Knochentod aufgrund akuter oder chronischer Traumatisierung des Mondbeines (Handwurzelknochen) in Streck- und Überstreckstellung der Hand sowie Fehlfunktion des Handgelenkes mit entsprechender mangelnder Durchblutung. Eine Kipp- oder Minusvariante der Elle wird als Ursache diskutiert: das Mondbein wird möglicherweise zu wenig belastet und folglich zu wenig durchblutet (der Knochen braucht Druck!). Ein knöcherner Zerfall und Abbau über einen nahezu symptomlosen Bruch kommt häufig vor. Daraus resultiert ein »Kollaps« des Handgelenkes (zerstörte Kugel im Kugellager). Alle Handwurzelknochen nehmen eine andere Stellung ein. Auch Bandzerreißungen (und damit Blutgefäßzerreißungen) zwischen Kahnbein und Mondbein können zum Knochentod führen.

Symptome: Im Anfangsstadium häufig symptomlos. Chronische Schwellneigung, schmerzhafte Bewegungseinschränkung, Kraftlosigkeit.

Röntgenbefund: Bei einer ersten (und meist zu spät durchgeführten) Röntgenuntersuchung schon erhebliche Veränderungen am Mondbein.

Therapie: Ohne operativen Eingriff nur im ersten Frühstadium Erfolgsaussichten über längerfristige Gipsruhigstellung und späteres Schonen.

Der Mittelhandknochenbruch

Meist infolge indirekter Gewalteinwirkung (Boxen, Karate) oder durch Sturz auf die zur Faust geballte Hand (Fahrrad-, Motorradlenker, Skistock) auftretender Bruch.

Symptome: Druck- und Bewegungsschmerz, örtliche Schwellung, eventuell Formveränderung, Knochenreiben.

Therapie: Eine Domäne der konservativen Therapie; es sei denn, die Achse ist verkürzt, ein Rotationsfehler ist aufgetreten oder das Köpfchen ist abgerutscht. Durch eine Fehlstellung des Köpfchens ist das Sehnenspiel gestört, durch das Mißverhältnis zwischen Beuge- und Strecksehnen kommt es zu einer Fehlfunktion.

Der Skidaumen (auch: »game keepers thumb«)

Der angewinkelte Daumen bleibt hängen, das Band am Daumengrundgelenk kann gezerrt, gedehnt werden oder auch reißen; manchmal knöcherner Ausriß.

Symptome: Erheblicher Spontan- und Druckschmerz, Schwellung, federnde Fixation, schmerzhafte Bewegungseinschränkung.

Röntgenbefund: Gehaltene Aufnahme notwendig.

Therapie: Ab Aufklappbarkeit von 20 Grad operativ.

Der Fingerstrecksehnenabriß (auch: »Baseballfinger«, »Dropfinger«)

Häufige Verletzung durch akut einwirkende Kraft auf das Fingerendglied mit abrupter Überbeugung im Endgelenk.

Symptome: Schmerz, Schwellung, Streckunfähigkeit des Fingerendgliedes.

Therapie: Fixierung des Endgelenkes in Überstreckstellung mittels Spezialschiene für sechs Wochen. In Einzelfällen operative Behandlung.

Das Impignementsyndrom bei Diskusverletzung

Der zwischen Elle und Handwurzel gelegene Stoßdämpfer *(discus articularis)* kann nach Verlagerung, Perforation, Riß oder auch bei einer Verengung des Raumes zwischen Elle und Handwurzel zum Beispiel nach einem Speichenbruch einklemmen. Diskusverletzungen sind meist Folge einer Krafteinwirkung in extremer Überstreckung bei gleichzeitiger Einwärtsdrehung der Hand (Pronation).

Symptome: Unter Umständen recht akute Schmerzen bei Drehbewegungen, die bei Faustschluß und bei Stauchungen zunehmen. Kraftlosigkeit, Druckschmerz an der oberen Außenseite des Handgelenkes.

Röntgenbefund: Arthrographie empfohlen.

Therapie: Bei nachgewiesener Diskusverletzung teilweise oder vollständige Entfernung mittels Arthroskop.

Als Mannschaftsarzt des »FC Bayern« habe ich mich immer wieder gewundert, wie häufig ausgerechnet im Fußball Handverletzungen sind. Olaf Thon erlitt einen Fingerbruch, Kalle Rummenigge sogar zweimal einen Mittelhandbruch, Lothar Matthäus hatte einen Sehnenabriß . . .

Das sind immer die Folgen von Stürzen, die nicht »richtig« abgefangen werden können.

Die Hand – ein Wunder der Evolution.

Der Ellbogen – Scharnier zwischen Kopf und Hand

Im Verbund mit Schulter und Hand ist der Ellbogen zum Beispiel an den unerhörten Aufschlaggeschwindigkeiten im Tennis maßgeblich beteiligt, aber er leistet auch die Feinstabstimmung beim Billard. Eine optimale Konstruktion ist diese »Schaltstelle zwischen Gedanke und Ausführung« dennoch nicht – dazu gibt es in diesem Bereich zu viele Verletzungen.

Vater und Sohn spielen Tennis. Der Sechzehnjährige haut mit kurz angesetzten Peitschenschlägen à la Jim Courier dem Papi die Bälle um die Ohren. Papi kocht. Und als er den Ball mal prima auf die Rückhand bekommt, will er mit aller Gewalt einen *Winner* schlagen. Er winkelt den Arm dabei verkrampft an, zieht durch, drischt drauf – ein Stich, ein Schrei. Der Ellbogen! Für den Papi ist die Saison zu Ende. Er hat einen »Tennisarm«, kann monatelang nicht mehr spielen.

So etwas passiert auf den Tennisplätzen tausendfach. Dann rückt der Schmerz einen Körperteil ins Bewußtsein, der sonst sozusagen im verborgenen wie selbstverständlich mitfunktioniert.

Der Ellbogen, eigentlich »nur« ein Zwischengelenk, demonstriert seine Bedeutung. Er ist ein entscheidendes »Scharnier« zwischen Körper, Schulter, Handgelenk und Hand. Und er ist, wenn man noch höher greifen will, eine

Art Schaltstation, ein Relais zwischen dem Körperlichen und Geistigen. Über den Ellbogen laufen in verschiedener Weise und auf verschiedenen Ebenen enorme Beanspruchungen.

Goran Ivanisevic schlug zum Beispiel im Wimbledon-Finale des Jahres 1992 in fünf Sätzen 37 Asse mit Ballgeschwindigkeiten von über 214 km/h. Die letzte Beschleunigung geht über den Ellbogen in den Schläger, er wird zum Raketen-Katapult.

Bernhard Langer macht beim Golf einen Abschlag – 270 km/h. Der Tschechoslowake Jan Zelzny wirft im Juli 1992 im Osloer Bislett-Stadion den Speer 94,74 Meter weit: Weltrekord! (Und er fällt durch die enorme Gewaltentwicklung im Moment des Abwurfes platt auf den Bauch.) Unerhörte Beschleunigungen, unfaßbare Leistungen, an denen der Ellbogen elementar beteiligt ist.

Aber er leistet im Verbund mit Schulter und Hand auch Feinstarbeit: Wenn »Magic« Johnson oder Michael Jordan über 20 Meter hinweg den Basketballkorb traumhaft sicher treffen, wenn Billard-Star Ceulemans einen Dreibanden-Stoß millimetergenau setzt. Ein Triumph der Feinabstimmung, des Gefühls.

Und dann sehen wir, wie ein Extrem-Kletterer nur am rechten Mittelfinger in der senkrechten Felswand über dem Abgrund hängt. Ohne einen funktionstüchtigen, »federnden«, »stufenlos verstellbaren« Ellbogen wäre das nicht möglich.

Ein Gelenk mit mehreren Dimensionen . . .

Eine Verletzung am Ellbogen hat auch etwas mit einer Rückkoppelung zur Seele zu tun, beeinträchtigt die Lebensqualität, stört anhaltend die Stimmungen. Das liegt daran, daß die Hand das eigentliche menschliche Erfolgsorgan ist, dem Geist beispielsweise viel näher als der Fuß. Funktioniert die

Vermittlung über den Ellbogen nicht, hat der Mensch ein elementares Mißerfolgs-Erlebnis. Kinder nehmen einen Ball in die Hand und lernen dabei Konturen und Formen kennen. Therapeuten lassen Drogenabhängige Ton kneten, um seelische Vorgänge wieder in Ordnung zu bringen. Das zeigt, wie grundlegend wichtig die Vermittler-Funktion des Ellbogens ist, auch wenn er sozusagen nur Weichenstellungen bewirkt.

Darum hat mich der Ellbogen immer interessiert. Ein Gelenk mit mehreren Dimensionen.

Stellen wir uns folgende Situation vor: Bernhard Langer muß den letzten »Put« beim »Masters« auf dem »Augusta-National«-Kurs in Georgia machen. Gelingt er ihm, ist er nicht nur um 125 000 Dollar reicher, sondern überhaupt der Größte.

Was in Bernhard Langer in einem solchen Augenblick vorgeht, hat er so beschrieben: »Ich horche in meinen Körper hinein. Aber der Kopf kommt zuerst. Man überlegt, wie die Situation ist. Wie liegt der Ball? Woher kommt der Wind? Geht es bergauf oder bergab? Wie weit bin ich in der Lage, den Schlag auszuführen? Wohin schlage ich ihn? Links? Rechts? Es gehen einem hundert Dinge in wenigen Sekunden durch den Kopf. Wenn man das alles analysiert hat, kommt man zu dem Punkt, wo man in sich geht und sagt: Willst du das, kannst du das, glaubst du das?«

Und dann schlägt er. Über den Ellbogen läuft die Vermittlung all der sich gegenseitig bedingenden körperlichen und geistigen Erfordernisse. Ein großartiges »Instrument«.

Keine optimale Konstruktion

Ich glaube dennoch nicht, daß der Ellbogen eine optimale Konstruktion ist. Sonst würde es nicht so viele Verletzungen in seinem Bereich geben. Verletzungen, die oft schwer erfolgreich zu behandeln sind, die man nicht immer ertasten kann, die nicht unbedingt mit einem größeren Gewebeschaden, einem Riß, einer Knorpel- oder Knochenverletzung einhergehen. Häufig sind es »nur« Entzündungen, Reizungen, entstanden durch Überbelastung.

Es gibt den spektakulären Fall eines Speerwerfers, der sich allein infolge der enormen Kraftmomente beim Abwurf zweimal den Oberarm gebrochen hat. Aber solche Fälle sind nicht »typisch Ellbogen«.

Der Ellbogen ist die gelenkige Verbindung des Oberarmknochens und zweier Unterarmknochen. Streckung, Beugung und Rotation sind bei ihm wesentlich mehr ausgeprägt als beim Knie – weil eben die Hand wesentlich beweglicher ist als der Fuß und eine unvergleichlich höhere Aufgabe erfüllt. Die Motorik des Ellbogens muß darum sehr viel differenzierter funktionieren.

Das Ende des Oberarmknochens verbreitert sich in eine Doppelrolle. Da hinein greift ein Unterarmknochen, die Elle, mit einem kräftigen zangenförmigen Gebilde. An den zweiten Teil der Rolle fügt sich die Speiche, die sich im Gegensatz zur Elle nach oben hin verjüngt und mit einem kleinen Köpfchen endet. Gelenkkapsel und Bandstrukturen geben den gelenkbildenden Knochen Halt.

Durch diese Konstruktion wird gewährleistet, daß die Unterarmknochen sich günstiger umeinander drehen können – bei der Beziehung Knie/Fuß ist das nicht so sehr gefragt.

Das Ellbogengelenk, das im Grunde aus drei Gelenken besteht, ist in eine einzige Gelenkkapsel gehüllt. Beuge- und Streckmuskel setzen an diesem Gelenk an, Beuge- und Strecksehnen laufen über dieses Gelenk. Schleimbeutel polstern die Konstruktionen ab.

Das alles muß größter Beweglichkeit dienen. Wir können unsere Hand mühelos mit der Fläche nach oben halten. Mit dem Fuß gelingt das niemals . . .

Am Ellbogengelenk vorbei zieht die nervliche Versorgung des Unterarms und der Hand. Die sensiblen Fasern des »Radialis« versorgen Daumen und halben Zeigefinger – in Längsrichtung –, die des »Medianus« die andere Hälfte des Zeigefingers, den ganzen Mittelfinger, den halben Ringfinger, und die des »Ulnaris« versorgen den halben Ringfinger und den kleinen Finger. Die motorischen Fasern der drei genannten Nerven versorgen die ihnen jeweils zugeordneten Muskeln.

Der »Ulnaris« ist relativ wenig weichteilgeschützt. Stößt man sich am Ellbogen – am »Musikantenknochen« –, hat man einen elektrisierenden Schmerz, der unter Umständen bis in den Ring- und den kleinen Finger reicht. Es handelt sich um die Kompression eines Nervenstrangs, der in einem Knochenkanal am Ellbogengelenk vorbeiläuft. Die beiden anderen Nerven sind besser geschützt, da kann Vergleichbares nicht passieren.

Der sogenannte Tennisarm

Die häufigste Verletzung des Ellbogens ist das, was wir populär »Tennisarm« nennen. Es handelt sich dabei um einen Reizzustand im Ursprungsbereich der Unterarmstrecksehnen an der Ellbogen-Außenseite – dort, wo die Sehnen am Knochen verankert sind. Darum müßte der »Tennisarm« eigentlich genauer »Tennis-Ellbogen« heißen.

Es gibt eine ganze Reihe von Gründen dafür, daß sich ein »Tennisarm« entwickelt:

Erstens: Die Unterarmmuskulatur wird durch falsche Technik – zuviel Kraft statt Schwung! – überlastet. Das massenweise Auftreten des »Tennisarms« ist sicher unter anderem darauf zurückzuführen, daß heute schon Anfänger und Jugendliche in der »Top-Spin«-Technik unterrichtet werden. Ein

»Topspin«, egal ob Vorhand oder Rückhand, verlangt einen komplizierten Bewegungsablauf. Wird er nicht locker schwingend – wie bei einem Boris Becker, Pete Sampras, André Agassi – ausgeführt, sondern verkrampft und mit starrem Krafteinsatz, ist die Gefahr eines »Tennisarms« größer als früher bei den »glatten« Schlägen, wie sie heute in Reinkultur nur noch von Jimmy Connors demonstriert werden. Ein richtig geschlagener »Topspin« ist für das moderne Tennis unverzichtbar – ein falscher »Topspin« ist gefährlich.

Zweitens: Die heutigen Schläger mindern die Gefahr des »Tennisarms« erheblich. Holz- und Metallrahmen sind längst aus der Mode gekommen. Die modernen Carbon-Fiber-Schläger, die Rackets mit breitem Rahmenprofil, die »Wide-Body«-Schläger mit ihren enorm vergrößerten Schlagflächen absorbieren die beim Schlag auftretenden Quer- und Längsschwingungen weitgehend. Dennoch bleibt ein falsch gewählter Schläger immer noch ein Risikofaktor. Es darf nicht sein, daß der Unterarm Vibrationen »schlucken« muß, die ihn auf die Dauer übermäßig beanspruchen.

Drittens: Viele Spieler lassen sich ihren Schläger viel zu hart bespannen. Seit in der Presse immer wieder beschrieben wird, mit wie vielen Kilopond »Zug« sich Becker, Sampras, Lendl, Courier ihre Rackets bespannen lassen, glauben viele Freizeit-Cracks: Eine solche knallharte Bespannung ist das Geheimnis des Erfolgs. Das aber ist falsch. Die Härte der Bespannung muß dem spielerischen Können und der Konstitution jedes einzelnen angepaßt werden. Eine weichere Bespannung bringt mehr Elastizität, darum mitunter auch viel »schärfere Bälle« als die harte Bespannung. Außerdem ist das Ballgefühl größer. John McEnroes »Hängematten« beweisen es. Die harte Bespannung verlangt genaues Treffen des Balles mit der Schlägermitte – dann allerdings ist die Präzision der Schläge größer. Wer mit einer harten Bespannung à la Lendl ungenau trifft – es muß ja nur ein paarmal in einer Stunde sein –, setzt seinen Unterarm wiederum hohen, intensiven Schwingungen aus, die nicht jeder verkraftet.

Viertens: Griffstärke und Schläger-Formen werden oft falsch ausgesucht.

Fünftens: Freizeit-Tennisspieler überfordern sich oft durch zu langes Spielen und durch Überlastung – gerade nach der Winterpause.

Sechstens: Der Platzbelag – und der Wechsel von einem zum anderen Belag – kann zum Entstehen eines »Tennisarms« führen. Früher war der Aschenplatz aus rotem Ziegelsplitt allgemein üblich – die »Tennisarme« hielten sich in Grenzen. Heute wird auf Kunststoff, Kunstrasen, Beton, Holz, den verschiedensten Teppichen gespielt. Auf jedem Belag springt der Ball anders, in fast jedem Fall schneller als auf »Sand«. Die ballistische Kurve des Balles wird flacher, er ist schwerer zu berechnen, die Vorbereitung auf einen Ball wird kürzer. Dadurch schleichen sich Fehler in der Schlagweise ein, es kommt zu überhasteten, unharmonischen Bewegungen. Handgelenk und Unterarmmuskulatur müssen in Sekundenbruchteilen verkrampft die fehlerhafte Schlagtechnik ausgleichen. Häufiges Ergebnis: »Tennisarm«.

Da die modernen Tennisplatz-Böden oft ein »Rutschen« wie auf Sand unmöglich machen, geraten die Spieler häufig in eine falsche Stellung zum Ball. Auch das muß dann durch den Unterarm ausgeglichen werden: angewinkelte, verrissene, abgerissene Schläge sind das Ergebnis – und eine »Vorbereitung« für einen Tennisarm.

Dies sind die alltäglichen Gründe für das Leiden »Tennisarm«. Doch es gibt auch Ursachen, die nur der Arzt feststellen kann. Dazu gehören manchmal nicht erkannte Krankheitsherde: vereiterte Zähne, Mandeln und Nebenhöhlen, eine Prostata-Entzündung, Ellbogen Gelenkstörungen – oft Jahre zuvor oder schon in der Kindheit erlittene und meist wieder vergessene Verletzungen am Ellbogen –, Störungen im Bereich der Halswirbelsäule. Auch hier hilft die Analytik der sogenannten interleukinspezifischen Spurenelemente weiter, wie sie von Dr. Kübler praktiziert wird.

Wenn ein »Tennisarm« nicht nach einer Reihe von Behandlungen besser wird, sollte man sich unbedingt um die Halswirbelsäule kümmern. Allzuoft liegt die tiefere Ursache im Bereich des fünften bis siebten Halswirbels. Hier wird infolge von Schäden oder Funktionsstörungen der genannten Wirbel eine unterschwellige Irritation einer Nervenwurzel verursacht, die durch einen Nervenaustrittskanal vom Rückenmark zur Peripherie zieht. Diese Irritation führt zu einem höheren Ruhe-Muskeltonus, also einer erhöhten Spannung der Muskulatur – entsprechend des Versorgungsgebiets des jeweiligen Nervs – im Arm. Das ist meistens nicht einmal schmerzhaft. Ist der Nerv aus irgendeinem Grund »gereizt«, »feuert« er mehr Impulse als normalerweise. Der Muskel kann dieser Impulsgebung nur folgen. Er befindet sich also bereits vor der sportlichen Aktivität in einer deutlich erhöhten Dauerspannung. Kommt nun die Trainingsbelastung hinzu, verspannt sich der Muskel schneller als gewohnt, er wird unelastisch und starr, er verkürzt sich. Der anhaltend verkürzte Muskel übt einen übermäßigen Zug auf sein Ansatzgebiet am Ellbogen aus; die Durchblutung, die Regeneration werden behindert, es kommt zu einer Reizreaktion: dem gefürchteten »Tennisarm«.

Unter diesen Voraussetzungen können sehr leicht auch Muskelsehnenverletzungen, etwa kleinste Faserrisse im Ansatzgebiet entstehen.

Im akuten Zustand bereitet selbst das Heben einer Kaffeetasse oder eines Bierglases heftige Schmerzen (ans Tennisspielen ist gar nicht mehr zu denken). Sogar ein freundschaftliches Händeschütteln tut ziemlich weh. Dazu ist die schmerzhafte Stelle auch druckempfindlich. Der oft örtlich begrenzte Schmerz kann bis in den Unterarm ausstrahlen und geht dann einher mit einer hartnäckigen Muskelverhärtung unterhalb des Ellbogens.

Wer den Verdacht hat, an einem »Tennisarm« zu leiden, sich aber nicht ganz sicher ist, kann einen einfachen Test machen. Er legt die Hand flach auf den Tisch – mit dem Handrücken nach oben – und versucht dann, den Mittelfinger gegen Widerstand zu heben. Wenn das weh tut, muß er damit rechnen, daß es auch ihn erwischt hat.

Die Art des Schmerzes ist nicht immer eindeutig. Entweder tritt er plötzlich auf – zum Beispiel in einem harten Match –, oder aber er entwickelt sich allmählich.

Im akuten Zustand ist Ruhe und Schonung erste Pflicht – und zwar in allen Lebenslagen. Das heißt: auch im Beruf und im Haushalt! Speziell viele Frauen haben sich den »Tennisarm« nicht beim Tennis, sondern beim Bügeln, Wäschewaschen oder beim Schreibmaschinenschreiben geholt.

Als Sofortbehandlung empfehlen sich Salbenverbände, weiche Bürstenmassagen mit einer Enzym-Emulsion. Neu auf den Markt kommt eine Rosmarin-Zinksalbe, die den Schmerz rasch lindert, die Entzündung wirksam abbaut und zur Erholung des Gewebes führt. Wenn jemand unter Arthrose- oder Gelenkschmerzen leidet und sich mit dieser Salbe einreibt, dauert es manchmal nur Minuten, bis sich eine Linderung zeigt.

Eine weitere »Waffe« ist die Therapie mit Wobenzym® in höherer Dosis. Es handelt sich dabei um Enzyme, die – allerdings nur in Spuren – auch im menschlichen Körper, in der Bauchspeicheldrüse, hergestellt werden. Diese Enzyme mache ich mir zunutze. Sie helfen, die Entzündungen abzubauen.

In der Nachbehandlung, bei Nachlassen der akuten Schmerzen, ist Stretching sehr wichtig. Dabei darf man nie die Schmerzgrenze überschreiten. Nützlich sind Übungen: 20 Minuten am Tag Tennis spielen, aber ohne Ball – dabei immer gut ausholen und durchschwingen. Wichtig ist auch ein gezieltes Krafttraining im Bereich der Unterarm-Muskulatur, das man zum Beispiel mit Kurzhanteln durchführen kann. Je stärker die Muskulatur, um so weniger leicht ermüdet – beziehungsweise verkürzt – sie sich.

Ich empfehle Patienten mit einem »Tennisarm« immer, noch einmal Trainerstunden zu nehmen, damit sie lernen, die Schläge sauber durchzuschwingen und nicht abzureißen. Es fällt auf, daß Weltklasse-Spieler recht selten unter dem »Tennisarm« leiden. Bei diesen Sportlern ist die Muskulatur so gut durchgebildet, die Technik so perfekt, daß die Verletzungsgefahr nicht mehr so groß ist.

Wie Sie selbst einem »Tennisarm« vorbeugen können

Um einen »Tennisarm« zu verhindern, kann der Sportler selbst viel tun. Vorbeugen ist auch hier besser als Heilen – darum sollte jeder Tennisspieler die folgenden Tips ernst nehmen.

- Vor allem Anfänger sind gefährdet, denn beim Tennis gibt es ein psychologisches Phänomen: es macht – wohl mehr als jede andere Sportart – schnell »süchtig«. Weil man auch als Anfänger Tag für Tag das Gefühl hat, besser zu werden, weil die Bekämpfung eines Gegners mit den subtilen Mitteln des Tennis große Befriedigung verschafft, will man gar nicht mehr aufhören. Trotzdem soll man's nicht übertreiben! Vor allem Anfänger und Nichtgeübte müssen bedenken: Allzuviel ist ungesund. Deshalb empfiehlt es sich gerade für diese Spieler, zwischen den Trainingseinheiten oder Spielen jeweils zwei bis drei Tage Pause einzulegen, damit die Muskulatur sich wieder erholen kann.

- Aufpassen muß man auch beim Wechsel von einem Boden zum anderen! Speziell Beton (im Urlaub) kann Gift für den sein, der zu Hause nur den Hallenteppich gewohnt war.
- Um die typische Tennisverletzung zu vermeiden, ist neben einem guten körperlichen Allgemeinzustand auch eine aktive Aufwärmarbeit notwendig. Die Unsitte, »kalt« auf den Platz zu kommen und sich sofort einzuschlagen, ist leider weit verbreitet.
- Die Vorbeugung hört auch während des Spiels nicht auf. Vor allem bei Hitze muß der Flüssigkeitsverlust ständig aufgefüllt werden – und zwar nicht mit Limonade, sondern mit Elektrolyt-Getränken oder Mineralwasser und auch Tee mit Zitrone zur Abwechslung und Erfrischung.

Vielleicht denkt nun mancher, der Ellbogen sei eine Art Maschinenteil, das eine komplizierte Wartung braucht, sich letztlich aber reparieren läßt. Das ist sicher nicht so. Denn wir dürfen nicht vergessen, daß er auch ein geistiges Instrument ist. Ein Bernhard Langer übt jeden Tag einige hundert Golfschläge. Er programmiert immer wieder einen ganz bestimmten Bewegungsablauf. Dieser Bewegungsablauf, der wesentlich auch über den Ellbogen läuft, muß vor allem im Gehirn »eingebahnt« werden. Unser Gehirn ist nicht in der Lage, einen so komplizierten Vorgang ein für allemal zu speichern, um ihn beliebig zu reproduzieren. Die Ströme müssen immer wieder gelenkt, eine Vielzahl von Muskelfasern muß immer wieder gleichzeitig innerviert werden.

Ich wundere mich manchmal, wie es möglich ist, daß ein Kugelstoßer im Endkampf einmal 21,50 Meter, das nächste Mal 21,55 Meter, dann 21,48 Meter stößt. Der Sportler, der diese konstante Leistung erreicht, bringt das Äußerste an

Konzentration. Alle seine Nerven und Muskelfasern sind durch tausendfache Übung so bestimmt, daß sie ihre optimale Leistung reproduzieren können. Die minimalen Unterschiede erklären sich durch das subjektive Empfinden für den Tag, äußere Faktoren, meteorologische Einflüsse.

Wie stark die geistige Leistung ist, die über den Ellbogen läuft, zeigt uns die Kunst. Man sagt von einem Horowitz oder Rubinstein, daß sie im Alter von über 80 Jahren erst die ganze Schönheit eines Chopin, eines Beethoven, eines Schumann »herausspielen« konnten. Man preist das Alterswerk greiser Maler – von Tizian bis Picasso und Dalí. Medizinisch betrachtet, kann die Leistungsfähigkeit von Arm und Hand, die Koordination von Muskulatur und Sehnen nicht mehr optimal sein. Hier haben Menschen eine geistige Vorstellung, ein Einfühlungsvermögen so verinnerlicht, daß die mechanische Ebene überwunden wird. Sie produzieren Traumwelten, die uns gefangennehmen – obwohl beispielsweise ihr Ellbogen im Alter von 40 Jahren mit Sicherheit besser »funktioniert« hat.

»Wer seinen Ellbogen belasten will, der muß ihn schonen«

Wer sich die schmerzhafte Erfahrung eines »Tennisarms« ersparen will, der sollte folgendes beachten: Überanstrengung, falsches Gerät und falsche Bewegungsabläufe sind die häufigsten Ursachen für den Ärger im Arm. Vor allem Tennisspieler kennen ihn. Für sie gilt: Wichtig ist der richtige Schläger. Deshalb vor dem Kauf den Trainer fragen. Griff, Gewicht und Bespannung müssen stimmen.

- Der Griff – zu dick oder zu dünn erfordert mehr Kraft, erhöht somit die Gefahr durch Überanstrengung. Die richtige Stärke kann jeder selber herausfinden. Man umfaßt locker den Schlägergriff und kann bei richtiger Griffstärke zwischen Ringfingerspitze und Handballen gerade noch den kleinen Finger der anderen Hand legen.

- Gewicht – ist der Schläger zu leicht oder zu schwer, weicht der Bewegungsablauf von der Ideallinie ab und die Belastung wird größer.
- Bespannung – nur gute Spieler dürfen hart bespannte Schläger spielen, denn nur ein gut trainierter Arm vermag den harten Aufprall des Balles abzufedern.
- Stimmen muß auch die Schlagbewegung – rechtzeitig ausholen, Schlag ausschwingen lassen. Ein abgerissener Schlag ist unphysiologisch, geht zu Lasten der Muskel-Sehnen-Ansätze. Also: nicht zu viel, nicht zu kalt, nicht zu schlecht. Lieber eine Trainer-Stunde mehr als eine zu wenig.
- Vorbeugung ist besser als Heilung.

Die Schulter – Bewegung und Schwung

Die Formel-1-Konstrukteure von Williams oder Benetton wären glücklich, stünde ihnen eine solche Radaufhängung, ein solches »Lager« zur Verfügung, wie es die Schulter für den Menschen ist: Die virtuose Beweglichkeit der Schultergelenke »beflügelt« den Sportler geradezu – aber Verletzungen in diesem Bereich können das Ende seiner Karriere bedeuten.

Ein Sportler – Handballer oder Skifahrer – hat sich die Schulter »ausgekugelt«. Wir checken bei uns in München den Schaden: Röntgen, Ultraschall, gegebenenfalls Kernspin-Tomographie; eventuell eine ergänzende Arthrographie. In ganz schwierigen Fällen schicken wir die dreidimensionalen Computer-Bilder nach San Francisco (vielleicht schon bald via Satellit). Dort sitzt der Papst der Röntgendiagnostik, Dr. Herzog, der aus den statischen Bildern über eine ausgeklügelte Computeranimation bewegte Bilder anfertigen kann. In diesem Zusammenhang ist es interessant zu wissen, daß er nach einer besonderen Technik erstellte Kernspin-Tomographieaufnahmen vom Knie so digitalisieren kann, daß nur noch die Menisken zu sehen sind – in Bewegung! Und dann bekommen wir in Deutschland von ihm eine ausführliche Diagnose, die an Präzision nichts zu wünschen übrig läßt. Die Therapie kann auf den Punkt gezielt werden . . .

Bewundernd muß ich feststellen: Die Amerikaner sind uns

heute gerade auf dem Gebiet der Schulterdiagnostik und der operativen Therapie von Schulterverletzungen voraus. Ihre Spezialisierung geht bis ins Letzte. Warum sollen wir davon nicht profitieren und lernen?

»Bayerns« Reserve-Torwart Sven Scheuer hatte eine Tendenz zur Schulter-Luxation. Immer wieder kugelte er sich den Arm aus – nach hinten/unten. Bei einem solchen Fall hätte man in Deutschland gesagt: »Inoperabel – aufhören mit Sport!« Ich habe Sven Scheuer zu Dr. Hawkins nach Vail/Colorado geschickt, und der hat die Schulter operiert – sehr bald darauf war Sven wieder sporttauglich.

Eines der großen Probleme bei Schulterverletzungen war immer die Kühlung. Stundenlang Eis drauf packen? Wie soll das praktisch gehen? Kein Mensch kann Tag und Nacht mit einem Eisbeutel auf der Schulter stehen/liegen! Außerdem wissen wir inzwischen, daß »hot ice« (siehe das Kapitel »Die Muskulatur«) wesentlich besser und sinnvoller kühlt. Da haben die Amerikaner eben eine »hot ice«-Apparatur entwickelt, ein geschlossenes System von Kühlschlangen mit Thermostaten und kleinem Pumpmotor, das die gewünschte niedrige Temperatur beständig hält – und sich vom Patienten bequem tragen läßt. Man kann damit sogar schlafen . . .

Die Schulter ist heute zu einem wichtigen Kongreß-Thema geworden. Sie rückt mehr und mehr ins Blickfeld der Chirurgen. Glücklicherweise – denn dieses frühere Stiefkind der Medizin hat für den Sport eine überragende Bedeutung.

Aus der Schulter heraus: Signale für die Sportgeschichte

Zehntausendmal ist er hochgestiegen, und dann kam der »Hammer« aus der Schulter, blitzartig auf 160 bis 180 km/h beschleunigt – Tor durch Manfred Freisler. Der Handball-Nationalspieler aus Großwallstadt, der in mehr als 100 Länderspielen weit über 200 Tore erzielte, der doppelte Europacup-Sieger, Supercup-Gewinner, fünfmalige Deutsche Meister, zweimalige Pokalsieger und auch noch Gewinner des IHF-Pokals, war viele Jahre lang einer jener Hochleistungsathleten, die »aus der Schulter heraus« Signale der Sportgeschichte gesetzt haben.

Dann kam er in meine Praxis. Mit den rasanten, für das Auge kaum noch zu erfassenden Würfen war es fast vorbei. Manfred Freisler spielte »nur« noch den Ballverteiler im Rückraum. Er konnte nicht mehr so phänomenal den Ball beschleunigen wie einst. Er mußte »abgeben«, im doppelten Sinne, statt zu vollenden. Er hatte Schulterbeschwerden.

Bei der Untersuchung stellte ich Abnützungen im Schulterbereich fest. Es gab Ablagerungen, Verschwartungen, Verklebungen um das Schultergelenk herum. Zahllose Erschütterungen und Stauchungen haben dazu geführt. Es waren nicht nur die Würfe, es waren die abertausend brutalen Abbremsungen des Wurfarms durch eingreifende Verteidiger. Dieses enorme, abrupte Abbremsen einer Bewegung ist genau das, was wir Sportmediziner am meisten fürchten.

Fährt ein stabiles Auto mit 180 km/h gegen eine Mauer, wird es unweigerlich zum Schrotthaufen. Manfred Freislers Wurfarm traf jedoch nicht auf starr stehende Verteidigerarme, sondern es wurde hart dagegen geschlagen. Ungezählte Male ein überaus heftiger Aufprall. Unglaublich, daß Manfred Freisler dennoch weiter einer der besten Handballspieler der Nation war.

Sein Beispiel zeigte Glanz und Elend eines der wichtigsten Funktionsträger im Sport: der Schulter.

Über die Schulter bündeln sich Schwung und Kraft des gesamten Athletenkörpers zum endgültigen Effekt. Bei dem komplizierten Bewegungsablauf eines Tennis-Aufschlags beschleunigen Spieler wie Goran Ivanisevic oder Boris Becker den Ball über die Schulter auf Geschwindigkeiten von mehr als 200 Kilometer pro Stunde. Aus der Schulter heraus kommt der blitzschnelle Schlag eines Boxers. Über die Schulter katapultiert der Speerwerfer sein Geschoß über die 90-Meter-Marke. Mit einer Hochreiß-Bewegung der Arme aus der Schulter heraus »zieht« sich der Hochspringer über die Latte, die auf 2,40 m liegt. Der »Albatros« Michael Groß konnte im Wasser nur deswegen so herrlich »fliegen«, weil die Schulter aus seinen Armen Flügel macht. Ohne die geballten Energien ihrer Schulterpartie wären Klassesprinter nicht in der Lage, die 100 Meter unter zehn Sekunden zu laufen.

Der Treibschlag eines Golfers, jeder Diskuswurf, Hammerwurf, Stabhochsprung, Judo-Ausheber, die Akrobatik des Slalom-Läufers zwischen den Stangen, die Salti und Schrauben eines Kunstspringers – ohne die entscheidende Mitwirkung der Schulter gäbe es das alles nicht. Und ich stehe immer fassungslos vor den Leistungen der Spitzenturner, wenn sie den Kreuzhang an den Ringen machen und aus dieser scheinbar unmöglichen Position den großen Schwung des ganzen Körpers herausholen. Wenn sie am Reck, am Barren, beim Pferdsprung Unglaubliches aus den Schultern schöpfen . . . Mit den Händen in den Hosentaschen kann ich schlecht rennen. Mit festgebundenen Armen kann ich nicht Fußball spielen.

Einer der großen Verkehrsknotenpunkte des menschlichen Körpers

Die Schulter leistet Frappierendes auch in einem ganz anderen, hochsensiblen Bereich. Sie ist ein ausdrucksvolles Instrument der menschlichen Körpersprache. Fühlt ein Mädchen sich unsicher, zieht es eine Schulter hoch. Ist jemand körperlich unausgeglichen, läßt er oft eine Schulter hängen. Spielte Greta Garbo die Scheue, Unberührbare, dann zog sie beide Schultern nach vorne. Die Schulter kann nicht nur Bewegungen im weitesten Radius ausführen – sie kann auch »sprechen«.

Dennoch hat die Medizin ausgerechnet diesem »Konstruktions-Element« des menschlichen Körpers die kalte Schulter gezeigt. In vielen Fällen bedeuten Bänder- und Kapselrisse im Schulterbereich das Ende einer Sportlerkarriere.

Die Schulter ist einer der großen »Verkehrsknotenpunkte« des Körpers. Sie übermittelt vor allem Schwung, nicht so sehr Kraft. Das Raffinierte am Schultergelenk ist, daß es nicht irgendwo fixiert ist – da liegt nicht eine Kugel fest in einer Schale oder Pfanne. Die wichtigsten Elemente des Schultergelenkes sind: ein kräftiges Kugelsegment – keine wirkliche Rundumkugel – sowie eine relativ kleine und flache Pfanne, die von einem kräftigen Knochenfortsatz des Schulterblattes gebildet wird. Das Kugelsegment ist viermal größer als die Pfanne, die ihr als Widerlager dient; es ist nicht in die Pfanne eingelassen oder eingebettet, sondern nur angelehnt und wird durch zahlreiche Bänder und Muskeln gehalten.

Schon das gibt der Schulter eine besondere Beweglichkeit und in dieser Hinsicht eine enorme Überlegenheit gegenüber einem Gelenk wie dem der Hüfte. Hinzu kommt, daß die Pfanne selbst beweglich ist, was den ohnehin schon beachtlichen Aktionsradius der Schulter um weitere 30 Prozent steigert. Überhaupt ist der gesamte Schultergürtel nicht knöchern fixiert, sondern frei aufgehängt. Das macht seine Einmaligkeit aus.

Die vielfältigen Bänder und Muskeln, die um die Schulterkonstruktion angeordnet sind, funktionieren wie ein stufenloses Getriebe für die feinsten Nuancen von Bewegungen. Eine Vielzahl von Muskeln mit leicht unterschiedlicher Funktion greift ineinander, ohne daß die Bewegung dabei gestört wird. Kein Roboter kann das bisher – der ruckt und stockt.

Die hochdifferenzierte Schulterkonstruktion ermöglicht dem Menschen das gezielte Umsetzen von Willkür, Gedanken, Plänen.

Zur Schulterkonstruktion gehört eine Reihe von Nebengelenken. Hier setzen Bänder und Muskeln an. Damit sich die Schulter nicht zu stark nach vorne »verirrt«, gibt es über das Schlüsselbein eine Abstützvorrichtung am Brustbein. Das ist die einzige knöcherne Halterung – aber keine wirkliche Fixierung. Gleichzeitig stützt sich der gewölbte Schulterblattknochen an der Rückseite des Brustkorbs, auf der er gleitet, ab und wird über entscheidende Muskeln geführt und fixiert.

Das scheint mir, auf den einfachsten Nenner gebracht, das wichtigste zu sein. Wollte ich all die Muskeln, Bänder und ihre Bedeutung schildern, die zu dieser Konstruktion gehören, müßte ich darüber ein eigenes Buch schreiben. Die Verbindungen laufen von der Wirbelsäule, vom Brustkorb, von den Rippen zum Oberarm, vom Schulterblatt – teilweise verschlungen – um den Oberarm; sie gehen von Knochenvorsprüngen aus, hinüber zum Oberarm, immer das Gelenk überlappend, überspringend und den Hebel Oberarm angreifend.

Weil das Schultergelenk so mobil ist, darf es keine straffe Kapsel haben. Diese spezielle Kapsel muß weite Bewegungsausmaße mitgehen können, und das weist auch schon auf eine der entscheidenden Schwachstellen des Schultergelenks hin: Die Kapsel bietet in manchen Situationen nicht den notwendigen Halt. Dann rutscht die »Kugel« über den mit einem Knorpelring gesicherten Pfannenrand. Der Gelenkkopf »steht daneben« und springt in der Regel nicht spontan zurück. Dabei werden unter anderem oft neben dem Kapsel-Band-Apparat der Gelenkknorpel, der knorpelähnliche Pfannenrand oder gar der gelenknahe Knochen geschädigt. Dieser Vorgang ist mit den heftigsten Schmerzen verbunden. Wir sagen: Der Arm ist »ausgekugelt«.

Das tut oft höllisch weh. Der Schmerz ist so stark und das krampfhafte Angespanntsein so groß, daß das Einrenken unter Umständen nur unter Narkose erfolgen kann. Es ist überhaupt ein Charakteristikum von Schulterverletzungen, daß sie überaus schmerzintensiv sind (und die Schmerzen nehmen häufig nach der Verletzung noch ein bis zwei Tage lang zu).

Mit heimlichem Schaudern las ich vor Jahren, daß sich der große Skiläufer Marc Girardelli seine immer wieder ausgekugelte Schulter von seinem Vater ohne Betäubung einrenken ließ. Der Vater stemmte ein Bein in die Achselhöhle seines Sohnes, zog den Arm kurz an – dann sprang die Gelenkkugel wieder in die Pfanne.

Eine Tortur – und auf gar keinen Fall eine Lösung. Inzwischen hat er das auch selbst eingesehen und wurde von Dr. Hawkins operiert.

Die klassischen Schulterverletzungen

Marc Girardelli war ein krasses Beispiel dafür, daß nicht sorgsam auskurierte Schulter-Luxationen zu Verletzungen in Serie führen können. Aber wer sich die Schulter einmal »auskugelt«, braucht Wiederholungen nicht zu befürchten – vorausgesetzt, man stellt die Schulter drei Wochen lang ruhig und macht danach ein angemessenes Krafttraining für die Muskulatur, die sich im Schulterbereich ganz gut wieder aufbauen läßt.

Diese Ruhigstellung wird anfangs durch einen Oberkörper-Arm-Verband und im weiteren Verlauf durch ein angenehmes Bandagensystem erreicht, bei dem der Oberarm keinen Spielraum zur Bewegung hat. Das darauffolgende Training muß den gesamten Muskelmantel um die Schulter herum so kräftigen, daß er wirklich stabil wird. Tut man das nicht – und viele Sportler haben nicht die nötige Geduld –, kann sich die Luxation wiederholen, bei jeder banalen Gelegenheit. Man macht einen Kopfsprung ins Wasser – schon ist es passiert. Es kann sogar bei einer Bewegung im Schlaf geschehen. Ist es erst einmal so weit, wird in der Regel zu einer Operation geraten: Raffung der Kapsel, Umsetzung von Muskelansätzen, künstliche Vertiefung oder Modellierung der Pfanne (der Pfannenrand wird durch einen Keil etwas aufgebogen).

Es dauert lange – auf jeden Fall Monate –, bis in einem solchen Fall die Schulter wieder ihre alte Beweglichkeit und Funktionalität erreicht.

Der Arzt muß bei Schultergelenks-Verrenkungen neben der obligatorischen Röntgenuntersuchung unbedingt auch auf die Berührungs-Empfindlichkeit achten und den Puls genau kontrollieren, bevor er den Arm wieder einrenkt. Gefürchtet sind dabei Verletzungen im Gefäß- und Nervensystem. Denn den Schulterbereich passieren auch noch alle Nerven- und Gefäßbahnen für Arm und Hand. (Auch bei gebrochenen Oberarmknochen wurde von gutmeinenden Helfern schon versucht, eine vermutete Schultergelenksluxation einzurenken.)

Die klassischen Schulterverletzungen sind: Muskelriß, Kapselriß, Bänder- und Sehnenriß, Abriß von knöchernen Vorsprüngen, Reizungen im Bereich der Muskelansätze, Entzündungen der Schleimbeutel, die als Gleitkissen dienen. Die für die Schulter gefährlichsten Sportarten sind: Fußball (Fouls), Turnen, Judo, Skifahren, Radfahren und Reiten (Stürze).

Sehr häufig handelt es sich um Überlastungsschäden. Die Schwachstellen der Schulter sind die Kapsel und die Muskelansätze, die zum Teil ineinanderfließen und die Rotatorenmanschette ergeben. In der Regel liegen Übermüdung und degenerative Prozesse vor. Gerade im Bereich der Sehnen und der Schultergelenkkapsel sind ab einem Alter von 35 bis 40 Jahren sehr starke degenerative Entwicklungen zu beobachten. Kommt es dann zu einer plötzlichen Überbeanspruchung, beispielsweise infolge eines Sturzes auf den ausgestreckten Arm oder einer ähnlichen starken Einwirkung von außen, reißt entweder die Rotatorenmanschette aus – oder der Höcker am Oberarmknochen, an dem sie ansetzt, wird regelrecht »abgemeißelt«.

Bei Tennisspielern habe ich immer wieder folgendes beobachtet. Dort, wo die wichtigsten Muskeln in die Schultergelenkkapsel einstrahlen, mit ihr verwachsen, ergeben sich im Lauf der Jahre Schwachstellen. Die Kapsel erleidet dort zahlreiche Mikroverletzungen, bis es dann irgendwann zum großen Knall kommt.

Ein Freund lieferte mir ein Paradebeispiel: Beim Tennis blieb er mit dem Ellbogen an seinem Beckenknochen hängen und konnte den Schlag nicht ausschwingen lassen. Im selben Augenblick war alles aus, er konnte den Arm nicht mehr heben. Die Kapsel war auf einer Länge von vier Zentimetern gerissen. Normalerweise wäre das bei einem solchen Bagatell-Vorgang nicht möglich. Aber hier war der Schaden aufgrund chronischer Überforderung vermutlich in kleinen Etappen eingetreten.

Vielleicht lag es an mangelhaftem Training, vielleicht auch an einer nicht ausreichenden Technik, daß die Kapsel allmählich mürbe geworden war. Es bedurfte nur noch eines geringen Anstoßes, um ihr den Rest zu geben. Ich habe meinem Freund zur Operation geraten. Heute spielt er wieder Tennis.

Die Schultermuskulatur ist ein besonders heikler Fall. Wie keine andere Muskulatur hat sie bei Inaktivität die Tendenz zur Atrophie, die Neigung, sich zurückzubilden.

Für uns Ärzte ist es freilich sehr viel leichter als zum Beispiel im Hüftbereich, hier Schäden durch Abtasten zu orten. Da die Schulter so frei liegt, läßt sie sich wunderbar überprüfen. Man kann mit den Fingerspitzen »sehen«, welcher Muskel verletzt ist. Ich kann mich durch Funktionsprüfungen orientieren. Ein Beispiel: Ich vermag meinen Arm schmerzfrei bis zu 60 Grad anzuheben, doch plötzlich geht es nicht weiter. Denn: Der Muskel, der nun die Funktion übernehmen müßte, ist »außer Betrieb«. Ich mache einen schmerzhaften Bogen bis zu 120 Grad – und plötzlich geht es wieder ohne jeden Schmerz. Ich könnte mich sogar ans Reck hängen, den schwersten Koffer tragen . . . Nur in dem speziellen Winkelbereich geht nichts, aber auch gar nichts. Über das gestörte Versorgungsgebiet läßt sich genau sagen, welche Teile der Muskulatur verletzt sind.

Therapieformen bei Schulterverletzungen

Was kann der Arzt für eine verletzte Schulter tun? Ganz wichtig ist in der Anfangsphase die »hot ice«-*Behandlung*, etwa bei Prellungen und leichten Zerrungen. Weitere Therapie-Möglichkeiten: *Injektionen* mit Enzymen, Salzen, Procain, Reparaturstoffen, wie zum Beispiel bei Muskelverletzungen.

- *Laser-Therapie:* Eine gebündelte Energie in Form des Laserstrahls aktiviert die Zellen und wirkt fördernd für die Regeneration des geschädigten Gewebes.
- *Elektro-Therapie:* Damit mindert man die Intensität des Schmerzes, »desensibilisiert« – ein mittelgradiger Schmerz kann so unterschwellig werden. Andererseits lassen sich die das Gelenk umspannenden Muskeln durch eine differenzierte Elektrotherapie auch stimulieren und kräftigen.
- *Iontophorese:* Man kann ein elektrisches Feld aufbauen und dadurch bewirken, daß die Ionen eines Medikaments in diesem elektrischen Feld gezielt wandern, von minus nach plus. Wenn man also zwei Elektroden anlegt und eine Salbe aufträgt, weiß man, daß die Ionen der Salbe mit ihrer schmerzlindernden oder entzündungshemmenden Wirkung dorthin gelangen, wo sie gebraucht werden

– wenn der Schaden genau lokalisiert und die Elektroden richtig angelegt wurden.

- *Ultraschall:* Es handelt sich um eine Art Mikromassage, mit der Schwellungen und Schadstoffe abgebaut sowie der Stoffwechsel angeregt werden können. Mit Hilfe eines Ultraschallgerätes kann ich Medikamente »einschallen«. Ich trage zum Beispiel eine Enzymemulsion auf und bewirke durch den Schallkopf, daß sie besser in das Gewebe eindringt.
- *Massage:* Von großer Wirkung ist eine allgemeine Massage im gesamten Bereich des muskulären Schultergürtels. Die Cyriax-Methode beschleunigt den Heilungsprozeß: Quer zum Muskel- bzw. Sehnenansatz wird »friktioniert« (eine spezielle Massageform), um den Stoffwechsel anzuregen.

Glücklicherweise haben wir heute großartige Möglichkeiten, uns ein Bild über Ort und Art des Schadens zu machen. Kernspin-Tomographie, Computer-Tomographie, Röntgen, Ultraschall, Xeroradiographie (eine hochsensible Röntgentechnik zur besseren Darstellung von feinsten Knochen- und Weichteilstrukturen), Arthrographie – all das ermöglicht es den Ärzten, den entscheidenden Punkt zu lokalisieren. Besonders Kernspin-Tomographie und Ultraschall bieten heute ein Auflösungsvermögen, das auch kleinste Schäden wirklich differenziert darstellt.

Bei einer Verletzung der Schulter ist es das Wichtigste, die Muskelmanschette um das Gelenk herum durch ein gezieltes Übungsprogramm so schnell wie möglich wieder zu kräftigen. Am besten eignen sich dazu die modernen Therapiegummibänder oder die Kraftmaschinen, bei denen man den gewünschten Widerstand präzise einstellen kann. Ein einfaches Hanteltraining ist auf jeden Fall zu wenig, das einst legendäre »Deuser-Band« erscheint uns vom heutigen Standpunkt aus überholt zu sein. Glücklicherweise gibt es überall in Deutschland inzwischen Studios, die über entsprechende Trainingsgeräte mit kompetenter Beratung verfügen – und die für ein spezielles Oberkörper- und Oberarmtraining konstruiert sind. Die Zeiten sind vorbei, in denen man bei Schulterverletzungen nur mit der Achsel zucken konnte (falls man es vor Schmerz aushielt).

Die Wirbelsäule – eine Zentrale unserer Existenz

Vierundzwanzig Wirbel und dazwischen jeweils eine Bandscheibe: Obwohl sie Enormes leistet und sogar in der Lage ist, kurzfristig Belastungen bis zu einer Tonne Gewicht auszuhalten, wird die Wirbelsäule im Sport immer wieder überfordert. Rückenbeschwerden sind aber zugleich auch ein Ausdruck des weitgehenden Bewegungsmangels der modernen Zivilisation.

Trainingslager des »FC Bayern« in Florida, Januar 1991. Ein wunderschöner Rasenplatz in Boca Raton. Michael Sternkopf steigt zum Kopfball hoch, geht zu Boden. Ich bin sofort bei ihm. Er beklagt Schmerzen im Nacken und in der Schulter. Aber er will unbedingt weitertrainieren. Erst im Hotel kommt er zu mir und sagt: »Mensch, Doc, kannst du mal schauen . . .« Es hatte sich bereits eine Nackensteife eingestellt, und Michael hatte ein taubes Gefühl in den Fingern.

»Wir müssen sofort in eine Klinik fahren, ich brauche Röntgenbilder, eine Kernspin-Tomographie, eine neurologische Untersuchung.«

Zwei Tage lang haben wir in Florida verzweifelt versucht, das zustande zu bringen. In jeder deutschen Großstadt wäre es eine Frage von Stunden gewesen. Hier liefen wir von Pontius zu Pilatus, scheiterten an Bürokratie, Terminnot, Gerätemangel. Mir wurde das Ganze zu bunt.

Ich sagte zum damaligen »Bayern«-Trainer Jupp Heynckes

und zu Manager Uli Hoeneß: »Das mit Michael Sternkopf sieht ernst aus. Ich möchte mit ihm am liebsten sofort zurück nach Deutschland.« Abends saßen wir im Flugzeug.

Am nächsten Tag hatten wir in München die nötigen Untersuchungen über die Bühne gebracht. Es war ein Bandscheibenvorfall – zwischen dem fünften und sechsten Halswirbel. Schon am nächsten Morgen hatten wir einen Operationstermin: geschädigtes Bandscheibengewebe, das herausgesprengte Stück Bandscheibe wurde entnommen, eine »Kunststoffbandscheibe« eingesetzt. Sechs Wochen später hat Michael Sternkopf wieder Fußball gespielt, und er ging mit großem Elan in die Kopfbälle. Er hat, dessen bin ich sicher, heute fast schon vergessen, welch schwere Verletzung er erlitten hatte . . .

Wirbelsäule und aufrechter Gang

Affen und Schimpansen bewegen sich noch vorwiegend vierfüßig durch die Landschaft, wobei sie interessanterweise nicht die Handflächen aufsetzen, sondern die Außenseite der eingekrallten Finger. Bei diesem Knöchelgang ist die Wirbelsäule schräg aufgerichtet. Die am Boden lebenden Paviane dagegen laufen mit aufgesetzten Händen und Füßen bei waagrechter Wirbelsäule. Menschenaffen können sich ohne Schwierigkeiten aufrichten, da sich ihre hinteren Extremitäten nahe am Körperschwerpunkt befinden. Aber allein der Mensch vermag beim Stehen die Beine unter dem Körperschwerpunkt voll zu strecken. Die folgenden evolutionsbedingten Veränderungen machten dies möglich:

- Die Halswirbel wurden durch eine Krümmung nach vorne unter den Kopf geholt.
- Die Lendenwirbelsäule krümmte sich zur Rumpfmitte;

insgesamt senkte sich die Wirbelsäule tiefer in den Brustkorb ein, wodurch das Körpergewicht innerhalb des Rumpfes besser unterstützt wird.

- Eine physiologische X-Beinigkeit stellte sich ein, da die an der Hüfte weit auseinanderstehenden Oberschenkel an den Kniegelenken näher zusammengebracht wurden. Somit befinden sie sich im Schwerelot und können das Körpergewicht ohne zu großen Kraftaufwand balancieren.
- Infolge der Veränderungen des Beckens (insgesamt wurde es, verglichen mit den Menschenaffen, verkürzt) mußten die stabilisierenden Muskelgruppen neu gruppiert werden, insbesondere der große Gesäßmuskel, der »glutaeus maximus«, nahm zu.

Die geschilderten Veränderungen am menschlichen Skelett, die das aufrechte Stehen und Gehen ermöglichten, brachten allerdings auch Nachteile mit sich. So wurden die Bandscheiben extrem beansprucht, da nunmehr ein erhebliches Gewicht senkrecht auf ihnen ruhte: Bandscheibenvorfälle begleiten den Menschen bis heute. Bereits 1770 erkannte der italienische Anatom Pietro Moscati, daß Krampfadern, Hämorrhoiden und eine schwere Geburt Folge des aufrechten Ganges seien. Der Philosoph Immanuel Kant meinte dazu, dies komme davon, daß der Mensch sein Haupt soweit über seine alten Kameraden erhoben habe.

Dank des englischen Forschers Louis Leakey, der die Fußspuren und Knochen von vor über drei Millionen Jahren in Afrika aufrecht gehenden Wesen vermaß, wissen wir heute, daß sich nicht erst das Gehirn und dann der Gang menschlich entwickelten, sondern umgekehrt. Lucy, die drei Millionen Jahre alte Urmutter des heutigen Menschen, ging aufrecht, obwohl ihr Schädel noch eher dem eines Affen als dem eines Menschen glich.

Der Kopf des Menschen wird auf der Wirbelsäule besser ausbalanciert als beim Affen, das Kinn springt nicht so stark vor, und sein Hinterhaupt lädt wegen der Entwicklung eines größeren Gehirns nach hinten aus.

Das Hinterhaupts-Loch, das sogenannte foramen magnum, kommt als Eingang für Stammhirn und Rückenmark beim Menschen in der Mitte des Schädels zu liegen.

Insgesamt befindet sich beim Menschen das Schwerelot somit dichter bei der Wirbelsäule und dichter an den großen Gelenken der Beine: Hüfte, Kniegelenk und Sprunggelenk. Der Mensch kann nunmehr mit durchgedrückten Kniegelenken aufrecht stehend seinem Schicksal bewußt ins Auge sehen.

Eine sehr flexible, funktionelle Einheit verschiedenster Materialien

Der Bandscheibenvorfall ist das »populärste« Leiden der Wirbelsäule. Er trifft viele Sportler – besonders gefährdet sind Turner-, Golfer, Turmspringer, Springreiter, Tennisspieler, Ruderer, Radfahrer, Trampolinspringer, Skispringer.

Denn: die Wirbelsäule ist keine feste, starre Säule, sondern eine sehr flexible, funktionelle Einheit verschiedenster Materialien. Sie besteht im wesentlichen aus 24 Wirbeln und dazwischen jeweils einer Bandscheibe. Die Wirbel haben untereinander auch noch gelenkige Verbindungen. Vom Wirbelkörper, der eigentlichen Wirbelmasse, geht ein Wirbelbogen aus, der in seiner Gesamtheit in der Wirbelsäule einen Kanal bildet, in dem, sehr gut geschützt, das Rückenmark liegt. An den Knochenbögen sitzen noch jeweils ein Dornfortsatz, der nach hinten weist, und zwei Querfortsätze, die zur Seite weisen und quasi der Muskulatur als Hebel dienen.

Die Wirbelsäule hat die Form eines doppelten »S« und kann deswegen enorme Schwingungen, Belastungen, Verwindungen, Kompressionen abfangen und ausgleichen. Im Prinzip kann diese phantastische »Federung« nie in eine Grenzsituation gebracht werden.

Die Wirbelsäule ist das zentrale Konstruktions-Element des aufrechten Ganges und damit eine Voraussetzung für die menschliche Entwicklung überhaupt. Durch die Wirbelsäule wird der Kopf des Menschen weit besser ausbalanciert als – beispielsweise – beim Menschenaffen. Durch die neue Position des Kopfes bekommt das Gehirn im Bereich des Hinterhauptes größeren Spielraum zur Ausdehnung. Weil das Hinterhauptsloch als Eingang für Stammhirn und Rückenmark in der Mitte des Schädels zu liegen kommt, ist die Schaltzentrale des gesamten Organismus besser geschützt.

Die Wirbelsäule wirkt stützend und zugleich federnd. Das liegt an der bereits erwähnten leicht geschwungenen doppelten S-Form, die beide Vorteile gleichzeitig möglich macht. Technisch gesprochen ist die Wirbelsäule – wie das Fahrrad – eine sogenannte Endentwicklung. Könnten wir ihr Prinzip bei anderen Projekten umsetzen, hätten wir beispielsweise längst erdbebensichere Wolkenkratzer. Die Effizienz der Natur ist enorm: Die menschliche Wirbelsäule kann kurzfristig Belastungen bis zu einer Tonne aushalten. Sie erträgt es, wenn ein Gewichtheber in Sekundenschnelle drei Zentner und mehr zur Hochstrecke bringt.

Weltweit haben Techniker versucht, eine Maschine zu bauen, die zweibeinig gehen kann. Sie scheiterten am Fehlen schnellreagierender muskelähnlicher Elemente. Selbst die besten parallel vernetzten Computer konnten die Steuerung nicht bewältigen.

Nun muß man sich fragen: Wenn die Natur eine derart einmalige Konstruktion beim Menschen erfunden hat – warum verwandte sie dieses Element nicht auch bei anderen Lebewesen? Warum stellte sie nicht viele Tiere auf zwei Füße?

Die Antwort lautet: Der Mensch ist am anpassungsfähigsten. Seine Entwicklung stellt das Optimum an Land dar.

Sicher springt ein Löwe weiter, klettert ein Affe besser, läuft ein Pferd schneller. Aber der aufrecht gehende Mensch hat mit seinen äußerst vielfältigen Bewegungsmöglichkeiten in allen Disziplinen Mittelwerte, die dann in der Summe besser sind als das, was vierbeinige Tiere zu leisten vermögen.

Die Wirbelsäule bietet allerdings nicht nur Vorteile. Wenn der Mensch sich bewegt, gerät die Wirbelsäule in Schwingung. Dadurch findet der Körper einen Schwerpunkt. Dieser Schwerpunkt sollte im Idealfall durch die letzte Bandscheibe laufen. Wenn wir durch eine im Stehen angefertigte Röntgenaufnahme der Wirbelsäule das Lot von der rückwärtigen Kante des zwölften Brustwirbels fällen, dann sollte es meiner Meinung nach im Idealfall genau auf die rückwärtige Kante des fünften Lendenwirbels treffen. Es gibt kaum einen Menschen, der diese Voraussetzung erfüllt. Sehr oft liegt der Schwerpunkt ein oder zwei Fingerbreit hinter dem eigentlich wünschenswerten Punkt. Damit beginnen die Schwierigkeiten: Fehlbelastungen, Überlastungen. Der zu weit hinten liegende Schwerpunkt ist zugleich das Hauptproblem, die letzte Bandscheibe und die kleinen Wirbelgelenke zwischen dem fünften Lendenwirbel und dem Kreuzbein müssen demzufolge mehr Druck »ertragen« und werden zur Hauptproblemzone der meisten Sportler.

Der Nachteil des aufrechten Ganges ist, daß die Bandscheiben der Wirbelsäule extrem beansprucht werden. Erhebliches Gewicht lastet auf ihnen. Darum begleiten Bandscheibenvorfälle den Menschen bis heute.

Die Bandscheiben

Das Wunder der Wirbelsäule erscheint noch größer, wenn man bedenkt: 40 Prozent der Knochen entstehen aus Eiweiß-Polymeren – und der Rest aus anorganischen Salzen, die sich am Verlauf dieser Eiweiß-Polymere orientieren.

Aufgrund des immensen Drucks auf die eiweißhaltigen Gelenkflächen des Knorpels und die Bandscheiben hat sich die Natur dazu entschlossen, auf Kapillaren zu verzichten – diese wären buchstäblich »platt« gedrückt worden.

Insofern erfolgt die Ernährung dieser Hochleistungspolymere auf dem Diffusionsweg, denn wie alle lebendigen Gewebe benötigen sie ein Mindestmaß an Substraten – das heißt ein Mindestmaß an ernährenden und regenerierenden Stoffen wie zum Beispiel Aminosäuren, Glucose und Sauerstoff. Wie stark sich Defizite in diesen Bereichen auswirken können, zeigen vom Volvo-Konzern prämierte Forschungsergebnisse an Zwillingspaaren, von denen einer Raucher und der andere Nichtraucher ist. Die gefäßverengenden und den Sauerstoffpartialdruck reduzierenden Anteile des Zigarettenrauches führen zu den im Kernspin-Tomogramm nachweisbaren Ernährungsstörungen der Bandscheiben mit der mittelfristigen und langfristigen Folge der Verschmälerung dieser.

Protokoll eines Bandscheibenvorfalls – spannend wie ein Krimi

Die Bandscheibe, dieser Puffer zwischen zwei knöchernen Wirbeln, besteht aus einem äußeren Faserring, der eine sehr feste Struktur hat und mit den beiden Wirbeln sehr fest verhaftet ist. Um diese Einheit auseinanderzuzerren, müßte man schon ein Gewicht von 150, wenn nicht 200 Kilo dranhängen. Bei Kompressions-Versuchen hat selbst eine »axiale Belastung« – also vertikal – von 1000 Kilo keine Zerstörung der Bandscheibe verursachen können.

In dem Faserring befindet sich eine zähe Gallertmasse, die ihre Lage und Form im Bandscheibengebilde verändern kann und eine Pufferfunktion ausübt. Beuge ich mich zum

Beispiel nach rechts, schiebt sich die Gallertmasse zum Ausgleich nach links.

Hat die Bandscheibe einen Schaden, ist sie brüchig, spröde oder geschwächt, wird ein Teil der Gallertmasse in diesen Faserring hineingedrückt. Das ist ein Vorstadium des Bandscheibenvorfalls. Jetzt genügt eine banale Bewegung, das Anheben einer Bierkiste, das Bücken beim Schuhezubinden, dann preßt beziehungsweise springt ein Teil der Gallertmasse hinaus. Ein Schmerz wie ein Schlag, ein Brennen oder je nach Lokalisation und Richtung des Bandscheibenvorfalls eine Schmerzausstrahlung ins Bein oder in den Arm sind die Folgen. Übt der Vorfall einen mehr oder minder großen Druck auf eine Nervenwurzel aus, so kann es zu einer Pelzigkeit, einer Gefühllosigkeit, zu einer Kraftminderung oder gar Muskellähmung in dem Versorgungsgebiet des betroffenen Nervs (sensibel, motorisch) kommen. Im letzten Fall hilft meist nur noch die operative Entfernung des Bandscheibenvorfalls, um keinen Dauerschaden der Nerven zu erleiden. Wie im Fall Klaus Augenthaler. Dieses medizinische Protokoll ist für mich als Arzt spannend wie ein Krimi – und es zeigt jedem Laien, wie sensibel und kompliziert das Bauelement »Wirbelsäule« ist.

Es begann mit dem Start der Bundesliga-Rückrunde im Februar 1987. Sehnenreizung eines entscheidenden Oberschenkelmuskels bei dem damals 29 Jahre alten »Bayern«-Libero. Enorme Spannung im Muskel, darum Schwierigkeiten bei der Behandlung der Sehne. Aber ich bekomme »Auge« beschwerdefrei. Wenig später ein Faserriß im Oberschenkel. Nach knapp zwei Wochen kann »Auge« wieder spielen. Doch dann folgt eine Zerrung in einem anderen Muskel des Oberschenkels. Da habe ich gestutzt.

Die vorangegangenen Verletzungen waren so weit ausbehandelt, daß das nicht kommen durfte. Irgend etwas stimmte nicht. Wirbelgelenks- beziehungsweise Kreuzbein-/Darmbeingelenksblockierungen oder eine Fehlstatik infolge einer

Beinlängendifferenz konnten nach genauen Untersuchungen und Messungen als Ursache ausgeschlossen werden. Gab es irgendwo im Körper einen Infektionsherd?

Zum Zahnarzt. Nichts. Zum Urologen. Nichts. Zum Hals-Nase-Ohren-Arzt. Nichts. Das Blutbild war unauffällig . . .

Eine zweite Zerrung. Es mußte eine Fehlsteuerung vom Rücken her sein – denn das ging ja wohl nicht mehr mit rechten Dingen zu. Jetzt meldeten sich auch Rückenschmerzen. Eine Röntgenuntersuchung und eine Computer-Tomographie ergaben keinerlei Hinweis darauf, daß die Schmerzen von einer Bandscheibe verursacht wurden. »Auge« machte unter Aufsicht ein gezieltes Gymnastik-Programm. Alles klar. Jetzt haben wir es überstanden, dachte ich.

Ganz unvermittelt kamen wieder heftige Schmerzen, einem Hexenschuß ähnlich, aber nur über Stunden anhaltend. Eine neurologische Untersuchung einschließlich Elektromyogramm (EMG) erbrachte Normalwerte. Dann drängte sich folgender Gedanke auf: »Auge« hatte eine Schwachstelle, eine Spaltbildung im Wirbelbogen des fünften Lendenwirbels. Eine Störung, die bis dahin symptomlos geblieben war. Die Beschwerden in der Oberschenkel-Muskulatur wurden von hier aus verursacht!

Infiltrationen in und an den Spalt des Wirbelbogens, unter Röntgenkontrolle: Actovegin®, Enzyme, Procain®, Vitamine – mehrmals wiederholt. Erneut schien alles okay. Doch dann dieser Samstag in Leverkusen. Nach dem Aufwärmen kam Augenthaler in die Kabine und sagte zu mir: »Das rechte Bein steht irgendwie falsch. Ich habe nicht die gewohnte Kraft, kann mit dem Ball nicht so umgehen wie sonst.«

Er hat dann die erste halbe Stunde noch ganz gut gespielt, fast ein Tor geschossen. In der Halbzeitpause klagte er: »Das Bein wird schwächer. Ich habe das Gefühl, es ist irgendwie gestört.« Das mußte ein Bandscheibenvorfall sein, auch wenn er keine Rücken-Kreuzschmerzen hatte. Im Gegenteil, »Auge« war schmerzfrei.

Wir haben in München durch die damals modernsten Untersuchungsmethoden – erst nach einer Myelographie und einer unmittelbar anschließenden Computer-Tomographie – diesen Verdacht bestätigen können. »Myelos« heißt Rückenmark. Da wird ein Kontrastmittel in den Rückenmarkskanal injiziert. Das einfache Röntgenbild erfaßt die knöchernen Grenzen des Kanals, das Kontrastmittel bringt seinen Inhalt zur Darstellung. Man sieht auch, ob die Nervenwurzel-Abgänge seitengleich parallel im Bild erscheinen. Das war nicht der Fall. Jetzt ergab auch die Kontrollmessung der Nervenleit-Geschwindigkeit (EMG) die Sicherheit: Bandscheibenvorfall; eine Absprengung, nur so groß wie eine Erbse, quetscht einen Nerv – und der könnte schon nach zehn oder vierzehn Tagen seine Funktion einstellen. Der Schaden wäre irreparabel.

Operation. »Auge« kämpfte sich wieder durch – bis ins WM-Aufgebot von 1990.

Bandscheibenoperation ohne Schrecken

Eine Bandscheibenoperation verliert heute mehr und mehr ihre früheren Schrecken. Gerade auf dem Gebiet der Neurochirurgie geht die Entwicklung rapide voran. Neue Techniken werden erdacht und angewandt: Eingriffe mit Hilfe der Sonde oder auch mit Hilfe der Lasertechnik. Persönlich bin ich der Meinung, daß eine modernisierte alte Methode die beste ist: die mikrochirurgische Methode. Früher hat man einen ziemlich langen Hautschnitt setzen müssen, um an die verletzte Bandscheibe heranzukommen. Und dann wurde schichtweise Gewebe durchschnitten, Blut gestillt und so weiter . . . Das war üblich. Heute wird dieser Eingriff sozusagen »stumpf« vorgenommen. Es wird überhaupt nur noch ein kleiner Hautschnitt gemacht – und das höchstens zwei Zentimeter lang. Dann wird stumpf – notfalls mit Hilfe des

Fingers als Sonde – ein »Kanal« in Richtung auf die Nervenaustrittsöffnung gebildet, ohne ein Muskelbündel zu verletzen. Somit gibt es auch so gut wie keine Blutungen. Ist das Ziel erreicht, wird ein Spreizer eingesetzt, der den Kanal etwa auf Markstückgröße dehnt. Jetzt setzt der Chirurg eine mikroskopische Vergrößerung ein. Unter dieser Optik kann er mit feinsten (Mikro-)Instrumenten – vereinfacht gesprochen – den Vorfall angehen, und das bei direkter Sicht.

Diese Technik führt dazu, daß es keine nennenswerte Narbe mehr gibt. Diese aber war lange Zeit ein Problem für viele Bandscheiben-Operierte. Nach der Operation ging es ihnen ein Jahr lang gut, dann machte sich die Narbenbildung bemerkbar. Eine Narbe hat immer die Tendenz zu schrumpfen. Dabei »mauert« sie unter Umständen die Nervenwurzel so ein, daß Schmerzen ähnlich wie beim Bandscheibenvorfall auftreten. Solche Patienten wollten wieder operiert werden und gerieten erneut in den gleichen Teufelskreis. Schmerzen aber stellen keine Operationsindikation dar. Operiert wird nur, wenn die Lage dazu zwingt – wenn zum Beispiel eine dauernde Lähmung droht; das letzte Wort hat der Neurologe.

Was die Wirbelsäule alles leistet

Es ist fast unglaublich, was die Wirbelsäule alles leisten muß – und auch kann. Es gibt weder in der modernsten Technologie des Flugzeugbaus noch in der Architektur ein vergleichbares »Element«. Die Wirbelsäule trägt den ganzen Körper, vom Becken bis zum Kopf. Schultern und Rippen sind allein an der Wirbelsäule aufgehängt. Und der Kopf wird von ihr getragen. Zahlreiche Muskeln, die sich weit über den Körper erstrecken, setzen an ihr an. Ein raffiniertes System von Bändern gibt ihr Halt.

Das sind genial entwickelte Qualitäten, die eher »mechanisch« klingen. Doch die Wirbelsäule ist auch ein Bauteil von höchster sensibler Leistungsfähigkeit. Das Rückenmark, ein äußerst empfindliches Gewebe, arbeitet als Leitsystem, das Impulse vom Zentralnervensystem an die Peripherie bringt. Von ihm gehen, zunächst dick gebündelt, dann nach unten hin immer dünner werdend, die paarweise abzweigenden Nervenstränge in alle Bereiche des Körpers. Eine wunderbare Vernetzung der Stromkabel unserer Existenz.

Das Rückenmark liegt in einer Flüssigkeit. Dadurch ist es vor jeder Erschütterung normalen Ausmaßes sehr gut geschützt. Die Bandverbindungen und Muskelpakete, der Bauchraum vor der Wirbelsäule bieten weiteren Schutz.

Dieses hervorragende Bauelement »Wirbelsäule« wird durch den modernen Sport – und durch die modernen Lebensgewohnheiten überhaupt – trotz aller Konstruktionsvorteile immer wieder überfordert.

Was den Sport betrifft, sind es vor allem enorme Schleuderbewegungen, Stauchungen und Zerrungen an der Wirbelsäule, die ihr Schaden zufügen. Wenn man bedenkt, daß eine Spitzenturnerin in ihrer sportlichen Karriere eine einzige Belastung bis zu 120 000mal wiederholt, kann man sich vorstellen, daß irgendwann Verschleiß auftreten muß. Die Spitzenturnerin macht aber nicht nur diese eine belastende Bewegung immer wieder – sie hat ein ganzes Programm davon. Ein Golf-Crack vollführt pro Tag an die 1000 Schläge, die aus einem hochkomplizierten Bewegungs-, Verwindungs- und Koordinationsablauf bestehen. Kein Wunder, wenn sich Rückenprobleme einstellen. Ein Trampolinspringer, der aus 7,50 m Höhe landet, erreicht beim Aufsetzen auf dem Sprunggerät das 17- bis 18fache seines Körpergewichts. Für 0,2 Sekunden ist ein 70 Kilo schwerer Athlet dann 1260 Kilo schwer. Er landet aber nicht schön säuberlich auf den Füßen, sondern auch auf dem Allerwertesten, auf den Schultern. Die Spitzentennisspieler können heute nur noch mit Aufschlägen bestehen, bei denen sie aus dem Hohlkreuz heraus in Sekundenbruchteilen enorme Beschleunigungen freimachen. Kein Wunder, daß ein John McEnroe oder Stefan Edberg mit Rückenschmerzen leben und spielen müssen. Bei ihnen laufen von der Schulter über Halswirbelsäule und Brustwirbelsäule extreme Bewegungen ab. Dann stürmen sie ans Netz – und müssen gleich wieder abstoppen, meist auf stumpfen Böden, die ein Rutschen nicht erlauben. Das ist abermals eine Qual für die Wirbelsäule.

Ich war früher aktiver Mehrkämpfer. Ich weiß, daß es gerade in der Leichtathletik Disziplinen gibt, die die Wirbelsäule extrem belasten. Die Ausholbewegungen und extremen Verdrehungen beim Speerwerfen, Diskuswerfen, Hammerwerfen, Stabhochsprung sind »unphysiologisch«, also gegen die menschliche Natur. Die unnatürliche Haltung von Radrennfahrern, Eisschnelläufern, Hockeyspielern führt oft zu Schäden. Stürze im Skisport lassen plötzliche Belastungen auftreten, die nicht mehr tolerierbar sind.

Aber auch bei den »normalen« Menschen ist die Wirbelsäule zum Sorgenkind geworden. Eine Umfrage unter 5000 gesunden Jugendlichen zwischen 15 und 22 Jahren hat ergeben: Bei nur 31,6 Prozent war die Wirbelsäule »normal«. Hier wirkt sich der weitgehende Bewegungsmangel unserer Zivilisation aus. Früher sind die Kinder zur Schule gelaufen, heute werden sie oft bis vor die Schultür gefahren. Früher gingen wir zu Fuß einkaufen – heute parken wir dicht am Supermarkt. Haltungsschäden durch Bewegungsmangel, zu langes Sitzen, unphysiologische Sitzmöbel und Sessel in Autos oder Flugzeugen gehören heute zum modernen Menschenbild. Ein Autofahrer muß lenken, kuppeln, Gas geben, bremsen – und biegt sich dabei automatisch nach hinten durch. Er verläßt seine natürliche Sitzhaltung, und das stundenlang. Die meisten Autositze sind immer noch so konstruiert, daß sie der Wirbelsäule keine ausreichende Stütze geben und die Sitzfläche nach hinten abfällt. Die Folge: Der Fahrer hängt wie ein Flitzbogen im Auto – und fährt so vielleicht zehn Stunden lang in die Ferien. Steigt er dann aus, hat er Rückenschmerzen: Die Bandscheiben waren stundenlang falsch belastet, die Gelenke standen dauernd in einer Fehlstellung. Ähnliches gilt für Flugpassagiere.

Besonders schlimm dran sind Sekretärinnen. Sie sitzen, die Schultern nach vorn, den Rücken rund, stundenlang auf ihrem Stuhl, lesen und schreiben. Nach zwei bis drei Stunden kommt es zu einer Dekompensation: Der Körper kann die falsche Belastung nicht mehr abfangen, die Muskulatur ermüdet, verkrampft, übersäuert. Meist ist die Lehne des Bürostuhls in einer falschen Höhe fixiert – die Stütze befindet sich auf Höhe der Brustwirbelsäule, aber unten sackt die Lendenwirbelsäule durch. Und das ein ganzes Berufsleben lang.

Das führt unweigerlich zu Problemen: Spannungskopfschmerzen, Konzentrationsschwäche aufgrund einer Minderdurchblutung des Gehirns, oder auch die eines scheinbaren Tennisellbogens. Das hat aber nichts mit dem Ellbogen zu tun, die Problematik geht von der Halswirbelsäule aus. Unsere Kinder, die nicht mehr auf der Straße spielen, sondern stundenlang vor dem Computer hocken, programmieren sich selbst damit Schäden fürs Leben.

Die Konfrontation zwischen Verhaltensweisen der Zivilisation und unserer natürlichen Programmierung oder Auslegung war noch nie so dramatisch wie heute. Wir wissen, daß das Bandscheibengewebe ein sehr hohes Wasserbindungsvermögen hat. Nur dadurch ist die Bandscheibe elastisch. Aber die Fähigkeit, viel Wasser einzulagern, läßt schon im Alter von 18 bis 20 Jahren nach. Wir bekämpfen dies jedoch mit BG tens®. Aus dieser Perspektive gesehen, beginnt der Mensch dann schon zu »altern«. Diesen Vorgang »fördern« wir entweder durch Bewegungsmangel oder extreme unphysiologische Belastungen. Um so größer wird die Chance, daß sich die Gallertmasse der Bandscheibe in das spröder werdende feste Gewebe ringsum »reinboxt« und damit die

Voraussetzungen für einen späteren Bandscheibenvorfall schafft.

Ich habe bei jungen Turnern enorme Entwicklungsstörungen beobachtet. Da wird unter zu frühen und zu hohen Belastungen die Gallertmasse nicht durch den Faserring hinausgedrückt – sondern in die noch nicht gefestigten, noch nicht »fertigen« Wirbelknochen. Die Gallertmasse verursacht einen Eindruck in den Wirbel, die sogenannten Schmorlschen Knötchen. Der Bandscheibe fehlt ein Teil der Gallertmasse. Der Wirbel nimmt nach zu schwerer körperlicher Arbeit oder – dem Entwicklungsstand des Sportlers entsprechend – zu hartem, wirbelsäulenbelastendem Training Keilform an – die sogenannte Scheuermannsche Krankheit. Ihretwegen wurde man früher vom Militärdienst befreit . . .

Täglich Gymnastik als Ausgleich

Ich predige es jeden Tag: Gymnastik, Gymnastik, Gymnastik. Jeder Sportler sollte täglich 20 Minuten lang Gymnastik machen – außerhalb seines Trainings, als Ausgleich. Vor allem solche Übungen, die zu seiner Sportart passen, unter Aufsicht eines Fachmannes eingeübt.

In unseren Schulen wird, wenn überhaupt, noch immer die Gymnastik von Turnvater Jahn gemacht. Da hat man das Wesen einer Gymnastik in den seltensten Fällen begriffen. Wir brauchen differenzierte Gymnastik – Dehnungsgymnastik, Kräftigungsgymnastik, Lockerungsgymnastik. Nur so verschaffen wir der Wirbelsäule jene Stärkungen und Bindungen, die sie braucht.

Ich bin mit dem jungen, hochbegabten Dirigenten Semyon Bychkov befreundet. Obwohl er noch nicht 40 Jahre alt war, bekam er riesige Probleme mit der Halswirbelsäule. Auch hier sind die ständigen Belastungen durch die Dirigierbewegungen und das Stehen zu hoch. Und: In den letzten Jahren seines Lebens konnte Herbert von Karajan nur noch unter größten Schmerzen und sichtlich behindert dirigieren – trotz tiefgreifender Operationen an der Wirbelsäule. Er schaffte seine bewundernswerten Leistungen nur noch durch eine übergeordnete geistig-sinnliche Steuerung. Aber der Karajan von 1989 war ein »anderer« Karajan als der von 1960 oder 1970.

Das verdeutlicht einen weiteren Aspekt: Die Wirbelsäule hat auch eine nichtmechanische, seelische, charakterliche Funktion. Der ganze Mensch fühlt sich im Grunde so, wie sich seine Wirbelsäule fühlt. Leidet er an der Wirbelsäule, ist er kein »ganzer Mensch« mehr und muß enorme andere Energien aufbringen, um das Ziel seiner Selbstverwirklichung dennoch zu erreichen.

In unserer Sprache schreiben wir der Wirbelsäule ganz selbstverständlich charakterliche Qualitäten zu: ein »aufrechter Mann«, ein Mensch »mit Rückgrat« . . . Die Eigenart eines Menschen, seine Probleme, sein Streß reagieren sich über Muskeln und Bänder oft auch auf die Wirbelsäule ab. Das verändert seine » Haltung« – äußerlich wie innerlich.

Die Wirbelsäule ist eine Zentrale unserer Existenz. Wir sollten ihr soviel Gutes wie möglich tun.

Heilen ist schwierig, Vorbeugen ganz einfach

Einige Grundregeln, damit Sie bis ins hohe Alter hinein »Haltung bewahren«:

- *Das richtige Gewicht:* Schwerstgewichtler sollten sich klarmachen, wieviel Kilogramm sie von ihrem Kreuz vor sich hertragen lassen. Abspecken!
- *Die richtige Haltung:* Ein krummer Rücken ist eine der besten Voraussetzungen für einen Bandscheibenschaden. An einer verbesserten Haltung »arbeiten«.

- *Der richtige Sitz:* Wer die meiste Zeit des Tages hinterm Schreibtisch, hinterm Steuer, vor dem Fernseher oder vorm Bildschirm zubringt, der sollte öfter mal ein paar Schritte gehen, um den bedrängten Partien der Wirbelsäule eine Erholungspause zu gönnen.
- *Das richtige Bett:* Ein am Tage strapaziertes Rückgrat sollte wenigstens in der Nacht die Möglichkeit haben, auf einer geraden, nicht zu weichen Unterlage auszuspannen.
- *Richtige Schuhe:* Wer Probleme mit den Füßen hat, sollte den Rat seines Arztes ernst nehmen. Füße können Rückenschmerzen verursachen.
- *Richtiges Heben:* Gewichtiges nicht durch Bücken mit dem Kreuz hochliften, sondern wie ein Gewichtheber in die Hocke gehen und sich mit den Beinen wieder hochdrücken.
- *Der richtige Ausgleich:* Für alle einseitigen Belastungen, diverse Sportarten eingeschlossen, gibt es entlastende Übungen. Eine gut ausgebildete Muskulatur ist der beste Schutzmantel für ein hart arbeitendes Kreuz. Schwimmen, und zwar nicht Brustschwimmen mit dem Kopf im Nacken und mit Hohlkreuz, sondern auf dem Rücken, ist geradezu Medizin für den gesamten Bänder-, Muskel- und Wirbelapparat. Also: Wer seinem Rücken etwas Gutes tun will, der schwimmt und versöhnt sich mit der vielgeschmähten Gymnastik.

Wer das regelmäßig und richtig betreibt, der hat beste Aussichten, sich viel Ärger zu ersparen.

Juni *Die »French Open« sind vorbei, jetzt heißt die Devise: Wimbledon. Der Juni ist aber auch die Zeit, in der Manager und Trainer des »FC Bayern« von mir klipp und klar wissen wollen, ob es sportmedizinisch in Ordnung geht, wenn dieser oder jener Spieler »gekauft« wird. Ich erinnere mich lebhaft an den Fall eines Stürmers, den Uli Hoeneß unbedingt haben wollte. Ich untersuchte ihn – sein Kniegelenk war nicht in Ordnung. Um Uli Hoeneß zu überzeugen, daß der Einsatz des Spielers ein hohes Risiko für den Verein bedeuten würde, sagte ich: »Wir können eine Computer-Untersuchung des Kniegelenks machen lassen, dann sehen wir es schwarz auf weiß, was wirklich los ist.« Als der Stürmer diese Computer-Untersuchung verweigerte, war der Fall für den »FC Bayern« erledigt.*

Ein anderer Spieler hatte drei Problemstellen: die Leiste, die Achillessehne, das Wadenbein. Zudem hatte er einen Wadenbeinbruch erlitten, mir das im Gespräch aber verheimlicht. Er hat mich nach Strich und Faden belogen, um vom »FC Bayern« unter Vertrag genommen zu werden. Als ich seine »weiche Leiste« untersuchte, konnte ich mit dem Untersuchungsfinger durch den äußeren Leistenring mühelos bis tief in die Bauchhöhle vordringen. Ich weiß von tausend Leistenuntersuchungen, daß das sehr sehr weh tut. Doch der Spielerverzog keine Miene. Ein harter Recke . . .

Die Leiste – Schwachstelle zwischen Rumpf und Bein

Ihre ungeschützte Lage macht sie besonders anfällig für Verletzungen: Bei Dribblings, Sprints und schnellen Antritten wird die Leiste oftmals überfordert. Besonders tückisch: die »weiche Leiste«. Daß aber zum Beispiel Turner in diesem Bereich weitgehend verschont bleiben, zeigt: Eine gute gymnastische Durchbildung des ganzen Körpers ist der beste Schutz vor Verletzungen.

Aufnahme-Untersuchung beim »FC Bayern«. Jeder neue Spieler wird einen halben Tag lang gründlich durchgecheckt. Zunächst erfolgt eine umfangreiche internistische Untersuchung und dann der orthopädische Teil: alle Gelenke, die gesamte Muskulatur, Sehnen und vor allem die Leisten. Denn das ist oft ein Schwachpunkt. Ich erinnere mich noch genau an den ersten Check einiger Spieler, die eine Anlage zur »weichen Leiste« hatten. Das ist nichts Ungewöhnliches. Eine Reihe von Spielern hat von Geburt an tendenziell eine Disposition zur »weichen Leiste«. Es gibt genügend Spieler, bei denen diese Schwachstelle ein Sportlerleben lang nie zum Problem wird. Aber es gibt unter Umständen Phasen im Training oder im Spiel, in denen die Leiste einer Art Dauerstreß unterliegt, den Belastungen nicht mehr »gewachsen« ist, sich »meldet« und bei Nichtbeachtung zu Beschwerden führt. Kein Arzt kann den Zeitpunkt voraussagen. Es passiert, wenn die Belastung anhaltend unverhältnismäßig groß ist. Lange Reisen zu Fußballturnieren, Hallenturniere, »englische Wochen«, Training auf schweren oder gefrorenen Böden, aber natürlich auch Verletzungen im Bereich der Bauchmuskulatur oder der Adduktoren können den Fall akut machen – Umstände, auf die wir keinen Einfluß haben. Es läßt sich nicht steuern, es läßt sich nicht ausschalten – Schmerzmittel sind nicht sinnvoll, und sie wären auch keine Lösung. Beim Absetzen läßt die Wirkung nach, die Dosis müßte gesteigert werden, und nach Wochen oder gar Monaten würden Spieler und Arzt erkennen, daß die Beschwerden geblieben sind und die Leistungen absinken. Hier sind der Arzt und seine Physiotherapeuten aufs äußerste gefordert, und eine optimale Trainingssteuerung ist absolut notwendig – dann hat man zumindest eine Chance auf Heilung. Anderenfalls wird der Reiz immer stärker. Im schlimmsten Fall hilft schließlich nur noch die Operation.

Die schleichende Gefahr

Es kommt schleichend. Da ist kein Riß, nichts zerstört. Der Spieler läuft auf den Platz, liefert 20 Minuten eine gute Partie. Dann spürt er ein starkes Ziehen, ein Brennen, er fühlt sich behindert. Angst kommt auf, er rennt zur Bank – kein Befund. Aber die Angst bleibt.

In der Pause hat der Spieler sich erholt. Doch dann sind dieser Reiz, dieser diffuse Schmerz, diese Spannung und auch die Angst wieder da. Ab Mitte der zweiten Halbzeit baut der Mann rapide ab. Ich sehe, wie er sich bemüht, jeden langen Weg mit gutem Stellungsspiel zu vermeiden. Sprints, Dribblings und Schüsse bereiten ihm sichtbar Schmerzen. Er schummelt sich durch. In den letzten zehn Minuten läuft nichts mehr.

Mit Schmerzen geht er unter die Dusche. Beim Umziehen

kann er das Bein kaum noch heben. Nur mit großer Mühe schafft er es, ins Auto zu steigen. Zwei Tage Trainingspause. Danach geht es wieder einigermaßen. Doch Woche für Woche, Monat für Monat, bei jedem Spiel die gleiche Quälerei . . .

Die gefürchtete »weiche Leiste« ist eine typische Schädigung durch den Leistungssport – speziell beim Fußball.

Die Leiste, das Grenzgebiet zwischen Rumpf und Bein, ist eine Zone mit noch vielen Unbekannten, die aufgrund der aufrechten Gangart des Menschen zur wohl schwächsten Partie unseres Körpers geworden ist: Hier hört die Bauchmuskulatur auf, hier entspringen die Muskeln des Oberschenkels, hier zieht sich das Leistenband gleichsam als Trennungslinie vom Beckenkamm zum Schambein, und hier tritt der mächtige Versorgungsstrang aus Nerven, Blut- und Lymphgefäßen auf seinem Weg zum Bein aus dem Bauchraum, um auf der Innenseite des Oberschenkels im Schutz der umgebenden Muskelpakete unterzutauchen. Beim Mann durchqueren der Samenstrang und die den Hoden versorgenden Gefäße via Leistenkanal die Bauchdecke und verlassen die gefährdete Zone nahe dem Schambein durch den äußeren Leistenring.

Jeder Mensch, der diese Region bedroht fühlt, zieht im Reflex das Bein an, beugt sich nach vorn, denn die Leiste ist ein besonders empfindliches Gebiet, das bei den Vierbeinern auf beste Weise durch ihre Körperhaltung geschützt ist.

Was die Mediziner »weiche Leiste« nennen, läßt sich nur mit viel Erfahrung über die Fingerkuppen ertasten: Diese geringgradigen Gewebeschwellungen oder auch -verquellungen, diese entzündlichen Reaktionen an den Muskel- und Sehnenansätzen, an der Knochenhaut sowie ein erweiterter Leistenkanal (der Abstand Leistenband/unterer Rand der schrägen Bauchmuskulatur ist vergrößert) oder auch Leistenring, die beide auf Druck, ja manchmal schon bei Berührung mit Schmerz reagieren – sie haben einen erhöhten Muskeltonus zur Folge, der wiederum eine Verkürzung und Schwächung der betroffenen Muskeln auslöst.

Meine erste praktische »Begegnung« mit der »Leiste« hatte ich 1975 in meinem ersten Jahr als Mannschaftsarzt von »Hertha BSC Berlin«. »Sir George« Kessler, der Trainer, rief mich Freitag mittag, kurz vor dem nächsten Bundesligaspiel, in die Kabine. Lorenz Horr, der Torjäger, klagte über Leistenschmerzen. Ich sollte entscheiden, ob er spielen kann oder nicht.

Die Untersuchung ergab: nichts. Dem Trainer sagte ich: »Der Lorenz kann spielen.« Horr war richtig aufgeregt: »Aber Doc, ich kann nicht spielen! Es tut zu weh!«

Ich blieb bei meinem Urteil. Ich war überzeugt, da ist nichts.

Lorenz Horr spielte, aber nach 20 Minuten mußte er sich auswechseln lassen. Es ging wirklich nicht. Für mich war das ein Fiasko. Und bei dem Spieler hatte ich verspielt.

Das war mir eine Lehre. Die »weiche Leiste« ist bis heute eine weithin geheimnisvolle, komplexe Sportverletzung. Schon der römische Enzyklopädist Aulus Cornelius Celsus (gestorben 50 n. Chr.) überlieferte von den großen griechischen Ärzten des alexandrinischen Zeitalters die Erkenntnis: »Der Leistenschmerz ist eine oft undefinierbare Erscheinungsform verschiedener Ursachen.«

Die »weiche Leiste«: eine Störung ohne akut einsetzendes Krankheitsbild

Es gibt bei der »weichen Leiste« kein akut einsetzendes Krankheitsbild. Ein Komplex von Symptomen entwickelt sich meist langsam; Störungen im Muskelgleichgewicht von Rücken-, Hüft- und Bauchmuskeln, von Beugern und Streckern sowie von Adduktoren und Abduktoren der Oberschenkelmuskulatur sind häufig die Ursache. Ihr genau abgestimmtes Zusammenspiel soll die sich im Bewegungsablauf ständig ändernde Lage des Beckens im Gleichgewicht halten. Diese permanente Balance kann auch gestört werden durch Verletzungen der Bauch- und Oberschenkelmuskeln, durch zu wenige, einseitige oder erst recht durch falsche Gymnastikübungen – zum Beispiel Sit-ups, durch unphysiologische Bein- und Beckenstatik. Und sie kann negativ beeinflußt werden durch Überlastung oder auch durch funktionelle Störungen der Wirbelsäule, vor allem in deren unterem Bereich, durch Hüftgelenksverletzungen oder -beschwerden, die ein verändertes Bewegungsmuster zur Folge haben und somit die umgebende Muskulatur beeinflussen.

Ist dieses Gleichgewicht etwa durch eine Schwächung der schrägen Bauchmuskulatur gestört, die in hohem Maße an der Kraftübertragung beteiligt ist und ohne deren Mitwirkung die im Sport so wichtige Drehbewegung des Oberkörpers nicht optimal abläuft, so kann der Fußballer beispielsweise die beim Sprinten oder Schießen notwendige enorme Anspannung dieser Muskelpartien nicht mehr aufbringen. Gleichzeitig aber drückt der hohe Preßdruck im Bauchinnenraum das ihn umschließende »Bauchfell« in die schwache Leistenregion, führt dort zu einer Irritation, die später, wenn die Belastung nicht aufhört, Schmerzen zur Folge hat, die dann in die Oberschenkel- und Bauchmuskulatur ausstrahlen können.

Der betroffene Sportler wird die Schmerzregion schonen wollen und fortan nur noch leicht nach vorne gekrümmt sprinten. Fehlbelastungen weiterer Muskelpartien sind die Folge. Ein fataler Kreislauf hat begonnen.

Der Fall Rudi Völler zeigt am anschaulichsten, wie so etwas »läuft«: Das vorentscheidende Spiel um die Deutsche Meisterschaft 1985/86 im Münchner Olympiastadion – die »Bayern« gegen »Werder Bremen«. Augenthaler geht voll zur Sache, Rudi Völler am Boden. Muskelfaserriß im linken Oberschenkel knapp unterhalb vom Schambein. Die Aufregung der Öffentlichkeit über diesen Zusammenstoß währte länger als bei geeigneter Behandlung das Ausheilen eines Muskelfaserrisses, nämlich zwei bis drei Wochen.

Aber in dieser Saison ging es gleich doppelt um die Wurst: »Werder« konnte noch Meister werden – und die Weltmeisterschaft in Mexiko stand vor der Tür. Vermutlich hat Völler unter diesem Druck das Fußballtraining zu früh wieder aufgenommen, anstatt es mit einem behutsamen Aufbautraining vorsichtig angehen zu lassen. Unbewußt schonte er das verletzte, noch nicht ausgeheilte linke Bein. Dadurch wurde die gesamte Bauch-, Hüft-, Oberschenkelmuskulatur der linken Seite geschwächt. Die Schmerzen im Verletzungsbereich blieben. Immer wieder mußte Völler das Training abbrechen. Dadurch rutschte er in einen Zustand, in dem »die Leiste« immer schwächer wurde. Schließlich war sie es, die Probleme machte, das Beschwerdebild verwischte. Wochen nach der Verletzung konnte er noch nicht wieder dribbeln, sprinten, schießen, wie er es zuvor so erfolgreich vorgeführt hatte.

Auf Anregung von Franz Beckenbauer, der ja den Rudi unbedingt für die WM haben wollte, kam Völler zu mir, im Januar vor der WM, mehr als drei Monate nach seiner Verletzung. Er klagte weiterhin über Schmerzen, und es hieß immer noch: »Das ist das Foul vom Augenthaler!«

Ich sagte Rudi: »Eines kann ich dir versichern, der Faserriß war wirklich da, aber der spielt bei deinen jetzigen Beschwerden keine Rolle mehr. Der ist auskuriert. Aber in der Zwischenzeit hat sich in der Leistenregion, am Leistenband, an den sehnigen Übergängen der Bauchmuskulatur, ein kritischer, entzündlicher Zustand entwickelt. Ich möchte von mir aus keinen zeitaufwendigen Versuch machen, die Angelegenheit allmählich zu bessern, dir würden nur weitere Wochen verlorengehen. Du hast meiner Meinung nach nur noch eine Chance: Laß dich operieren.«

In der Regel soll man nur dann zur Operation raten, wenn alle konservativen Bemühungen, die »weiche Leiste« zu kurieren, auch über einen Zeitraum von zehn bis zwölf Wochen hinweg keinen Erfolg gebracht haben. Wird dann operiert, ist die volle Belastbarkeit meist nach weiteren acht bis zehn Wochen wiederhergestellt.

Ich schickte Völler also zu einem der besten Operateure auf diesem Gebiet, nach Belgien, und zur Schlußphase der Meisterschaft und zur WM war er wieder dabei.

Bei einer solchen Operation werden die Schwachstelle in der Bauchdecke verengt und das Umfeld durch überlappende Bauchmuskelanteile, die von oben heruntergeschlagen und fixiert werden, verstärkt.

Ein spektakulärer Fall aus einer anderen Sportart: David Moorcroft, seinerzeit Weltrekordmann über 5000 Meter, trainierte monatelang unter Schmerzen. Bei den Olympischen Spielen in Los Angeles schaffte er trotz »weicher Leiste« – allerdings mit Schmerzmitteln – den Einzug in den Endlauf. Dann allerdings war seine Moral gebrochen, wie er mir erklärte: »Immer wieder diese Schmerzen überwinden müssen, immer diese Angst vor dem Finish . . .« Auch Moorcroft mußte operiert werden.

Von den Läufern sind vor allem die Mittel- und Langstreckenläufer gefährdet, ebenso die Tennisspieler, Eisschnelläufer, Eishockey-, Volleyball- und Handballspieler mit ihren extremen Trainings- und Spielbelastungen bei viel zu kurzen Regenerationszeiten.

Es gibt aber auch Sportarten, die von dieser Verletzung generell verschont bleiben – etwa die Turner. Hier zeigt sich: Eine gute gymnastische Durchbildung des gesamten Körpers ist das beste Mittel gegen die »weiche Leiste«.

Eine letzte Sicherheit gibt es nicht . . .

Eine Operation kostet den Sportler in jedem Fall beträchtliche Zeit und molekulare Reserven im Bereich der Spurenelemente und Aminosäuren. Früher haben wir die Fristen bis zum Comeback eines Spielers extrem nach unten getrieben. Ich erinnere mich noch gut an den Fall von Jean-Marie Pfaff, dem großen belgischen Torwart. Damals war ich überzeugt, daß er schon nach vier Wochen wieder völlig fit sei. Ich habe dann aber erkennen müssen, daß das zu früh war. Wir haben die Frist später immer mehr ausgedehnt, kamen schließlich auf zwölf Wochen. Heute reduziere ich den Wartestand wieder auf acht bis zehn Wochen – denn meine Patienten sind in der Regel extrem durchtrainiert und fit. Aber ich gebe zu: Eine letzte Sicherheit gibt es immer noch nicht, bei jedem Fall ist es für den Sportarzt ein vorsichtiges Suchen und Tasten.

Nach einer Schonzeit von 14 Tagen beginnen wir am Anfang der dritten Woche nach der Operation mit einem gezielten Gymnastikprogramm. Nach vier Wochen nehmen wir das Fahrradergometer hinzu. Nach Ablauf von sechs Wochen darf gelaufen werden, und nach der achten Woche kann man endlich wieder mit dem Training seiner jeweiligen Sportdisziplin beginnen.

Allerdings dürfte diese geschilderte Behandlungsmethode über kurz oder lang ausgedient haben: Die Zukunft gehört der Operationstechnik mit der Sonde. Ich weiß von erstklassigen Erfolgen in einer amerikanischen Klinik in New York, wo die Sportler spätestens nach 14 Tagen wieder topfit sind. Auch in Frankreich und Österreich gibt es bereits Kliniken, die ähnlich erfolgreich sind. Der sogenannte Otto Normalverbraucher kann übrigens schon zwei Tage nach dem Eingriff wieder zur Arbeit gehen.

Wir haben mit unseren Patienten, die nach der neuen Operationstechnik an der »weichen Leiste« operiert wurden, sehr gute Erfahrungen gemacht. Aber es gab da auch ein neues Problem. Manche Patienten hatten wegen der Schmerzen, die über Wochen und Monate anhielten, in der Hüfte eine leicht angewinkelte Schonhaltung angenommen. Dadurch verkürzte sich der Hüftbeugemuskel (musculus ileopsoas). Dieser Muskel tat uns nicht den Gefallen, nach dem operativen Eingriff spontan in wenigen Tagen seine hohe Spannung zu lösen. Was die Leiste betraf, konnte der Spieler schon nach ein paar Tagen wieder trainieren und sich schmerzfrei aufrichten. Die überhöhte Muskelspannung des Hüftbeugers aber provozierte an der Innenseite des Oberschenkelknochens, wo dieser Muskel ansetzt, eine entzündliche Reaktion (Insertionstendopathie) und zusätzlich einen erhöhten Druck auf einen in der Leistenbeuge befindlichen Schleimbeutel, was eine Entzündung (Bursitis) nach sich ziehen kann.

Wenn der Spieler in die Phase der Endstreckung der Hüfte kam, entstand ein undefinierbarer Leistenschmerz, der ihn verunsicherte.

Dagegen helfen dämpfende, elektromedizinische Bänder, Massagen und ein relativ aggressives Dehnen aller das Hüftgelenk überziehenden Muskeln sowie Traktionen der meist kontrakten Hüftgelenkskapsel.

Der Adduktorenriß

Eine andere schwere Leistenverletzung ist der Adduktorenriß. Von Franz Beckenbauer über Lothar Matthäus bis hin zu Matthias Herget haben schon viele Fußballspieler ihre Erfahrung damit machen müssen. Die Adduktoren sind eine Muskelgruppe, die vom Schambein zum Oberschenkelknochen führt und das abgespreizte Bein wieder heranzieht. Außerdem helfen sie beim Außen- und Innendrehen des Beines. Ihre wichtigste Aufgabe aber dürfte sein, das Becken auszubalancieren und zu stabilisieren. Nach Beugern und Streckern bilden sie das dritte große Muskelpaket am Oberschenkel. Reißt einer der Adduktorenmuskeln, so liegt die Abrißstelle meist in unmittelbarer Nähe des Schambeins, wo der Muskel in sehniges Gewebe übergeht, das weniger durchblutet und auch schlechter von Ermüdungsrückständen entsorgt wird. Das Gewebe verliert an Elastizität. Wird der Muskel beim Spiel passiv gedehnt, die Elastizitätsgrenze überschritten, dann kommt es zum Einriß oder gar Riß.

In diesem Fall hilft auch keine Operation. Die Rißenden müssen durch Spezialverbände möglichst nah aneinandergebracht werden, um das Zusammenwachsen zu erleichtern. Nach drei bis vier Wochen kann es mit dem Training wieder losgehen.

Das beste ist, es gar nicht erst so weit kommen zu lassen: Wer sich im Grenzbereich seiner körperlichen Leistungsfähigkeit bewegt – und nicht nur da –, sollte jeden Morgen 20 Minuten investieren, um seinen Bewegungsapparat geschmeidig zu halten – durch Dehngymnastik, Kräftigungsgymnastik und Lockerungsgymnastik. 20 Minuten tägliche Übungen sind auf jeden Fall einfacher zu verkraften als wochenlange Schmerzen und der enorme Trainingsrückstand.

Und will man danach wieder auf die Beine kommen, heißt auch dann die Devise: Gymnastik, Gymnastik und noch mal Gymnastik.

Zehn einfache Übungen, mit denen Sie sich gegen eine »weiche Leiste« schützen können

- *Übung eins – bringt die Oberschenkel in Form:* Drücken Sie bei diesem »halben« Schneidersitz die Kniegelenke ganz fest gegen Ihre Hände, sieben Sekunden lang. Lösen Sie dann vorsichtig die Spannung auf und drücken Sie nun, aber langsam, die Knie auseinander. In der Endposition etwa sieben Sekunden verharren, die Dehnung der inneren Oberschenkelmuskeln macht sich durch ein Ziehen bemerkbar. Zum Aufwärmen dreimal wiederholen; als Therapie sechsmal wiederholen und 15 Sekunden halten.

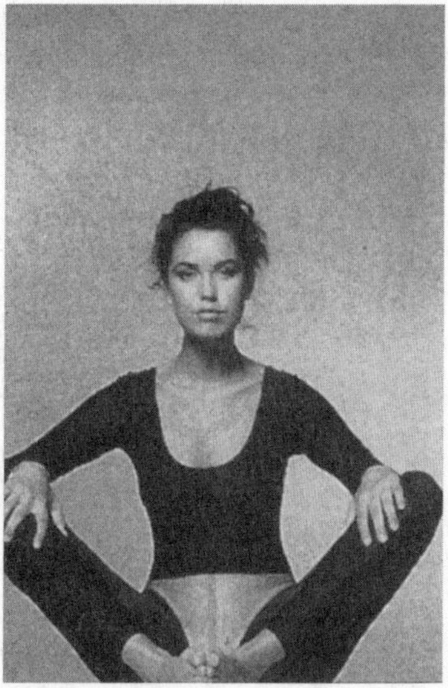

Übung eins

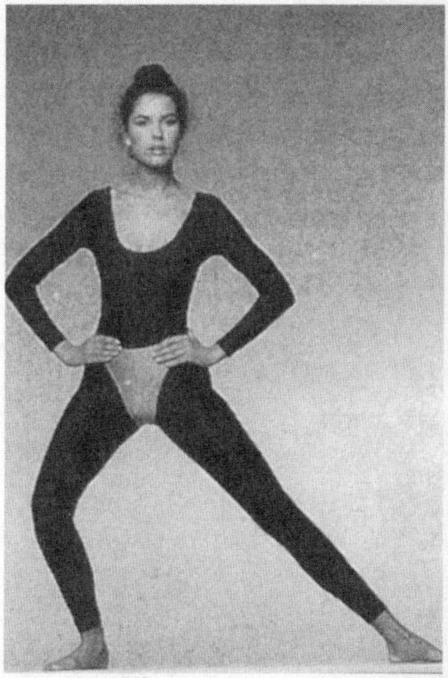

Übung zwei

- *Übung zwei – macht die Hüfte beweglich:* Stellen Sie das Bein der schmerzhaften Seite etwas seitlich vom Körper, die Fußspitze zeigt nach vorn. Damit die Wirbelsäule nicht unphysiologisch belastet wird, ist das Standbein leicht gebeugt, der Oberkörper ist gerade. Die Hände sind in die Taille gestützt. Drücken Sie (nicht nachwippen!) mit der Hand über dem abgespreizten Bein Ihre Hüfte zur Seite, bis sich ein Ziehen in den Adduktoren an der Innenseite des Oberschenkels bemerkbar macht. Dreimal wiederholen, sieben Sekunden halten; als Therapie sechsmal wiederholen, 15 Sekunden halten.

- *Übung drei – nimmt der Hüfte Spannung:* Auf einen Stuhl gestellt, beugen Sie das Bein der schmerzfreien Seite im Hüft- und Kniegelenk, das Standbein bleibt in Hüft- und Kniegelenk gestreckt. Die Fußspitze ist leicht nach innen gedreht, und die Hände sind im Nacken verschränkt. Dann schieben Sie das Becken und den Oberkörper – er soll gerade aufgerichtet sein – nach vorn. Durch ein leichtes Ziehen unterhalb der Leiste macht sich die Dehnung des Hüftbeugemuskels bemerkbar. Fünfmal wiederholen, sieben Sekunden halten; als Therapie fünfmal wiederholen, 15 Sekunden halten.

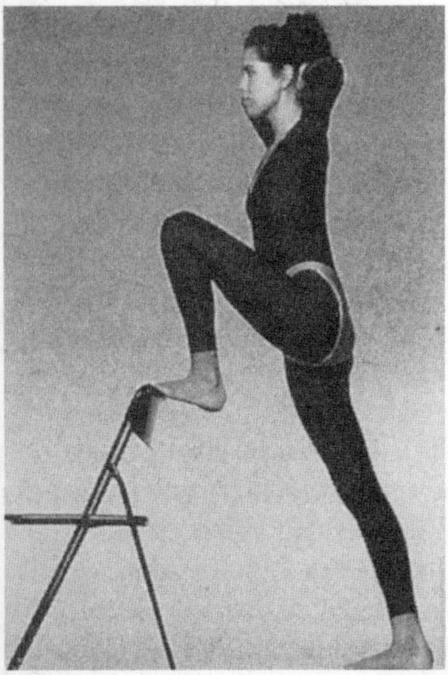

Übung drei

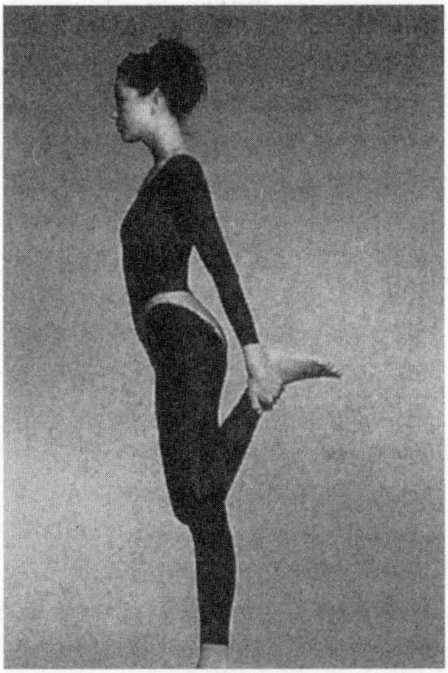

Übung vier

- *Übung vier – dehnt die vorderen Oberschenkelmuskeln:* Beugen Sie das Bein der schmerzhaften Seite, und halten Sie es mit der gleichseitigen Hand oberhalb des Sprunggelenks fest. Achten Sie darauf, daß der Oberkörper aufrecht bleibt, und versuchen Sie nun, das Bein gegen den Widerstand Ihrer Hand zu strecken. Nach sieben Sekunden lösen Sie die Spannung und bringen mit Hilfe der Hand die Ferse langsam und stufenweise bis zum Gesäß. Dreimal wiederholen, sieben Sekunden halten; als Therapie fünfmal wiederholen, 15 Sekunden halten.

- *Übung fünf – trainiert die Bauchmuskeln:* Auf dem Rücken liegend, winkeln Sie die Beine an. Drehen Sie die Arme nach außen, so daß die Handrücken nach unten zeigen. Drücken Sie nun die Füße fest gegen den Boden. Versuchen Sie jetzt, den Oberkörper leicht vom Boden abzuheben. Durch Drehung des Oberkörpers nach rechts oder links trainieren Sie zusätzlich die schrägen Bauchmuskeln. Sieben Sekunden halten, sechsmal wiederholen.

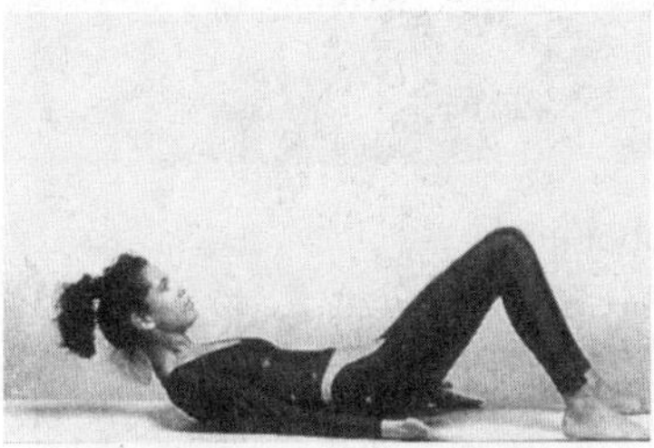

Übung fünf

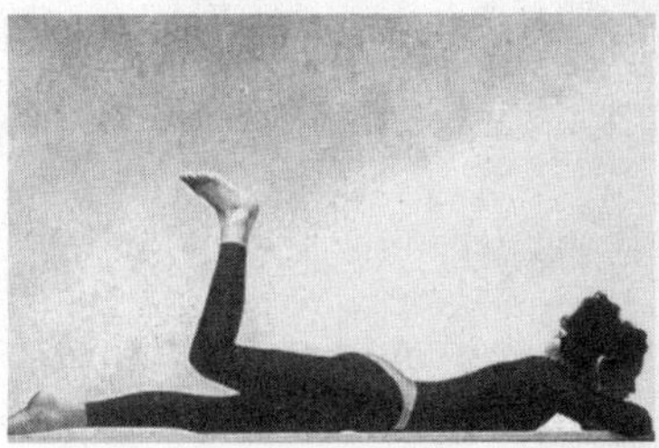

Übung sechs

- *Übung sechs – gibt dem Becken Spannung:* Aus der Bauchlage – kleines Kissen unter Becken und Bauch schieben! – beugen Sie das Bein der schmerzenden Seite im Kniegelenk rechtwinklig an. Heben Sie dann – die Fußspitzen sind gestreckt – den Oberschenkel vom Boden ab. Halten Sie die Spannung sieben Sekunden lang, das genügt, um die Gesäßmuskeln ordentlich zu kräftigen. Sechsmal wiederholen bei sieben Sekunden Pause.

- *Übung sieben – lockert die Wirbelsäulen-Becken-Region:* Nehmen Sie auf einem Tisch oder einer Liege eine bequeme Haltung auf Händen und Kniegelenken ein, den »Vierfüßlerstand«. Das Bein der schmerzenden Seite bleibt bei der Übung fest auf dem Tisch. Überkreuzen Sie die Fußgelenke und schieben Sie langsam das Knie des gesunden Beins ein paar Zentimeter neben der Tischkante nach unten – fünf Sekunden lang. Wie bei allen Übungen gilt: Ohne Schmerzen trainieren! Zehnmal wiederholen.

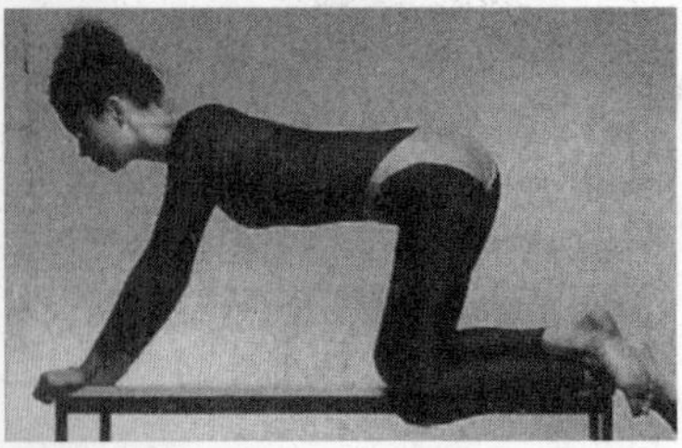

Übung sieben

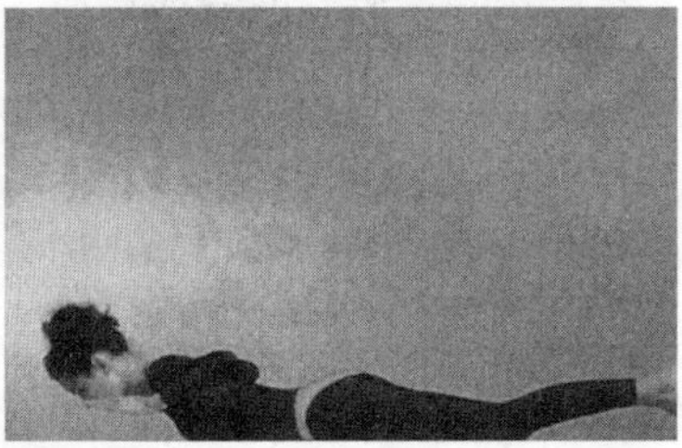

Übung acht

- *Übung acht – stärkt die Rückenmuskeln:* Sie liegen auf dem Bauch, die Beine sind leicht gegrätscht. Ziehen Sie nun die Fußspitzen zum Körper hin, und formen Sie mit den Armen ein »U«. Spannen Sie dann die Rückenmuskeln an, und heben Sie Arme und Oberkörper ein paar Zentimeter vom Boden ab, sieben Sekunden lang. Blicken Sie bei der Übung immer auf den Boden – so vermeiden Sie Verkrampfungen im Rückenbereich. Sechsmal wiederholen bei sieben Sekunden Pause.

- *Übung neun – trainiert die seitlichen Hüft- und Oberschenkelmuskeln:* In bequemer Seitenlage ist das untere Bein angewinkelt, das obere gestreckt. Heben Sie das obere Bein zur Seite ab, ein paar Zentimeter genügen. Halten Sie diese Position, die auf sehr wirksame Weise die äußeren Oberschenkelmuskeln kräftigt, sieben Sekunden lang. Dann die Seite wechseln. Sechsmal wiederholen bei sieben Sekunden Pause.

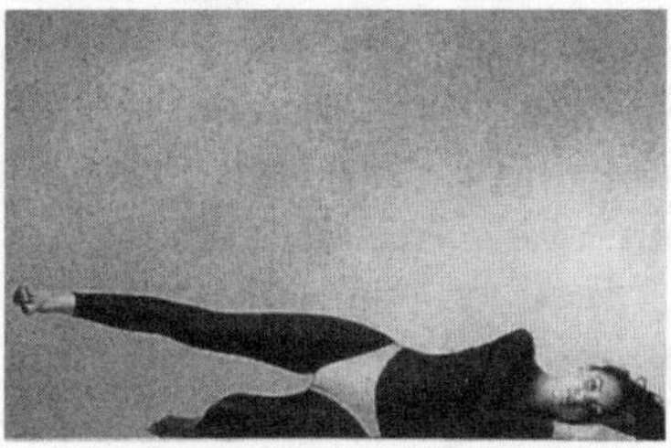

Übung neun

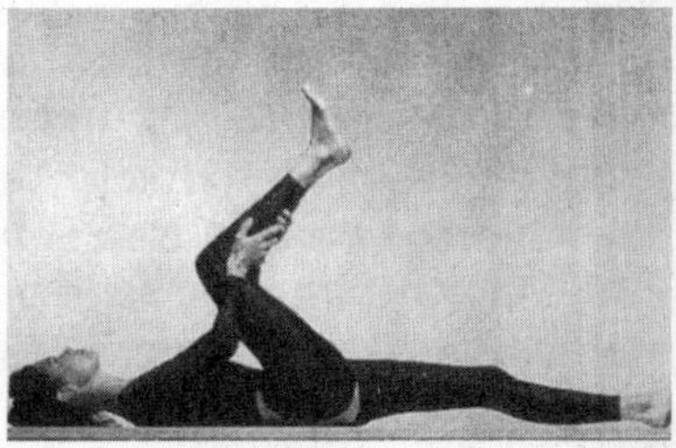

Übung zehn

- *Übung zehn – dehnt die rückwärtigen Oberschenkelmuskeln:* Aus der Rückenlage umfassen Sie mit beiden Händen das obere Ende der Wade Ihres schmerzhaften, in Hüfte und Kniegelenk gebeugten Beins. Drücken Sie es gegen die Hände, zählen Sie bis sieben. Lösen Sie dann die Spannung, und führen Sie mit beiden Händen den Unterschenkel so weit nach oben, bis ein leichtes Ziehen an der Rückseite des Oberschenkels auftritt. Zum Aufwärmen dreimal wiederholen; als Therapie sechsmal wiederholen, 15 Sekunden halten.

Das Knie – viel zu kompliziert, um ohne Schwächen zu sein

Kein anderes Gelenk wird beim Sport mehr belastet als das Knie: Verletzungen am Innen- und Außenmeniskus, an den Kreuzbändern, der Gelenkkapsel und dem Gelenkknorpel, der Kniescheibe und den Sehnen gehören zum alltäglichen Bild. Eine Grundregel: Jede Verletzung ausheilen! Die Sportmedizin hat in diesem Bereich inzwischen entscheidende Fortschritte gemacht.

Brian Laudrup dribbelt und trickst wie ein Maradona. Der 24 Jahre alte Däne ist unheimlich gut drauf. Er läßt zwei, drei Gegenspieler mit eleganten Körpertäuschungen aussteigen, beschleunigt turbomäßig, führt den Ball am Fuß, als wäre der angeklebt. Brian sprüht vor Spiellaune und Freude an seiner Zauberkunst.

Es ist ein Freitag abend Ende August 1991 in Dresden: »Dynamo« gegen die »Bayern«, die erste Konfrontation nach den legendären Europacup-Spielen 1973/74.

Mitte der ersten Halbzeit bekommt Brian einen Schlag auf den rechten Oberschenkel. Er geht zu Boden. Aber er schreit nicht. Ich renne mit dem Masseur auf den Platz. In der Mitte des Oberschenkels ist eine Prellmarke, ein Abdruck von Stollen. Ich taste den Bereich ab. Es ist keine schwerwiegende Verletzung erkennbar. Wir kühlen den Oberschenkel mit eiskaltem Wasser. Dann spielt Brian weiter – genauso inspiriert und begeisternd wie vor dem Tritt gegen den Oberschenkel.

Halbzeitpause. »Hat jemand Probleme?« frage ich in der Kabine. »Braucht jemand Hilfe, eine Bandage?« Einige Spieler melden sich – Brian nicht.

Er spielt auch die zweite Halbzeit durch, in großer Form. Fünf Stunden Heimfahrt nach München im Bus. Brian meldet keinerlei Beschwerden.

Am nächsten Tag trifft sich die Mannschaft zum gemeinsamen Mittagessen. Brian kommt auf mich zu: »Doktor, kannst du mal mein Knie anschauen, ich habe da Schmerzen.«

Wir verlassen das Restaurant, gehen in einen Nebenraum. Ich untersuche Oberschenkel und Knie. Als ich Brian Laudrups Knie abtaste, ist es wie ein Schock. Ich denke: »Das gibt's doch nicht!« Das Kreuzband ist gerissen. Und trotzdem hat er so fabelhaft das Spiel durchgestanden, hatte danach keine Beschwerden. Ich taste das Knie noch einmal sorgfältig ab. Ich muß den Funktionsprüfungen glauben: Kreuzbandriß.

Sofort ab in die Praxis. Erneute Untersuchung. Wieder der Befund: Das Kreuzband ist kaputt. Ich rufe einen Radiologen an: »Du mußt mir helfen, auch wenn es Wochenende ist! Wir brauchen sofort eine Arthrographie und eine Computer-Tomographie.« Der Radiologe macht es möglich. Um 14 Uhr haben wir den deprimierenden Befund. Brian sagt: »Das ist das Ende.« Ein gerissenes Kreuzband hat schon manche Fußballerkarriere entscheidend beeinträchtigt – oder sogar beendet.

Ich spreche ihm Mut zu: »Ich empfehle dir dringend Dr. Richard Steadman in Vail/Colorado. Mit ihm habe ich bei Knieverletzungen die besten Erfahrungen gemacht. Ich habe schon Fußballer, Eishockeyspieler, Volleyballspieler, Basketballspieler zu ihm geschickt. Dr. Steadman hat die allerbesten Erfahrungen, ist chirurgisch auf dem neuesten Stand, absolut professionell und sicher.«

Brian nickt. Während wir zum Mittagessen der Mannschaft

zurückfahren, rufe ich über Autotelefon Dr. Steadman in den USA an. Brian Laudrup bekommt einen Termin.

Am Montag früh ist er dann in die USA geflogen und wurde sofort operiert . . .

Das Knie, immer wieder das Knie – eine der größten Gefahrenzonen für viele Hochleistungssportler. In meiner Praxis sehe ich meistens schlechte Kniegelenke . . . Wie viele Patienten habe ich schon zu dem überaus erfahrenen Professor Werner Glinz in Zürich schicken müssen, der schon Tausende von Meniskusschäden arthroskopisch behob! Es ist sehr selten, daß man als Sportarzt mal ein ideales Knie zwischen die Finger bekommt – wie das von Gerd Müller, dem einstigen »Bomber der Nation«. Beim Gerd stimmte alles: Er hatte gut modellierte Beine, eine phänomenal ausgeprägte Muskulatur, ausgesprochen feste Bänder, nicht zu lange Hebel. Das alles gehört auch zu einem »guten Knie«.

Bei Gerd hat das Knie immer gehalten, obwohl er unter massivster »Bearbeitung« der Deckungsspieler Hunderte von Strafraumschlachten durchstehen mußte. Wie kaum ein anderer Fußballspieler bekam er es »auf die Socken« – aber sein Knie wankte und wackelte nicht.

Beugen, strecken, rotieren, gleiten . . .

Das Knie ist eine höchst komplizierte Konstruktion. Ob es eine gute Konstruktion ist, ob der liebe Gott sich das Optimale hat einfallen lassen, kann ich nicht sagen. Ich weiß nur: Die versiertesten Techniker und Konstrukteure in der Schweiz, in Skandinavien, Frankreich, Japan und in den Vereinigten Staaten versuchen seit Jahrzehnten, ein »künstliches Knie« zu entwerfen, das genauso funktionstüchtig ist wie das natürliche. Sie haben es bis heute nicht geschafft.

Ganz einfach gesagt: Das Knie ist die gelenkige Verbindung zwischen Ober- und Unterschenkel. Das Knie funktioniert in drei Bewegungsebenen: In der scharnierartigen Beugung und Streckung ist nämlich eine leichte Rotation enthalten und ein Gleitvorgang, den man optisch nicht wahrnimmt – die Rolle auf dem Unterschenkelkopf schiebt sich etwas hin und her. Beugung und Streckung, Rotation, Gleiten – alles das muß das Knie können, oft gleichzeitig.

Woraus besteht das Knie?

Da sind zuerst einmal die korrespondierenden Knochen: der Oberschenkel mit zwei Rollen und kräftigen Verdickungen am Ende, die jeweils eine runde Gelenkfläche bilden – und der Unterschenkel-Kopf, der breit auslädt und quasi ein Widerlager bildet, auf dem diese Rollen sich bewegen. Damit keine Reibung auftritt und gleichzeitig eine stoßdämpferähnliche Pufferung gewährleistet wird, ist der Knochen mit einer mehrere Millimeter dicken Knorpelschicht bedeckt.

Für eine weitere Verbesserung der Beweglichkeit und der Stoßdämpfung sorgen zwei Scheiben, die man sich etwa wie zwei aus einer Zitrone herausgeschnittene Segmente vorstellen kann. Innen- und Außenmeniskus.

Das Knie muß gewaltige Druckbelastungen aushalten und große Kraftentwicklungen umsetzen. Das heißt: Es müssen Kräfte über das Gelenk gehen. Ich kann ja einen Hebel nur in Bewegung setzen, wenn ich einen Zügel über das Gelenk hinaus führe und irgendwo ansetzen lasse.

Damit die knieübergreifenden Sehnen sich nicht am Knochen wund- oder abschleifen, werden sie durch Schleimbeutel geschützt, oder im Fall des überaus kräftigen Kniestreckers durch die Kniescheibe. Der kräftige Oberschenkelmuskel endet sehnig an der Kniescheibe oder auch Patella (lateinisch). Die Kraftübertragung geht dann über eine kräftige Kniescheibensehne weiter an den Unterschenkel. Die Kniescheibe hat an der Rückfläche auch eine Knorpelschicht und liegt auf einer entsprechend geformten Gelenkfläche des Oberschenkels auf. Die Kniescheibensehne wurde noch vor wenigen Jahren selten erwähnt. Doch ohne diese bandförmige Sehne könnte ein Lothar Matthäus niemals eine explosive Streckung des Beines bewerkstelligen, die dann zu einem Schuß von über 120 km/h Geschwindigkeit führt.

Es gibt relativ häufig Reizungen und Entzündungen der Kniescheibensehne – bei Tennisspielern, Volleyballspielern, Handballspielern, Skiläufern, Leichtathleten und bei Fußballspielern. Diese Entzündungen sind äußerst schmerzhaft. Wer davon betroffen ist, kann sich oft nicht vorstellen, daß das jemals wieder gut wird. Ich habe genügend Fußballprofis behandelt, die gesagt haben: Das tut so weh, ich glaube, das ist das Ende meiner Karriere.

Die Kniescheibensehne muß enorme Spannungen aushalten – zum Beispiel beim Abgang eines Turners vom Hochreck. Wenn der den Sprung auf die Matte mit den Kniegelenken abfedert, wird sie mit dem Vielfachen des menschlichen Körpergewichts belastet. Das tausendfache Abstoppen beim Hochleistungstennis, die Absprünge und das Auffangen von Kreiswürfen beim Hallenhandball, das ständige Abbremsen beim Skislalom, die Landung beim Weitsprung gehören zu den größten Strapazierungen der Patellasehne. Sie kann auch schon mal reißen . . .

Damit das Kniegelenk einen seitlichen Halt hat, nicht nach innen oder außen ausbrechen kann, sind jeweils zwei Bandverbindungen zwischen Ober- und Unterschenkel an der Innen- und Außenseite verlegt: Innen- und Außenband.

Das Knie muß auch einen Halt haben für die Vorwärts-Rückwärts-Bewegung. Dafür sind das vordere und das hintere Kreuzband da. Sie liegen mitten im Gelenk, sind nicht ertastbar. Noch vor zehn Jahren haben wir über die Kreuzband-Diagnostik weit weniger gewußt. Diese Bänder bestehen aus einem sehr derben, gering elastischen Bindegewebe. Ungezählte, ganz feine Fasern sind ineinander gefügt. Dieser Verbund von Fasern ist trainierbar. Er verstärkt sich – wie auch die Festigkeit der Knochen – durch ständig wiederholte Belastungen. Nicht nur die Muskeln reagieren auf das Training – auch die Bänder.

Das Kniegelenk wird von der Kapsel umhüllt. Sie ist an der Innenseite mit einer Schleimhaut ausgekleidet, die die Gelenkschmiere produziert: einen klebrigen Belag auf dem Knorpel. Dieser feine, zarte »Film« reduziert die Reibung fast auf null.

Wenn man bei einer Operation das Gelenk austastet, spürt man auf einem gesunden Knorpel so gut wie keine Reibung – eine geniale »Erfindung«. Entzündet sich die Kapsel durch Schäden im Gelenk, rheumatische Geschehnisse oder durch Quetschungen von außen, dann steigert sich der Stoffwechsel stark. Es entsteht eine »Schmiere«, die in ihrer Qualität minderwertig ist: sehr wäßrig, gelblich-bernsteinfarben. Der Schmiereffekt ist dann stark gemindert. Und damit ist der Knorpel gefährdet: Durch starke Überproduktion von »Gelenkschmiere« kann es zu regelrechten Kniegelenk-Ergüssen kommen. Die Kapsel ist mit kleinen Nervenenden dicht bestückt und hochsensibel. Die Nerven, gleichsam das Stromkabel, die mit ihren vielen Verzweigungen motorisch und sensibel alles im Bein versorgen, geben besonders viele »Anschlüsse« an die Kapsel ab. Deshalb ist sie auch so überaus empfindlich bei Verletzungen. Bänder dagegen sind bei weitem nicht so gut versorgt.

Die Kapsel verrät mir am besten, ob das ganze Gelenk gesund ist oder nicht. Ich lege meine Hand auf beide Kniegelenke und verschaffe mir einen Eindruck, was für Gelenke ich vor mir habe. Ich spüre eine Wärmeausstrahlung – Zeichen für eine Entzündung. Ich spüre eine Schwellung – da liegt ein Schaden vor. Eine Schwellung ohne große Wärmeentwicklung deutet eher auf einen mehr mechanischen Schaden hin, eine Schwellung mit großer Hitzeentwicklung kann für einen rheumatisch entzündlichen Vorgang sprechen.

Wir haben am Knie noch verschiedene Schleimbeutel zum

Abpolstern von Druck: vor und unterhalb der Kniescheibe – und eine Reihe weiterer Schleimbeutel zum Schutz der zahlreichen Sehnen. Diese Schleimbeutel können sich durch Verletzungen entzünden – was äußerst schmerzhaft ist.

Das Knie ist also ein kompaktes Paket von Elementen, die sich gegenseitig bedingen, potenzieren und voneinander abhängen – eigentlich ein zu kompliziertes Gelenk mit großen Schwächen.

Bei Brian Laudrup zum Beispiel war dieser hochsensible Verbund schwer geschädigt.

Wir sind schon seit längerem in der Lage, Kreuzbandschäden sichtbar zu machen – durch die dreidimensionale Kernspin-Tomographie oder die Computer-Tomographie. Bei der zweiten Methode werden Kontrastmittel und Luft in das Gelenk injiziert. Der Computer geht dann das Band Schnitt für Schnitt Millimeter für Millimeter durch. Es wird deutlich, ob das Band eingerissen oder total getrennt ist. Darüber hinaus kann man die Dichte des Bandes erkennen und densitometrisch bestimmen. Das ist von enormem Wert: Es kann nämlich passieren, daß das fast unelastische Kreuzband reißt, während der elastische Schleimhautüberzug des Bandes »stehen bleibt«, so daß man optisch getäuscht wird. Das Kreuzband hat dann aber keinen funktionellen Wert mehr und muß ersetzt werden.

Die Operation bei Dr. Richard Steadman dauerte etwa eineinhalb Stunden. Auf Wunsch können die Patienten sogar zuschauen – sie bekommen dann eine »Lumbal-Anästhesie«, es wird auf Höhe der Lendenwirbelsäule eine Betäubung des unteren Rückenmarks vorgenommen, die dazu führt, daß man absolut nichts mehr in den Beinen spürt. Die Patienten können auf einem Monitor – in Farbe und mit Zoom! – alle Einzelheiten der Operation über die an die Sonde angeschlossene Kamera verfolgen. Oder sie dürfen sich vorher ein Musikprogramm aussuchen und während des Eingriffs klassische oder Pop-Musik hören. Das klingt sehr locker, aber bei

Dr. Steadman herrschen im Operationssaal dennoch extreme Disziplin, Akkuratesse und Perfektion. Der Patient soll es jedoch besonders gut haben – damit er als mündiger Patient an allen Vorgängen aktiv beteiligt ist. Das wird in der Folge psychologisch den Heilungsprozeß beschleunigen.

Bei Brian Laudrup hat Dr. Steadman das gerissene Kreuzband entfernt. Aus der Mitte der Kniescheibensehne entnahm er das mittlere Drittel – zusammen mit einem Stückchen Knochen von der Kniescheibe und einem Stückchen Knochen vom Unterschenkelkopf. Er hatte also zwei Knochenteile, und dazwischen ein Band. Dieses »Substrat« hat er transplantiert. Die Knochenteile werden im Oberschenkelknochen und im Unterschenkelknochen in einem über ein Zielgerät exakt angelegten Bohrkanal mit einer Schraube so verankert, daß es genau dem Verlauf des ursprünglichen Kreuzbandes entspricht. Diese Schraube wird so weit versenkt, daß sie an der Oberfläche bündig mit dem Knochen abschließt.

Nach dieser Verpflanzung braucht der Chirurg im Grunde nur noch die Knochenheilung abzuwarten, dann hat die »Ersatz-Konstruktion« bereits eine gewisse Festigkeit – es kann eigentlich nichts mehr passieren.

Aber es gibt ein Problem: Der Vorgang der Verpflanzung kommt einem Streß gleich, von dem sich das Band nur sehr langsam erholt. Das Band ist vorübergehend unterversorgt. Es müssen sich neue Blutgefäße bilden, es muß »kapillarisieren«, damit eine ausreichende Blutversorgung gewährleistet ist.

In dieser Zeit ist das Band nicht hundertprozentig belastbar. Sonst könnte man ja, wenn die Knochenteile eine feste Verbindung eingegangen sind, schon nach acht Wochen wieder Fußball spielen. Kein Fachmann auf der Welt kann zur Zeit genau sagen, wann sich das Transplantat erholt und die vollkommene Vitalität wiedererlangt hat.

Das Band und das Kniegelenk bedürfen also in der ersten

Phase nach der Operation der Hilfe. Die kann man mit einer leichten, gepolsterten Winkelschiene leisten, die ein seitliches Ausbrechen des Kniegelenks und auch ein übermäßiges Beugen oder Überstrecken verhindert. Durch die Winkeleinstellung des Scharniers dieser Schiene kann man bestimmen, daß das Knie zum Beispiel nur in einem Winkel zwischen 30 und 60 Grad freigegeben wird. Die Freigabe des Spielraums kann allmählich gesteigert werden.

Eine noch bessere Hilfe aber gibt die Muskulatur. Sie ist zu mehr als 50 Prozent dafür verantwortlich, daß das Knie »gehalten« wird. Darum versuchen wir Sportärzte, die Muskulatur von Anfang an nicht zu stark abfallen zu lassen. Der Spannungs- und Kraftabfall nach der Operation ist vorprogrammiert, da kann man machen, was man will. Wir versuchen diesen aber so früh wie möglich aufzufangen und die Muskulatur wieder zu stärken. Vom ersten Tag nach der Operation an wird mit Therapiebändern, elastischen Gummibändern in einem Bereich gearbeitet, in dem das Gelenk nicht weiter belastet wird. Dieses frühfunktionelle Handeln verhindert Muskeldefizite, wie wir sie früher nach sechs oder acht Wochen Gipsverband verzeichnen mußten. Damals ging der Muskel-Umfang um vier bis sogar sechs Zentimeter zurück – heute sind es vielleicht eineinhalb bis zwei Zentimeter.

Sechs Tage nach der Operation war Brian Laudrup wieder in München. In dieser ersten Zeit der Rehabilitation und Regeneration mußten wir vor allem dem Gelenk gerecht werden. Eine solche Verletzung bedeutet größten Streß für den gesamten Kniebereich. Wenn ein Kreuzband reißt, sind alle anderen Strukturen im Gelenk zumindest auch gezerrt.

Darum sind Kniespezialisten heute sogar der Ansicht, daß man nach einem Kreuzbandriß am besten vier Wochen abwartet, bis das Gelenk diesen Streß überwunden hat. Die Akutphase-Reaktion ist dann überwunden. Es bleibt auch noch Zeit vor der Operation, die Heilung verzögernde Defizite im Bereich der Spurenelemente und Aminosäuren auszugleichen, zum Beispiel mit BG tens®. Bei einer erst danach erfolgenden Operation ginge dann die Heilung schneller voran, heißt es, als wenn sofort operiert würde.

Im Fall Brian Laudrup haben wir das nicht getan – weil Profisportler optimale Versorgung genießen und von ihrer Konstitution her ungewöhnlich belastbar sind.

Aufbautraining nach der Knieoperation

Wir begannen – mit langsam zunehmender Belastung – ein Muskelaufbautraining. In der Anfangsphase gehen wir mit Vorliebe ins Wasser, in ein Schwimmbecken. Der Patient zieht eine »wet west«, eine Schwimmweste, an, die ihn im Wasser aufrecht stehen läßt. In diesem Schwebezustand kann der Patient dann Bewegungen im Sinne des Laufens üben. Das operierte Knie toleriert diese Methode am allerbesten.

Danach folgt ein erstes leichtes Fahrradfahren: ohne Kraft. Dabei muß der Patient »in sich hineinschauen«, um zu spüren: Überwärmt das Knie? Wird es dick? Kommen Schmerzen auf?

Auf solche Signale muß man sofort reagieren. Mit Gewalt und übertriebenem Ehrgeiz ist nichts zu erreichen, nur alles zu verderben. Die Aufbaumaßnahmen müssen sensibel gesteuert werden, man muß sie bei Bedarf ein wenig zurücknehmen oder leicht steigern.

Außerdem beugen wir mit früh einsetzendem Bewegungstraining der Gefahr vor, daß der Knorpel im Gelenk verkümmert: Mit kleinsten Druckimpulsen, mikroelektrischen Impulsen gleichzusetzen, auf die Zellmembran gerichtet, erhalten wir das Leben in den Knorpel-Zellen.

Brian Laudrup unterzog sich dieser aktiven »Kur« täglich zweimal in unserem wirklich perfekt eingerichteten Institut auf dem Vereinsgelände des »FC Bayern« in der Säbener Straße – unter Aufsicht und Anleitung unserer hervorragenden Therapeuten.

Die nächste Etappe: Wir stellten Brian Laudrup auf ein Laufband zum Bergangehen. Das Laufband wird auf 15 Grad Steigung eingestellt. Der Patient geht in angemessenem Tempo.

Die nächsten Schritte voran mußte er auf einem »stepwalker« tun, einem Treppengerät, auf dem man auf der Stelle Treppen steigen kann, mit zunächst niedrigen Stufenhöhen.

Diese Etappen Bergangehen und Fahrradergometertraining, »Stepwalking« und Wassertherapie wurden von Anfang an durch PNF (Seite 260 f.) und durch ein isometrisches Training begleitet, das zwar keine Kräftigung der Muskulatur bewirkt, aber dabei hilft, die Muskulatur einigermaßen zu »halten«.

Wenn der Patient diese Maßnahmen gut verträgt, kommt es zu ersten gezielten Krafttrainings-Einheiten an einer speziellen Kraftmaschine.

Ein Knie ist immer soviel wert wie die umgebende Muskulatur. Wir beginnen mit isokinetischem Training. An einer computergesteuerten Kraftmaschine läßt sich der Widerstand regeln, den die Muskulatur überwinden soll. Die Kraft und die geleistete Arbeit lassen sich an einem Monitor ablesen. Früher hat man mit Bleischuh gearbeitet – diese Zeiten sind vorbei.

Alle Kraftmaschinen erschöpfen sich in ihrer Wirkung irgendwann, was den Reiz auf den Muskel angeht. Der Patient hat das Gefühl, Schwerarbeit zu leisten – aber der Muskel reagiert kaum noch. Der Kraftzuwachs ist unverhältnismäßig gering.

Wir nehmen eine *isotonische* Kraftmaschine hinzu – eine neue Belastungsform, eine neue Motivation für den Muskel.

Wenn ein Patient dieses Krafttraining wirklich ernst nimmt und eine dreiviertel Stunde intensiv arbeitet, kann er pro

Übungstag einen bis eineinhalb Millimeter Zuwachs an Oberschenkelumfang erreichen. Aber mehr ist nicht drin.

Darüber hinaus werden pflegerische Maßnahmen ergriffen – wie Massagen, Lymphdrainagen, Elektro- und Lasertherapie, damit Schlackenstoffe beziehungsweise »Reparatur-Abfall-Stoffe« abtransportiert werden. Sie könnten einen Reiz im (und am) Gelenk verursachen.

Wir müssen auch die Mobilität, den Bewegungsumfang des Kniegelenks vorsichtig gesteuert wiederherstellen. Man kann einen Spieler nicht einfach laufen lassen, wenn er das Knie nur bis 90 Grad beugen kann. Das ergäbe ein unrundes Laufen und damit neue Probleme. Wir versuchen, dem Knie vorsichtig seine ganze Fähigkeit zu einem »runden« Bewegungsablauf ohne Anschlag zurückzugeben.

Es läuft noch ein wichtiges Programm nebenher.

Solch eine Operation mit ihrer Narkose für ungefähr eineinhalb Stunden wirkt auf den gesamten Organismus über Wochen nach. Wir müssen dem Körper dabei helfen, diese Akutphase-Situation und Defizite aufzuarbeiten, damit er wieder aus dem vollen schöpfen kann. Darum verordnen wir Aufbausubstanzen – Aminosäuren, Spurenelemente, Mineralien, die Vitamine A, B, C, E; Enzyme –, aber nur nach Messung; ein Zuviel kann schädlich sein.

Nach zwei Monaten erlebte Brian Laudrup einen befreienden Augenblick: Er durfte raus aus der »Folterkammer«. Das ist für jeden dieser Patienten ein Augenblick, dem sie entgegenfiebern. Denn die ewigen Wiederholungen des Krafttrainings öden junge Menschen natürlich an. Und ein leidenschaftlicher Fußballer ist nun mal süchtig nach Bewegung – draußen in der Natur. Er hat den Wald wie eine Fata Morgana im Kopf . . .

Aber zuerst darf er noch nicht laufen. Er muß aufs Mountainbike, und dann geht es das Voralpenland rauf und runter, vier Wochen lang.

Erst dann darf er in den Wald, zu langen Läufen. In diesem

Stadium fühlen sich die Spieler schon wieder bärenstark, sie glauben, sie wären wieder im Vollbesitz ihrer Kondition (was nicht stimmt), und sie drängen an den Ball, zur Mannschaft. Aber das kann man ihnen erst erlauben, wenn sie mindestens 14 Tage Waldlauf hinter sich haben, wenn der Muskelumfang und die Kraft sich ungefähr dem gesunden Bein angleichen.

Die erste richtige Trainingseinheit zeigt dann unweigerlich, daß dem Ex-Patienten noch viel an Kondition fehlt. Ein Rekonvaleszent, der vier Monate nicht trainiert hat, ist weit davon entfernt, ein ganzes Spiel durchstehen zu können.

Unsere Profi-Fußballer haben grundsätzlich eine ausgezeichnete Kondition – was oft, gerade von Leichtathleten, nicht anerkannt wird. Aber wenn es wirklich darum geht, daß ein Leichtathlet mal beim Fußball mittrainiert, dann ist er ziemlich sicher nach ein oder zwei Trainingseinheiten »platt«.

Brian Laudrup hat nach gut fünf Monaten wieder spielen können. Ich erinnere mich noch genau, es war ein Spiel in Bochum. Da hat er in der Begeisterung, wieder am Ball sein zu dürfen, einfach vergessen, was für eine schwere Operation er hinter sich hatte. Er hat gezaubert wie einst (und wie dann später bei der Europameisterschaft im Sommer '92). Einmal war er in der Spielfeldecke von drei Bochumern abgeblockt, und er hat sich blitzartig befreit, einen wunderbaren Paß geschlagen.

Früher galt die Regel, daß eine Verletzung wie bei Brian Laudrup ein Jahr braucht, um endgültig behoben zu sein. Heute liegt unser Erfahrungswert bei etwa fünf bis sechs Monaten. Ich habe das bei anderen Fußballspielern, Eishockeyspielern, wie Georg Franz oder Rainer Lutz, selbst miterlebt. Dennoch gilt, daß Geduld, Vorsicht und Behutsamkeit oberstes Gesetz sein sollten. Man kann buchstäblich nichts übers Knie brechen.

Keine einsamen Entscheidungen

In den letzten Jahren ist der Bedarf an qualifizierten Institutionen für ein gezieltes und gesteuertes Aufbautraining sprunghaft gewachsen – Profisportler bedeuten nun mal eine Kapitalinvestition in Höhe von oft mehreren Millionen, und solange dieses »Kapital« brachliegt, bringt es keine Zinsen für den Investor, den Verein. Nach meiner Meinung gibt es ausgezeichnete Institute in Donaustauf bei Regensburg, Nürnberg, München, Frankfurt, Mannheim, Kaiserslautern, Düsseldorf, Bremen, Dortmund, Hamburg und andere. Die Entwicklung ist rapide. Der einsam entscheidende Arzt als großer Guru ist nicht mehr angesagt. Heute zählt die Teamarbeit der Spezialisten, in meinem Fall mit meinen drei hervorragenden Physiotherapeuten im Verein, meinem Freund Hans-Jürgen Montag aus München und dem exzellenten Fachmann Klaus Eder aus Donaustauf. Wir schauen uns unsere Patienten gemeinsam an und beratschlagen, was zu tun ist. Das ergibt eine phantastische Zusammenarbeit, vom kleinsten Handgriff bis zum Trainings- und Ernährungsplan.

Früher haben wir – beispielsweise einem Rekonvaleszenten wie dem »Bayern«-Spieler Helmut Winkelhofer – ein spezielles pflanzliches Eiweiß in Pulverform verordnet, das dem Abendessen beigemischt wurde. Die Pulverform schien uns wichtig, damit der Magen in der Nacht nicht zu sehr belastet wurde. Diese Maßnahme sollte den Muskelaufbau, der nach den Trainingseinheiten des Tages vorwiegend nachts vonstatten geht, vorantreiben.

Heute sind wir davon abgekommen. Wir arbeiten weitaus gezielter, lassen Blutanalysen erstellen und ersetzen nur das, was wirklich fehlt. Bei den Aminosäuren ist es beispielsweise äußerst wichtig, daß die Relation der Säuren zueinander stimmt (sie werden oral verabreicht). Ein Übermaß, ein »Overkill« könnte eher schädlich sein.

Wir setzen bewährte Knorpel-Aufbaumittel ein, zum Beispiel Gelatine (enthält unter anderem essentielle Aminosäuren) und BG tens®. Eines der wichtigsten Spurenelemente in einem Fall wie Brian Laudrup ist Zink. Es katalysiert in besonderem Maße die Eiweißsynthese. Vor wenigen Jahren wurden wir noch angefeindet, wenn wir Zink gezielt einsetzten – heute bekommt sogar die deutsche Fußball-Nationalmannschaft Zink.

Es ist noch gar nicht so lange her, daß ich es abgelehnt habe, mit Fleisch den Eiweiß-Bedarf zu decken – unter anderem aus der Erkenntnis heraus, daß das Fleisch, das wir heute zu kaufen bekommen, durch die sattsam bekannten »Hersteller«-Methoden kaum noch etwas wert ist.

Inzwischen habe ich mich aber so weit belehren lassen, daß es sicher einige Eiweißbausteine – essentielle, also lebensnotwendige Aminosäuren – gibt, die nur über Fleisch zu bekommen sind.

Gleichwohl ist an dieser Stelle ein Wort zur industriellen Haltung jener Tiere zu sagen, von deren Fleisch wir uns ernähren:

Kühe sind nur selten glücklich; vielleicht, wenn sie auf der Alm stehen. Sicher jedoch nicht das nach wenigen Tagen von seiner Mutter getrennte Kälbchen, das angekettet und verkrümmt mit eisenarmer, antibiotikahaltiger Kunstmilch dem sicheren Schlachthoftod entgegengefüttert wird. Auch das Schwein nicht, per Genmanipulation um zwei Rippen bereichert, auf daß die Wirbelsäule sich besser durchbiege und Dauerschmerzen entstehen, die man aber pharmakologisch ebenso in den Griff bekommt wie die Angst vor dem Schlachthof der auf dem Transport zusammengepferchten Tiere. Viele regen sich dabei so auf, daß sie einen Herzinfarkt erleiden. Doch die Prophylaxe naht in Form wirksamer Betablocker, die der Mensch dann gelegentlich mitverzehrt, auch wenn er sie gar nicht braucht . . .

Man sollte also kritisch bei der Auswahl des Fleisches sein, das man ißt, sollte sich nach seiner Herkunft und dem Hersteller erkundigen. Persönlich lehne ich jedoch nach wie vor Schweinefleisch ab, weil es das Immunsystem belastet.

Der radikale Sprung hinüber zum Vegetarier macht in meinen Augen dennoch wenig Sinn. Der Schlagzeuger einer weltberühmten Band gestand mir nach einem Konzert stolz: »Ich bin seit zwei Monaten Vegetarier!« Da mußte ich ihm sagen: »Sei auf der Hut, du wirst voraussichtlich über 15 bis 18 Jahre hin Mangelerscheinungen haben. Denn der Körper braucht so lange, um zu lernen, aus pflanzlicher Kost alles Nötige für sich herauszuholen. Bisher war er es gewohnt, sich diese Stoffe aus Fleisch zu besorgen. Es ist nicht so einfach, von heute auf morgen zu sagen: Ich werde Vegetarier.«

Man sollte bevorzugt weißes Fleisch essen, Geflügel, Fisch. Ich bin auch kein Freund von Geräuchertem. Es liegt schwer im Magen und ist meistens fett.

Kniegelenke müssen pfleglich behandelt werden. Erstes Gebot: Jede Verletzung auskurieren!

Wir sind in den letzten Jahren in der Sportmedizin bei der operativen Behandlung und Rehabilitation von schweren Knieverletzungen entschieden vorangekommen. Das heißt aber nicht, daß solche Eingriffe mehr und mehr zur Bagatelle werden. Was uns Ärzten entgegenkommt, ist die vitale Oberschenkelmuskulatur der Spitzensportler, die wir heute viel besser einschätzen und auftrainieren können und die um Monate früher als noch vor wenigen Jahren die Aufgabe, das Kniegelenk zu stabilisieren, erfüllt.

Die Beanspruchungen des Höchstleistungssports haben sich enorm gesteigert. Das menschliche Knie ist durch die Evolution für das Gehen, Laufen, den gelegentlichen Flucht-

Spurt »ausgelegt« – nicht aber für die heutigen Belastungen, etwa in der Fußball-Bundesliga. Wir haben die Grenzen, die die Natur uns setzt, weit überschritten. Beim Fußball kommt zur reinen körperlichen Leistungsanforderung die Summe ungezählter »Feindeinwirkungen« hinzu: jede Menge kleiner Schläge, Prellungen, Quetschungen, Blutergüsse.

Ich habe schon oft mürbe Knie vor mir gehabt, die buchstäblich zerbröckelten, ausfransten. Das ist nicht die Regel; ungewöhnlich aber ist ein Fall wie Franz Beckenbauer, der sich durch seine geniale Koordinationsbegabung aus den meisten Scharmützeln heraushalten konnte – und heute noch Kniegelenke wie ein Zwanzigjähriger hat.

Die Regel ist: Nach zehn Jahren Bundesliga sind zahlreiche Bänder nicht mehr stabil. Ab Mitte 20 steigt die Verletzungsanfälligkeit der Muskulatur. Dabei sind unsere Bundesligaspieler durchweg eine athletische Auslese, kerngesund und hochtrainiert.

Aber wir werden in Zukunft wohl nicht mehr die großen, ausgereiften Spieler mit 30 haben, wie einst Fritz Walter, Wolfgang Overath, Günter Netzer, ja selbst Uwe Seeler. Die Spitzenleistung wird unweigerlich mit Ende 20 absinken – weil der Körper verbraucht, das Konto überzogen ist. Natürlich wird es immer Ausnahmeerscheinungen geben, bei denen einfach alles stimmt: wie etwa bei dem unvergeßlichen Klaus Fichtel, von dem die Schalker Fans mit Recht sagten: »Der Wald stirbt – die Tanne steht.«

Und dann sind da noch die fußballspezifischen O-Beine. Das bedeutet: Die gesamte Statik steht unter enormen zusätzlichen Spannungen und Belastungen. Nach meinem Ermessen können sie nicht unbeschadet über die Runden kommen. Es lassen sich in der Regel Verschleißerscheinungen und Arthrosen voraussagen. Viele Spieler nehmen dieses Risiko in Kauf. Bis der Leidensfall eintritt, haben sie genug Geld gemacht . . .

Eine Arthrose ist ein Vorgang, der sich automatisch selbst unterhält, wenn er erst einmal in Gang gekommen ist. Man kann ihn nur verlangsamen, nicht heilen. In vielen Fällen könnte man durch eine Operation die Statik der Beine verändern, indem man die Achse verändert, aus dem unteren Schienbeinkopf einen Keil auf der Außenseite entfernt und auf der Innenseite einsetzt. Das Bein wäre dann wieder einigermaßen gerade, der Druck würde sich »normaler« verteilen – und den Fußballspieler vor großen Problemen bewahren.

Es gibt noch ein Kniegelenks-Problem, das eigentlich kein echtes ist. Ich will es am Beispiel eines der gefährlichsten Stürmer der Fußball-Bundesliga verdeutlichen. Sein linkes Kniegelenk bereitete ihm seit Wochen Beschwerden. Er konnte zwar trainieren und auch spielen, aber er hatte Schmerzen. Er ging zu verschiedenen Ärzten, und jede Diagnose fiel anders aus – vom Verdacht auf Kreuzbandriß bis zum Meniskusriß. In Wirklichkeit handelte es sich bei ihm um eine Verrenkung (Subluxation) des Wadenbeinköpfchens.

Bei einem Sturz in das maximal gebeugte Knie bei nach außen gedrehtem Unterschenkel wird das Wadenbeinköpfchen aus seinem »Lager« nach vorn gedrückt und gerät in eine Fehlstellung. Darin kann es blockieren. Das hat unangenehme Folgen, denn: an diesem Wadenbeinköpfchen setzen Sehnen und Bänder an (zum Beispiel die Bizepssehnen oder das Außenband). Ist das Köpfchen auch nur um ein paar Millimeter verrutscht, kommt auf sämtliche Sehnen eine Fehlbelastung. Trainiert der Spieler nach der Verletzung weiter oder steht er das Spiel bis zum Ende durch, dann rächt sich das meist nach ein bis zwei Tagen. Auf diesem Weg entsteht nämlich eine so starke Reizung der Sehnen und Bänder, daß manchmal eine flächige, entzündliche Schwellung und Schmerzen an der Gelenkaußenseite auftreten. Diese Symptome können einen Außenband- oder Außenmeniskus-Schaden vortäuschen.

Am besten löst man das Problem dadurch, daß das Wadenbeinköpfchen durch weiches Manipulieren wieder in die alte Position zurückversetzt wird. Dadurch normalisiert sich das Sehnenspiel, und die Symptome klingen wieder ab.

Kniegelenke müssen pfleglich behandelt werden. Das gilt auch für die breite Masse der Freizeitsportler. Erstes Gebot: Jede Verletzung gründlich auskurieren!

Und ich rate allen dringend: Achten Sie auf sehr gutes Schuhmaterial. Der Preis sagt über die Qualität unserer Sportschuhe meist wenig aus. Teuer ist nicht unbedingt gut.

Ich persönlich halte Leder immer noch für das beste Material. Die Zehen müssen Bewegungsfreiheit haben – die Schuh-»Spitze« muß also rund sein. Die Schnürung muß den ganzen Mittelfuß erfassen und wie angegossen sitzen. Hinten braucht man eine gute Fersenführung, eine stabile Fersenkappe. Eine angepaßte Sohle ist wichtig – und ein Fußbett, das die Fußwölbung wirkungsvoll abstützt.

Schließlich sollte jeder darauf achten, kein Übergewicht zu haben. Jeder Schritt mehr mit fünf Kilo zuviel ist auf die Dauer Gift für das Knie.

Das Knie ist nun mal ein empfindliches und kompliziertes »Wesen« . . .

So schützen Sie Ihre Knie

- *Kein Übergewicht:* Jeder Schritt mit auch nur fünf Kilo über normal ist auf die Dauer Gift für jedes Knie.
- *Richtige Schuhe:* Teuer ist noch lange nicht gut, Zehen müssen Freiraum haben, die Schnürung muß den Mittelfuß fest umschließen, und vor allem braucht der Fuß ein richtiges »Bett«, das die Fußwölbung wirkungsvoll abstützt.
- *Trainierte Muskeln:* Vor einer ungewöhnlichen Belastung, z. B. Skiurlaub, sollte die Muskulatur (auch der Kreislauf) auf die bevorstehende Belastung vorbereitet werden.
- *Verletzungen:* Nur wenn Blessuren richtig ausheilen, sind die Folgeschäden für das Knie gering zu halten.

Der Fuß – Sockel und Fundament zugleich

Rund 150 Millionen Schritte macht ein sporttreibender Mensch im Lauf seines Lebens und bewegt sich damit etwa 100000 Kilometer weit – zweieinhalbmal um die Erde. Im Sport ermöglichen die Füße immer neue, ungeahnte Leistungen – und werden doch häufig geradezu sträflich ignoriert. Mit fatalen Folgen: Fußbeschwerden können sich auf den ganzen Organismus auswirken.

Der Fuß ist ein Phänomen. Haben Sie schon mal Wasserskiläufer gesehen, die mit bloßen Füßen bei rasender Geschwindigkeit tolle Figuren drehen? Der Fuß hält nicht nur den enormen Wasserdruck aus – er formt ihn auch so um, daß daraus Pirouetten des ganzen Körpers werden. Oder erinnern Sie sich an die Fußball-Europameisterschaft 1992 in Schweden? Wie Thomas Häßler einen – immerhin! – ruhenden Lederball von rund 400 Gramm Gewicht rechts (von sich aus gesehen) in Kopfhöhe an einer Mauer von Spielern so vorbeizirkelte, daß er dann in einer raffinierten gebogenen Flugbahn links unten genau in die Torecke traf?

Fuß-Werk!

Der Fuß ist Sockel und Fundament des Menschen, Werkzeug seiner Balance, unmittelbarer Kontakt zur Schwerkraft – zugleich aber auch der Körperteil, der den Menschen leicht, geschwind, geradezu beflügelt macht – im Sprint wie im Tanz, beim Kopfball wie beim Hochsprung. Der Fuß verleiht dem Menschen mit jeder Berührung der Erde einen neuen Ansatz . . . Und was tun wir?

Wir trampeln den ganzen Tag auf ihm herum. Er wird getreten, gestoßen, geprellt, gebogen, verwrungen. Ein Fußballspieler legt mit ihm pro Spiel sieben bis zehn Kilometer zurück, eine Krankenschwester etwa acht Kilometer pro Tag und eine Hausfrau rund drei Kilometer. Nach dem, was wir ihm zumuten, müßte er nach zehn Jahren total hinüber sein und ausgewechselt werden. Aber er ist eine so geniale Konstruktion, daß keine Technik, kein Stahl, kein noch so moderner Kunststoff ihm gleichkommt.

Zur Belohnung schnüren wir ihn ein, deformieren, verpacken, verstecken ihn. Er wird selten oder nur am Rande erwähnt, auch von den Medizinern. Gerade weil alles auf ihm ruht, alles sich durch ihn bewegt, ist er so selbstverständlich.

Eine einzigartige Konstruktion

Es ist phantastisch, was der Fuß alles zu leisten vermag. Dieses »Instrument«, von der Evolution mit 26 Einzelteilen (sieben Fußwurzelknochen, fünf Mittelfußknochen, 14 Zehenknochen) aus der Flosse entwickelt, hat eine einmalige architektonische Konzeption. Immerhin gilt es doch, ebenfalls einmalig, auf zwei Beinen zu tragen, was sonst in der wirbeligen Natur – von der Vogelwelt abgesehen – sich auf vier Stützen verteilt. Bei der Konstruktion Fuß sind im wesentlichen zwei Gewölbe ineinandergefügt, deren Einzelteile sich so zusammensetzen, daß sie sich gegenseitig festigen. Die Länge des Fußes bildet ein Brückengewölbe; ein Quergewölbe den Vorfuß.

Damit das Ganze hält und funktioniert, sind zahlreiche Bänder, Muskelzüge, Fettpolster sowie ein ausgeklügeltes Blutgefäß- und ein differenziertes Nervensystem zusätzlich »installiert«.

Der Fuß kann 36 Stunden in Folge gehen und rennen – wie es die Supermarathons der Tarahumara-Indianer in der Sierra Madre Occidental im Nordwesten Mexikos beweisen. Er kann einen Fußball in Sekundenbruchteilen von Null auf 120 km/h beschleunigen – wie das bei Schüssen von Lothar Matthäus oder Andy Brehme der Fall ist. Wenn Torwart Bodo Illgner den Ball per Dropkick bis zu 90 Meter weit abschlägt, tut der Fuß nicht mal weh.

Der Fuß hält im Eisschnell-Lauf, bei Spitzengeschwindigkeiten bis zu 60 km/h in den Kurven, auf der Kante der 1,3 mm breiten Kufen einen Gewichtsdruck von 13 Zentnern aus.

Der Fuß wird bei einem guten Brustschwimmer zum Paddel, das ihn vorwärts treibt. Er steuert beim Skiflieger die Bretter und damit den Flug, setzt in der Eislaufpflicht Figuren von Millimeter-Genauigkeit, erweist sich beim Abfahrtsläufer als Super-Computer, der gedankenschnell stets die richtige Auflage und Position findet. Er schnellt den Cubaner Javier Sotomayor (Hochsprung-Olympiasieger 1992) über die Latte von 2,34 m Höhe, katapultiert Linford Christie (100-m-Olympiasieger '92) in einen Fabelstart, drängt bei den Wasserski-, Funboard- und Snowboard-Läufern das Brett in abenteuerliche Kapriolen.

Der Fuß kann noch viel mehr: malen, schreiben, schneiden (bei Behinderten), jonglieren (bei Artisten), auf der Spitze stehen und fast endlos drehen (im klassischen Ballett): Die Füße der Ballerinen wurden durch spezielle Ballettschuhe aufgerüstet, die im wesentlichen nur aus einem harten Drehpunkt an der Fußspitze und aus Bändern zum Fixieren an Knöchel und Wade bestehen. Durch das »Instrument« des Spitzenschuhs gelang es, dreißig und mehr Drehungen in Folge zu bewältigen – und zugleich den Eindruck eines »schönen Fußes« mit durchgedrückter Spannlinie zu erzielen. Eine im Grunde sportliche Leistung wurde zur Kunst, der Fuß zu ihrem Werkzeug. Und der Fuß kann noch mehr: Er läßt es sich sogar gefallen, über spitze Splitter und glühende Kohlen ohne Verwundung geführt zu werden (wie die Fakire es beweisen).

Der Fuß in Aktion – das ist ein faszinierender Vorgang. Er setzt – unter dem Druck von manchmal sogar zwei Zentnern und mehr Lebendgewicht – mit der Ferse auf. Er kippt über das untere Sprunggelenk ein, federt dabei völlig, wobei die Fußwurzel- und Mittelfußknochen in dieser Bewegungsphase locker bleiben. In dem Augenblick, in dem der Fuß nach vorn abrollt, blockieren die Einzelteile. Nur so kann die Kraft effektiv übertragen werden.

Der Fuß hebelt zum Beispiel beim Jogging das zwei- bis dreifache Körpergewicht über die Zehen nach vorn – und das bei jedem Schritt. Bei einem Marathon sind das 12 000mal pro Fuß.

Die Materalien und Strukturen erweisen sich in diesem alltäglichen Vorgang als hochelastisch, stoßdämpfend und enorm fest zugleich. Es gibt kein ABS-System, das so feinfühlig und zuverlässig diesen »Bremsvorgang« inmitten einer dynamischen Bewegung vollziehen könnte. Der Fuß könnte diese Superleistung allerdings nicht ohne »ausgelagerte Kraftpakete« vollbringen, ohne eine äußerst leistungsfähige Muskulatur an den Unterschenkeln. Ein Weltklasseboxer ohne gute Fußarbeit, ein Tennisspieler ohne schnelle Füße, ein Kampfsportler ohne seine Tritte, ein Seiltänzer, eine Turnerin auf dem Schwebebalken ohne das Balancegerät Fuß wären gar nicht denkbar.

Einige Abfahrer lassen heimlich die obersten Schnallen ihrer Skistiefel offen, damit der Fuß ein wenig Spielbaum hat und die Bretter locker laufen können. Die Gewichtheber stabilisieren den Fuß mit einer Schnalle am Schuh, damit er streng in Haltung bleibt.

Verletzungen am Fuß können ungeahnte Folgen haben

Geht es dem Fuß schlecht, wird er überfordert, dann sind die Folgen körperweit. Das Knie beginnt zu schmerzen, Sehnen entzünden sich, Leistenschmerzen treten auf, es gibt Probleme mit dem Rücken, es kommt sogar zu Kopfschmerzen. Die kleinste Verletzung am Fuß zieht schon bald eine fatale Kettenreaktion nach sich.

Ein Tennisspieler rutschte in ein Leistungstief, weil sein Vorfuß im Bereich des Quergewölbes durchgebrochen und der Vorfuß gegenüber dem anderen Fuß fast um zwei Zentimeter verbreitert war. Es kam zu einer starken Überbelastung und infolgedessen zur Bewegungseinschränkung im oberen Sprunggelenk – und damit zum Leistungsabfall.

Es ist kein Zufall, daß Wimbledon-Sieger Jaroslav Drobny zugleich ein ausgezeichneter Eishockeyspieler war – Eishockey stärkt die Fuß- und Wadenmuskulatur, fördert die Beinarbeit und ist darum für den Fuß des Tennisspielers ein idealer »Ausgleich«. Meines Wissens spielt Ivan Lendl, wenn sich die Gelegenheit bietet, auch Eishockey . . .

Ein anderes Beispiel: Die deutsche Eisschnelläuferin Monika Holzner-Gawenus hatte Probleme mit einer Sehne, die sich aus der Verankerung hinter dem Außenknöchel gelöst hatte. Ein wichtiger Muskel konnte seine Kraft, weil die Führung fehlte, nicht mehr richtig übertragen. Dadurch wurde das Sprunggelenk instabil. Dieser Schaden am linken Bein mußte operativ versorgt werden – und von da an bekam Monika Holzner-Gawenus eine Schuheinlage, die den Fuß optimal einbettete. Seitdem lief sie wieder an der Spitze mit.

Es mag vielleicht manchen überraschen, aber ohne Schuheinlagen oder ein maßgeschneidertes Fußbett geht im Spitzensport heute überhaupt nichts mehr. Aus meiner Erfahrung weiß ich, daß mindestens zwei Drittel aller Hochleistungssportler deformierte Füße haben. Und sie tun alles dafür, daß der Fuß noch mehr leidet.

Fußballspieler haben häufig einen Spreizfuß. Dasselbe gilt für Hallensportler (Handball, Basketball, Volleyball), die immer wieder starten und bremsen müssen, wobei der Vorfuß durch die starke Haftung am Boden besonders belastet wird.

Das Verletzungsrisiko für den Fußballer-Fuß ist besonders groß, wenn zu lange Stollen gewählt werden. Der Fuß bleibt hängen, es kommt zu einer Schleuderbewegung und Drehung des Fußes, der Schulter, zum Sturz über den Fußaußenrand – »umknicken« heißt das dann verharmlosend.

Ich habe mir die Zieleinläufe von Marathons angeschaut – den Blick ganz auf die Füße konzentriert. Was da auf einen zukommt an extremen Fehlhaltungen, ist unglaublich. Bisweilen berührt der Fußinnenrand schon den Boden. Wenn diese Läufer am nächsten Tag in die Praxis kommen – wegen Kniebeschwerden! –, darf man sich nicht wundern.

Ich sehe immer wieder Geher mit stark vertretenen Schuhen – die Ferse ist seitlich aus- oder übergetreten, hat enormes Spiel und »flattert« im Schuh, während der Vorfuß guten Halt hat. Dabei sollte es genau umgekehrt sein!

Alle unsere Spitzensportler haben ihre Spezialschuhe mit den individuellen Einlagen. Bei den Sportschuhherstellern stehen Gips-Abdrücke ihrer Füße bereit. Danach werden die Schuhe entsprechend angepaßt und gearbeitet. Mit Konfektionsware ist nichts mehr zu holen. Ich schicke meine Patienten, die Probleme mit den Füßen haben, immer zu unserem Münchner orthopädischen Schuhmachermeister Constantin Bernhard, mit seiner großen Schwäche für den Sport. Er vollbringt geradezu Wunder. Er wird nie eine Medaille, einen Pokal gewinnen. Das tun andere für ihn. Andere, die er wieder auf die Füße gestellt hat.

Solche Füße, wie sie der 400-Meter-Weltmeister und Olympiasieger Roger Black hat, sind allerdings eine Ausnahme im

Spitzensport: Größe 48, Spreizfuß, Senkfuß. Dennoch kann dieser Mann über seine Strecke so schnell laufen wie nur ganz wenige Menschen. Mit diesen Füßen wäre er vor Jahren, als noch auf Aschenbahnen gelaufen wurde, ohne Chancen gewesen. Erst die Tartanbahnen lassen ihn über einen Katapulteffekt so schnell werden.

Tips für den Freizeitsportler

Weil die Füße so wichtig sind, kann ich allen Freizeitsportlern nur empfehlen: Achten Sie auf gutes Schuhwerk. Billigware wird teuer – wegen der Folgen. Es werden heute gute Sportschuhe angeboten, die den Fuß optimal betten, stabilisieren, dämpfen. Es gibt bereits Sportgeschäfte, in denen man die Funktion des Schuhes auf einem Laufband in Kombination mit einer Video-Zeitlupenanalyse testen kann. Wenn dann noch Fachleute die Auswertung vornehmen, finde ich das ideal.

Manchmal verbietet eine Sportart den absolut idealen Schuh. Ich muß einer jungen Dame nur auf die Füße schauen, um zu wissen: Das ist eine Eiskunstläuferin. Denn sie hat am Spann eine regelrechte Hautverdickung. Die straffe Schnürung der Stiefel bewirkt ständigen Druck auf die Haut. Dadurch entsteht Hornhaut, eine Schwiele als Schutzreaktion der Haut. Aber diese bildet sich in einigen Monaten zurück, wenn der Fuß nicht mehr extrem belastet wird.

Wenn Sie sehen wollen, wie es um Ihre Füße steht – bringen Sie alte, langgetragene Schuhe mit zum Arzt. Mit ihren ramponierten Flächen sind sie eine ideale Dokumentation von Wohl und Wehe Ihrer Füße.

Die häufigsten Verletzungen des Fußes

Ein Organ, das so arg strapaziert wird wie der Fuß, erleidet auch immer wieder Verletzungen: Kapsel- und Bänderrisse, Quetschungen, Stauchungen, Prellungen, Ermüdungsbrüche, verletzungsbedingte Brüche, Knorpelschäden, Entzündungen an Sehnen und Knochenhaut. Eine der häufigsten Verletzungen der Fußballer ist die Kapsel-Band-Verletzung am äußersten oberen Sprunggelenk. Vielfach ist die Ursache dafür ein Umknicken des Fußes, weil der hintere Innenstollen des Schuhs im Rasen hängenbleibt. Was alles mit der Achillessehne geschehen kann, lesen Sie auf den Seiten 198 ff.

Für alle diese Schädigungen gibt es heute ein großes Repertoire von Diagnose-Techniken und Therapien.

Die tägliche Sorge um den Fuß ist ein dringendes Gebot. Bäder, Massagen, gymnastische Hautpflege, Pediküre, gründliches Trocknen und gegebenenfalls Fönen der Füße nach dem Duschen, Einfetten bei Beanspruchung auf harten Hallenböden – das kann jeder.

Der Fuß verdient es nicht, daß wir ihn mißachten: Der kleine Fuß kann Großes. Mir ist aufgefallen, daß die meisten Klassespieler im Fußball – gerade die mit dem knallharten Schuß – nur Schuhgröße 42 haben. Gerd Müller, der beste Torschütze aller Zeiten und Länder, machte es sogar noch eine Nummer kleiner.

Es war für mich immer wieder ein Anlaß zu großer Verblüffung: Da stand ein Hüne wie Dieter Hoeneß mit relativ kleinen Füßen im Strafraum und knallte eine Rakete ins Netz. Günter Netzer mit seinen 46er-Füßen war eine einsame Ausnahme. Er konnte damit den Ball genial anschneiden. Doch das können die Kleinfüßler von heute meiner Meinung nach noch besser. Pierre Littbarski verwandelt eine Ecke direkt, Thomas Häßler zirkelt den Ball wie beim Kunstbillard um die Mauer herum . . .

In der Magie, im Brauchtum, in der Rechtsprechung stand der Begriff »Fuß« für den ganzen Menschen. Da ist schon was dran.

Die unterschiedlichen Fußformen auf einen Blick

- *Hohlfüßler:* Überhöhtes Längsgewölbe innen und außen, häufig Fersenhöcker an der Außenseite des Fersenbeins – im äußeren Ansatzgebiet der Achillessehne, beim Gehen zuerst Vorfuß-, dann Rückfußbelastung, aber vermindert – eine Art Storchengang. Abrollen des Fußes über den Außenrand als Folge des stark ausgeprägten Großzehenballens. Häufig Hammerzehenbildung.
- *Senkfüßler:* Abflachen des Längsgewölbes unter Belastung; in der Folge Mittelfußbeschwerden wie Sehnenreizungen im Bereich des Längsgewölbes und Muskelschmerzen im Bereich der kurzen Zehenbeuger möglich. Schmerzen selten akut, in unregelmäßigen Intervallen; bei Befundverschlechterung Schmerzintervalle kürzer, ziehender Schmerz in der Wadenmuskulatur. Achtung: Körpergewicht!
- *Plattfüßler:* Stark abgeflachtes Längsgewölbe unter Be- und Entlastung, Fußhebefunktionen stark eingeschränkt (5°–6°).

  Typische Muskelentwicklung: Neben schwächeren Waden – auch weitere Unterschenkelmuskeln schwächer entwickelt (Musculus tibialis anterior und Musculus tibialis posterior sowie Musculus flexor hallucis longus).

  Der Plattfüßler stellt gern beide Fußspitzen nach außen, um den Fuß besser abrollen zu können. Der Fuß ist im ganzen gesehen weich und wenig abstoßfähig. Die Hauptbelastung liegt auf dem Rückfuß; venöse Störungen und Fußschweiß infolge Fußmuskelschwäche möglich. Bei übertriebenem Jogging leicht Überbelastung der Kniegelenke infolge einer Verdrehung des Unterschenkels gegen den Oberschenkel – vor allem im Bereich der Kniescheibe.

- *Knickfüßler:* Ferse nach innen stark abgeknickt; im Gegensatz zum Plattfuß ist hier nur der Rückfuß an der Abknickung beteiligt. Fußheberfunktionen eingeschränkt, starke Schonhaltung, leicht Muskelverspannungen im Bereich der Wadenmuskulatur, stark ausgeprägter Innenknöchel, keine Gewölbesenkung erkennbar. Fehlstellung über Schnürung und Fußbett gut korrigierbar. Schwerpunkt der Behandlung: Stärkung der insuffizienten Fußmuskulatur.

  Der Knickfuß tritt in drei Altersstufen besonders häufig auf:

  a) bei Kindern im ersten und zweiten Lebensjahr (Entwicklungszeit, Überbelastung des Körpers);
  b) bei Jugendlichen vom 16. bis zum 20. Lebensjahr (Ermüdungserscheinungen);
  c) im herannahenden Alter (Ermüdungserscheinungen).

  Komplikationen: Unter Umständen venöse Störungen in unregelmäßigen Intervallen infolge Fehlstatik (nicht bei Kindern).

  Empfehlung: Absatz bis 3,5 cm günstig bei Erwachsenen und Jugendlichen.

- *Spreizfüßler:* Durchgetretenes Quergewölbe, Schwielenbildung; wenn Vorfußbelastung zu hoch – Sohlenbrennen, Anlaufprobleme besonders am Morgen. Häufigste Erscheinungsform aller Fußsenkungskrankheiten – vor allem bei Frauen (Mode!). Im Sport häufig Ursache für einen entzündlichen Spreizfuß: Bei wiederholten Sprungübungen auf dem Vorfuß; besonders auf harten Böden kommt es über eine Dehnung des Gelenkbandes zu einer Abflachung des Quergewölbes.

  Spreizfuß ist nicht gleich Spreizfuß. Bei starker Ballenbil-

dung auf seitliche Nähte am Schuh achten – diese können die Entstehung von Schleimbeutelentzündungen im Bereich des Großzehengrundgelenkes begünstigen.
Wichtig: Unbedingt Einlagen tragen.

Tips zur Fußpflege

- Jeder, der im Leben auf gesunden Füßen stehen will, der sollte zuallererst auf gutes Schuhwerk achten. Schiefgelaufene Absätze, ausgelatschte Schuhe oder nagelneue Billigware werden am Ende teuer – wegen der Folgen.
- Der Fuß sollte optimal gebettet sein. Es gibt heute Schuhe, die den Fuß im Fersenbereich stabilisieren, im Mittelfußbereich bündig sitzen, den Zehen Bewegungsfreiheit gewähren und Stöße beim Laufen dämpfen. Und es gibt bereits Geschäfte, in denen man die Schuhe nicht nur anprobieren, sondern auch ausprobieren kann – auf einem Laufband mit optischer Kontrolle via Videokamera.
- Je stärker die Belastung für den Fuß, desto wichtiger ist es, pfleglich mit ihm umzugehen, sonst geht man eher früher als später am Stock. Auch beim Fuß gilt: Der beste Schutz für die Gelenke sind ein stabiler Bandapparat und eine gut ausgebildete Muskulatur. So lassen sich die vielstrapazierten Sprunggelenke durch eine kräftige Unterschenkelmuskulatur stabilisieren, wodurch wiederum die Bänder am Fuß entlastet werden.
- Ein idealer Ausgleich für Sportlerfüße ist das Schlittschuhlaufen – zum Beispiel für Tennisspieler. Das Ausbalancieren der Füße auf den schmalen Kufen stärkt die Fuß- und Unterschenkelmuskulatur, die Beine werden schneller und stabiler.
- Wer nicht gleich Schlittschuh laufen will, der sollte seinen Füßen wenigstens ein Minimum an Pflege zukommen lassen, denn stiefmütterliche Behandlung haben sie beileibe

nicht verdient. Fußgymnastik, Fußmassage, Dehnübungen, Fußbäder sowie Fußpflege vor allem im Bercich der Zehen-Zwischenräume und der Nägel, Fönen der Füße nach dem Duschen, Einfetten der Fußsohlen mit Hirschtalg bei starker Beanspruchung auf harten Hallenböden oder nach längeren Trainingspausen – das kann jeder. Gut zu Fuß zu sein und das auch zu bleiben sollte schon einige Mühe wert sein.

Die Achillessehne – ein Fehlgriff mit Folgen

Ausgerechnet die stärkste Sehne des Menschen, die im Sport den extremsten Belastungen standhalten muß, ist im Gegensatz zu anderen Sehnen nicht durch ein Muskelpaket geschützt: Häufiger als ein Riß der Achillessehne – der eine Operation unvermeidlich macht – ist die Achillessehnenreizung. Sie muß sehr ernst genommen und sorgfältig behandelt werden.

Der Fall Yannick Noah: Seit Monaten muß der Paradiesvogel des französischen Tennis pausieren. Seine Achillessehne ist gereizt. Kein Training, keine Matches, kein Geld. Yannick war auf dem Nullpunkt. In seiner Verzweiflung hatte er sich in New York mit Laser behandeln lassen. Dabei wurde eine große Fläche der Haut verbrannt . . .

Er flog nach München, kam direkt vom Flughafen in meine Praxis. Für ihn war jeder Augenblick wertvoll, der ihn einer Heilung näher brachte. Ich habe ihn – zusammen mit dem Physiotherapeuten Hans-Jürgen Montag – ein paar Tage lang behandelt. Dann ging es wieder. Yannick fragte mich: »Kann ich jetzt nicht schnell mal nach Basel fliegen? Da ist ein Turnier, da kann ich gutes Geld verdienen – ich komme danach sofort wieder zurück zur Behandlung.«

Ich gab ihm grünes Licht. Noah gewann das Turnier und rief aus Basel an: »Kann ich nicht schnell mal nach London fliegen? Da ist ein Turnier, und danach komme ich bestimmt.« Dieser Mann war nicht zu stoppen. Das nächste Turnier war in den USA – er brauchte nicht mehr zurückzukommen. Er hatte keine Probleme mehr.

Ein Beweis dafür, daß die Achillessehne nicht zur Krisenregion werden muß, wenn man sie richtig behandelt. Dennoch sollte man jede Achillessehnenreizung immer ernst nehmen. Oft liegen die Gründe dafür nicht einmal im sportlichen Bereich, in den enormen Belastungen der Hochleistung. Stoffwechselstörungen – eine meistens latente Gicht, Harnsäure-Erhöhung (oberer Grenzwert international 5,85 mg/dl) –, Cholesterinablagerungen bei erhöhtem Cholesterinspiegel oder auch die rheumatischen Erkrankungen »Morbus Bechterew« oder »Morbus Reiter« können chronische, hartnäckige, therapieresistente Reizungen der Achillessehne verursachen.

Es hat auch keinen Sinn, in Sachen Achillessehne den Helden zu spielen – obwohl diese Sehne den Namen des stärksten, schnellsten, tapfersten aller griechischen Helden, Achilles, trägt. Thetis, die Meeresnymphe und Mutter des Achilles, so berichtet der alte Mythos, wollte ihren Sohn unverwundbar machen. Sie hielt ihn an der Ferse kopfüber in das Wasser des Unterwelt-Flusses Styx. Nur da, wo ihre Hand den Sohn festgehalten hatte, war er verwundbar . . .

Was tun, wenn es »knallt«?

Die Achillessehne ist die schwächste Stelle auch der stärksten Helden . . . Der bärenstarke Gerd Müller hat das nach seiner aktiven Zeit, beim privaten Racket-Ball, erfahren müssen: Es »knallte«.

Jeden kann es erwischen. Ohne Ankündigung, ohne Schmerzsignale. Es *knallt* tatsächlich – wie ein Pistolenschuß. Oder wie eine lange Peitsche. Man dreht sich um und denkt: Da hat mir einer einen Stein an die Ferse geworfen! Aber man fällt nicht hin. Der Schmerz ist kurz, dumpf. Irgend etwas ist passiert, das ahnt man. Aber man kann weiterhumpeln. Der Fuß läßt sich nicht abrollen, nicht mehr »entwickeln«, aber es geht einigermaßen. Manchmal realisiert man gar nicht, daß etwas gerissen ist. Manchmal merkt es nicht einmal der Arzt.

Der Achillessehnenriß passiert nicht nur beim Sport, sondern zum Beispiel auch beim Anschieben eines Autos. Eine solche Anstrengung ist für die Statik, Mechanik und Belastbarkeit dieser Sehne besonders ungünstig.

Wenn es »geknallt« hat, gibt es nur eines: Operation, Zusammennähen der Sehne. Von alleine, auch bei langer Ruhigstellung, wächst diese Sehne nicht gut genug zusammen.

Je kürzer der Hebel, desto größer der Kraftaufwand – die Achillessehne leistet Schwerstarbeit

Die Achillessehne – stärkste Sehne des menschlichen Körpers – ist die Verbindung zwischen Wadenmuskulatur und Fersenbein. Man kann ihre Länge nicht genau angeben, denn es gibt einen fließenden Übergang zwischen Wadenmuskulatur und Sehne. Die Muskelfasern wandeln sich über eine Strecke in sehniges Gewebe um, bis ein fingerdicker Sehnenstrang entsteht. Er ist nur gering elastisch und besteht aus Abertausenden kleiner Fäserchen, Kollagen-Fasern, einem Eiweiß-»Material«. Es ist aus dem gleichen Grundstoff entstanden, aus dem auch die Bandscheiben, die Knorpel und Menisken hervorgehen. Von allen Bindegewebsfasern und -zellen hat diese Sehne die größte Festigkeit. Beim Absprung eines Hochspringers hält sie einen Zug bis zu einer Tonne (1000 Kilopond) aus – obwohl sie »nur« aus Eiweiß besteht. Sie setzt am hinteren Fersenbein hinter dem Sprunggelenk an. Die Fasern »kleben« nicht etwa an der Knochenhaut, sondern sie strahlen direkt in den Knochen hinein und sind hier fest verankert.

Es ist die Aufgabe der Achillessehne, das Fersenbein über die Achse des oberen Spunggelenks zu bewegen. Da hier sehr ungünstige Hebelverhältnisse herrschen, muß die Achillessehne – nach dem physikalischen Gesetz: je kürzer der Hebel, desto größer der Kraftaufwand – beim Hochziehen der Ferse wahrhaft Schwerstarbeit leisten. Das macht sie bei jedem Abdrücken des Fußes, beim Starten, Gehen, Laufen, Sprinten, Springen und auch beim Treppensteigen. Der Fuß ist vermutlich das am meisten strapazierte Organ, und deshalb ist die Achillessehne ständig »in Betrieb«. Das beginnt schon beim Aufstehen und endet erst, wenn man sich zur Ruhe legt.

Die Achillessehne ist relativ wenig geschützt. Sicher, sie hat ein Gleitlager, und zwischen Sprunggelenk und Sehne liegt sogar ein Fettpolster. Aber sie ist nicht in Muskelpakete gebettet wie andere Sehnen. Das ist vor allem für Fußballer schlecht – und überhaupt für Wettkampfsportler, die in Zweikämpfe gehen müssen.

Aber nicht nur sie leiden unter Achillessehnenproblemen, sondern auch Springer, Sprinter, Hürdenläufer, Langstreckenläufer, Tennisspieler und Turner. Kurz: Alle Sportarten, in denen über den Fuß explosiv Kraft entwickelt wird beziehungsweise bei der Landung ein vielfaches des Körpergewichts von der Achillessehne aufgefangen werden muß, sind für diese eine enorme Belastung; ebenso Dauerleistungen wie beim Langstreckenlauf.

Da nützt uns die These der Biomechaniker wenig, die besagt: Bevor die Sehne reißt, reißt der Muskel. Die Sehne reißt dennoch, wenn sie bereits vorgeschädigt ist – und das ist bei der extremen Belastung im Sport relativ häufig der Fall.

Nach meiner praktischen Erfahrung kann dann schon eine kleine Bodenunebenheit, ein Verkanten des Fußes zum großen Knall führen.

Achillessehnenreizung – häufiger als der Riß

Die Achillessehne ist nur begrenzt anpassungsfähig. Sicher ist ein untrainierter Mensch, der sich Maximalbelastungen unterzieht, mehr gefährdet als ein trainierter. Aber man kann den Trainingseffekt nicht messen: etwa bei einem Fußballer, wenn er aus der Sommerpause kommt, und dann, wenn er optimal trainiert ist. Die Achillessehne ist nicht merkbar stärker geworden. Ihre Fasern können an Zahl nicht zunehmen. Sie erreichen nur einen anderen Quellungszustand, einen anderen Eiweißgehalt und nehmen deswegen etwas an Dicke zu.

Den häufigsten Ärger mit der Achillessehne verursacht weniger der Riß als vielmehr die Reizung: die Achillodynie. Diese muß ernst genommen werden. Medizinisch korrekt ausgedrückt ist dann die Sehne selbst nicht verletzt – sondern das Gleitlager, die Umhüllung, in der sich die Sehne bewegt. Das ist im strengen Sinne keine Sehnenscheide, also kann man auch nicht von einer Sehnenscheidenentzündung sprechen. Hier handelt es sich um ein Gleitgewebe, das sich infolge von Druck, Prellungen, chronischer Überbelastung, Schlägen (im Fußball) entzündet und anschwillt. Dadurch wird die »Loge«, also der Kanal, in der die Sehne verläuft, zu eng. Die Sehne muß bei jeder Bewegung einen erhöhten Gleitwiderstand überwinden. Dadurch verstärkt sich die Reizung.

Bei der Behandlung muß man zuerst versuchen, die Schwellung abzubauen und die Überwärmung, die mit der Reizung einhergeht, abzuleiten. Das gelingt durch kühlende Maßnahmen – zum Beispiel mit Eiswasser getränkte Umschläge. Längere Eispackungen würden unter anderem die Durchblutung und den Sauerstoffnachschub der ohnehin eher unterversorgten Achillessehne weiter verschlechtern und den Heilungsprozeß stören. Außerdem muß die Sehne geschont und entlastet werden. Nein, kein Gips, keine Gehstützen, keine totale Ruhigstellung! Aber Schluß mit der Belastung, die zur Überreizung geführt hat – es gibt auch andere, die Sehne schonende Trainingsmöglichkeiten, auf die man ausweichen kann. Solche Achillessehnenreizungen kommen in jeder Fußball-Saison x-mal vor.

Der Fall Andreas Brehme: Winterpause, Trainingslager der »Bayern« in Bahrain. Hiobsbotschaft: »Der Andy hat eine Entzündung an der Achillessehne.« Aber er hatte so gut es ging weitertrainiert. Es war nachts um zwei, als ich in Bahrain eintraf. Ich habe ihn sofort untersucht. Es lag eine akute Reizung im Sehnengleitgewebe vor; eine Schwellung war deutlich zu spüren. Manchmal zeigt sich sogar eine leichte Rötung, man spürt eine Überwärmung. Andy Brehme mußte sich auf den Bauch legen. Mit der einen Hand nahm ich das Gleitgewebe zwischen die Finger, mit der anderen Hand bewegte ich die Fußspitze auf und ab. In dem Moment, in dem ich das Gleitlager mit den Fingern richtig fasse und den Fuß bewege, muß die Sehne unter meinen Fingern hin- und herrutschen. Ist etwas nicht in Ordnung, spürt der Patient einen Verschiebeschmerz – und manchmal sogar ein Knirschen wie beim Formen eines Schneeballs, das noch besser vom Untersuchenden wahrgenommen wird. Er fühlt, daß da Verklebungen, Ablagerungen das normale Hin- und Hergleiten der Sehne behindern. Andy Brehmes Achillessehne war jetzt sehr druckempfindlich.

Mit den Fingern ließ sich das Zentrum ertasten, der maximale Druckschmerz finden. Dabei schaute ich nicht nur auf das Bein. Während ich mich immer näher an das Schmerzzentrum herantaste, beobachte ich ganz genau das auf der Seite liegende Gesicht des Patienten. Er zeigt mir genau, wann ich das Schmerzzentrum erreicht habe.

Ich zog vorsichtig das Sehnengleitgewebe mit zwei Fingern etwas von der Sehne ab und führte eine Spritzennadel zwischen Sehne und Sehnengleitgewebe ein. Zunächst injizierte ich ein Betäubungsmittel in den nun von mir künstlich geschaffenen Raum. Das Betäubungsmittel spült den Schlauch von Gleitgewebe aus, bläht ihn auf. Die Sehne schwimmt in der Flüssigkeit.

Als das gesichert war, setzte ich die Spritze um und führte Actovegin® ein, das enorme Heilkräfte hat.

Obwohl ich bei Andy Brehme erst mitten in der Nacht aktiv geworden bin, konnte er schon am nächsten Morgen wieder trainieren. Er verlor keine Trainingseinheit, und er war nach drei Tagen absolut schmerzfrei.

Zu der nur einmaligen Injektion von Actovegin® kamen allerdings noch begleitende Maßnahmen hinzu. Die Ferse wurde in einen dicken Salbenverband gelegt – es handelte sich um eine Mischung von Salben, die pflanzliche Substanzen enthalten, entzündungshemmend und kühlend wirken. Außerdem mußte Andy Brehme noch Enzyme in hohen Dosen nehmen – Enzyme, die helfen, Entzündungen abzubauen.

Neben all diesen Maßnahmen ist es sehr wichtig, für eine völlige Muskelentspannung zu sorgen. Das bedeutet: Massagen der Wadenmuskulatur, aber auch des Oberschenkels, des Rückens. Das muß äußerst intensiv gemacht werden, in stundenlanger harter Arbeit. Hinzu kommen Maßnahmen zur Entzündungshemmung: Elektro-, Laser- und Ultraschalltherapie. Wichtig ist noch, daß der Patient ein Fußbett in die Sportschuhe bekommt. Besonders in der Phase der Reizung muß der Fuß optimal gebettet und gestützt sein, damit es keine Fehler in der Statik gibt. Ein Abkippen der Ferse, ein Verkanten des Fersenbeines würde Zugkräfte auf die Sehne leiten, die wieder zu neuen Schäden oder Störungen der Heilung führen würden. Das muß schnell geschehen, denn eine Achillessehnenreizung kann leicht chronisch werden und ist dann immer schwieriger zu behandeln. Ein Schaumgummikeil, der die Ferse maximal einen Zentimeter anhebt, sorgt dafür, daß die Sehne an Spannung verliert. Irgendwann muß man ja auch wieder normale Schuhe tragen können, muß die Sehne die normale Belastung wieder aushalten. Darum entlaste ich sie vorsichtig und nur befristet, für zwei bis drei Tage.

Sehr wichtig sind in der weiteren Behandlung auch Fußbäder mit geeigneten Badezusätzen. Sie fördern die normalerweise nur schwache Durchblutung der Sehne. Das venöse Blut darf sich nicht stauen. Der mit dem arteriellen Blut herangeführte Sauerstoff muß aktiv werden können. Eine gute Entsorgung ist Voraussetzung für eine gute Versorgung.

Hat man eine Reizung der Achillessehne, ist unbedingt auf ideales Schuhwerk zu achten. Das heißt vor allem: weiche Sohlen mit hoher Dämpfung. Aber der Fuß darf nicht darin »schwimmen«. Die Ferse muß einen festen Halt haben und beim Auftreten optimal gedämpft werden. Ich prüfe meine Schuhe mit dem Daumen, drücke in die Sohle und spüre, ob sie elastisch ist, wie sie sich zurückentwickelt. Ich muß mich in einem Schuh sicher fühlen, Halt haben. Darum ist die Fersenkappe so wichtig. Der Schuh darf sich am Fersenteil nicht zu stark seitlich verwringen oder verkanten lassen. Die Fersenkappe muß fest mit der Sohle verankert sein, darf nicht zu hoch hinaufreichen. Denn das würde wieder Druck auf die Achillessehne bedeuten, eine Quelle für neue Reizungen.

Achillessehnen-Riß – Operation unvermeidlich

Reißt die Sehne, oder ist sie auch nur zu rund 20 Prozent eingerissen, muß – wie schon erwähnt – operiert werden. Mit konservativer Behandlung käme man nur schwer oder gar nicht zurück zu einer wirklichen Sporttauglichkeit.

Meist ist der fingerdicke Strang der Sehne völlig auseinandergerissen, die Enden sind aufgefasert. Da der Muskel die Tendenz hat, sich zu verkürzen, zieht er – wenn die Spannung abreißt – den Sehnenstumpf mit nach oben. Bei einer Ruhigstellung durch einen Gips kämen die Enden nie mehr zusammen, es gäbe Narbenwucherungen.

Bei der Operation wird die Sehne in mehreren Etappen, erst im Innern, dann von außen, zusammengenäht. Oft näht man auch eine Hilfssehne mit ein. Das Fadenmaterial besteht aus Kunstfasern, die in der Regel keinerlei Abstoßreaktionen provozieren. Die Fäden müssen nicht gezogen werden.

Nach der Operation muß die Sehne sechs Wochen in Gips ruhiggestellt werden. Um danach das Gelenk wieder zu mobilisieren und die Muskulatur zu kräftigen, folgt ein Aufbautraining von etwa noch mal sechs Wochen. Nach drei Monaten ist der Patient wieder sporttauglich.

Beschädigungen der Achillessehne gehören zu den dramatischsten Sportverletzungen überhaupt. Das gilt inzwischen auch im übertragenen Sinne. Die Sportpresse lebt in steigendem Maße von Berichten aus dem sportmedizinischen Bereich – und dabei entstehen bisweilen ganze Theaterstücke voller Helden und Schurken. Ein typisches Beispiel war die Affäre »Wiggerl« Kögl. Als der Trick-Dribbler aus Penzberg in Oberbayern noch beim »FC Bayern« spielte, traten bei ihm Beschwerden auf, die im Fußball alle naslang vorkommen: Reizung der Achillessehne. Ein Sehnenschaden im Sinne eines Einrisses konnte durch Ultraschall- und Computeruntersuchungen ausgeschlossen werden. »Wiggerl« wurde gezielt nach den oben erwähnten, bewährten Methoden behandelt.

Als »Wiggerl« dann zum »VfB Stuttgart« wechselte, begann – ein dreiviertel Jahr später! – das große Theater. Tataren-Meldungen machten in Deutschland die Runde: »Wiggerl« sei quasi als Sportinvalide vom »FC Bayern« gekauft worden. Inzwischen ist der Vorhang über diesem Theaterstück längst gefallen. »Wiggerl« Kögl konnte wieder spielen, wurde Deutscher Meister und machte im Europacup eine hervorragende Figur.

Werbegags auf Kosten der orthopädischen Sicherheit?

Die Sportärzte geraten zunehmend unter Druck der Werbemacht großer Firmen. Spieler kaufen sich beispielsweise Turnschuhe, deren faszinierende Spots im Fernsehen sie verführt haben. Es sind Schuhe – oft aus Amerika –, die sich ihren Markt mit allerlei technischem Schnickschnack erkämpfen. Da wird auf Systeme geschworen, die aus orthopädischer Sicht nichts weiter als Werbegags sind. Da kann man pumpen und drehen – höchst aufreißerische Erfindungen, aber für den Fuß, die Achillessehne, oft das pure Gift. Kürzlich saßen zwei Sportler bei mir in der Praxis, weil sie sich durch die falschen »Super-Schuhe« eine Achillessehnenreizung zugezogen haben. Mir macht das Sorgen – gerade im Hinblick auf leichtgläubige Kinder und Jugendliche. Aber vielleicht kommt auch mal wieder eine Welle »zurück zur Vernunft beim Sportschuh« (siehe das Kapitel »Der Fuß«).

Tragkraft: Mehr als eine Tonne

Bei manchen Sportarten – so beim Trampolin oder beim Turnen – muß die Achillessehne, das (je nach Körpergröße) 1,5 bis 2 cm breite elliptische Band zwischen Fersenbein und Wadenmuskel, das 12- bis 15fache Körpergewicht aushalten. Die Sehne reißt auch nur, wenn sie vorgeschädigt ist. Bevor eine gesunde Sehne reißt, reißt der Muskel. Auch im Alltag wird die Achillessehne erheblich belastet. Dies resultiert aus den am Fuß bestehenden Hebelverhältnissen. Beispiel: Ein Mensch von 70 kg steht auf einem Bein, die Ferse leicht angehoben. Wo der Vorfuß aufsetzt, wirkt die Gewichtskraft von 70 kg, als wolle sie den Fuß nach oben biegen. Die Achillessehne muß mit einer Kraft von 168 kg ziehen, der Hebelkraft, um die Ferse zu halten. Denn die Länge des vorderen Fußes verhält sich zum hinteren Teil wie 12:5, ist 2,4mal so lang wie der Abstand zwischen dem Ansatz der Hebelkraft und dem Drehpunkt Gelenk. Die Kraft der Achillessehne muß also größer sein als das zweifache Körpergewicht. Treten nun noch Beschleunigungskräfte hinzu, wächst die Anforderung an den Hebel exponentiell: Bei einem Hochspringer wird eine Belastung von mehr als einer Tonne gemessen.

Achillessehne und Aminosäuren

Die Achillessehne besteht wie alle Sehnen des menschlichen Körpers aus Kollagenfasern – diese bestehen wiederum aus einer sogenannten Tripelhelix, die aus den essentiellen Aminosäuren Lysin, Prolin und Hydroxyprolin gebildet wird. Lysin gehört zu den essentiellen Aminosäuren, die der Körper nicht selbst herstellen kann – weshalb er auf eine von außen kommende Zufuhr lebenserhaltend angewiesen ist. Um Hydroxyprolin aus Prolin herzustellen, benötigt der Körper zum Anhängen der sogenannten Hydroxylgruppe Vitamin C. Zum Zusammenbau dieser fast schon intelligent zu nennenden Polymere (so bezeichnet der Proteinchemiker hochgeordnete höchstbelastbare Strukturen, die auf ihr Eigengewicht bezogen zugfester sind als Stahl) benötigt der Körper im übrigen Spurenelemente wie Kupfer und Zink.

Es gibt eine Krankheit, wo ein erheblicher Lysin- und Kupfermangel auftritt – letzterer führt zu einer Schwächung eines Enzyms, welches die Lysinmoleküle miteinander verbindet – mit dem Namen Lysinhydroxylase. Menschen, die daran leiden, haben überdehnbare Arterien und neigen zu Gefäßrupturen. Darüber hinaus leiden sie an – dem Ehlers-Danlos-Syndrom ähnlichen – Bindegewebsstörungen.

Bindegewebsschwächen, die ohne Aminosäure-Analytik schwer zu diagnostizieren sind, spielen überhaupt eine häufig unterschätzte Rolle in der Medizin. Dabei kann eine ausreichende aminosäurereiche Ernährung hier durchaus vorbeugend wirken. Außerdem müssen Vitamine gegeben werden, um die Entstehung freier Radikale, welche auch das Bindegewebe belasten können, zu vermindern. Eine sinnvolle Zufuhr bindegewebsspezifischer Aminosäuren und radikalfangender Vitamine leistet unser Präparat BG tens®.

Wir kontrollieren unsere Sportler auch regelmäßig auf Silicium-Spuren im Serum: Dadurch können wir drohende Faserrisse rechtzeitig erkennen und den Regenerationsverlauf in der Wettkampfpause besser beurteilen.

Die Schwachstelle vieler Menschen ist der Sehnenansatz: Dort geht der Faser-Verbund der Sehnen eine polymere Verbindung mit der organischen und anorganischen Matrix des Knochens ein. Ein kompliziertes System (und ein weiteres Beispiel für die faszinierende Interaktion der anorganischen Welt der Spurenelemente mit der organischen Welt der Aminosäuren), das durch einfache Einreibungen und therapeutische Nadelungen allein nicht zu heilen und zu stabilisieren ist.

Die Kollagenfasern der Bindegewebe und Sehnen halten beim Hochsprung im Bereich der Achillessehne Belastungen aus, die jedes Stahl- oder Kunststoffseil »alt« aussehen ließen.

Die organischen und anorganischen Grundlagen des gesunden Menschen

JULI *Die Neuzugänge beim »FC Bayern« müssen gründlich auf ihre organischen Voraussetzungen untersucht werden. Wir führen bei der Aufnahme-Untersuchung eine sehr umfangreiche Herz/Kreislauf-Diagnostik durch. Dazu gehört vor allem eine Ultraschall-Untersuchung des Herzens, bei der man die Herzkammern, die Herzmuskeldicke, die Herzklappen, die Herztrennwände zwischen den Vorhöfen und zwischen den beiden Hauptkammern genau beurteilen kann. Weiter gibt uns diese Untersuchung Informationen über die Schlagkräftigkeit zum Beispiel der linken Herzkammer: Man kann das Auswurf-Volumen pro Herzschlag genau ablesen und erkennt, ob die Klappen schließen. Aufgrund dieser Untersuchung – und eines Belastungs-EKGs auf dem Laufband beziehungsweise Fahrradergometer – gewinnt man recht genaue Kenntnisse über den Zustand, die Funktionstüchtigkeit und Leistungsfähigkeit des Herzens.*

Ich empfehle jedem, der Sport treibt, eine regelmäßige Untersuchung von Herz und Kreislauf, Lunge und Blut. Man sollte hier nicht fahrlässig einfach loslegen, sondern sich zum eigenen Wohl der Mühe solcher Untersuchungen unterziehen.

Spurenelemente und Aminosäuren

Die Evolution lief gemäß unseres Denkmodells über möglicherweise von morphologischen Feldern gesteuerte Einzelmoleküle in den anorganischen Tonschichten der Meeresküsten an und erlangte die Fähigkeit, sich selbst reduplizierende Einzelmoleküle (noch keine Zellen!) herzustellen. Diesen Vorgang können wir heute teilweise im Reagenzglas nachahmen. Der in früheren Erdzeitaltern ansteigende Sauerstoffgehalt hatte dann für die Evolution der Moleküle und des Lebens folgenschwere Konsequenzen: Mit freiem Sauerstoff kann man organische Verbindungen mit großem Energie-Gewinn aufbauen. Diese Energie muß gespeichert werden, der aufbauende Teil des Stoffwechsels mußte vom abbauenden getrennt werden: Es ist ein biophysikalischer Vorteil, die gesammelte Energie von der übrigen Umwelt zu trennen, deshalb entstanden Wände, die in sich eine Atmungskette beherbergten – die Zelle war erfunden.

Bei Pflanzenzellen laufen Photosynthese und Atmung innerhalb einer Zelle ab; ein Teil des photosynthetisch freigesetzten Sauerstoffs wird sofort wieder in den respiratorischen Stoffaufbau der betreffenden Zellen eingeschleust. Tierische Organismen müssen den Sauerstoff für ihren Zellstoffwechsel aus dem Milieu aufnehmen, entweder gasförmig aus der Atmosphäre oder gelöst aus dem Wasser. Aquatische Kleintiere besitzen spezialisierte Körperpartien mit geringer Diffusionsschranke für gelösten Sauerstoff, über die alle Gewebepartien durch einfachen Austausch versorgt werden. Größere wasser- und landlebende Tiere, auch der Mensch, benötigen dagegen ein Sauerstoff-Transport-System, da die Wege für den Sauerstoff von außen nach innen zu lang geworden sind.

Leben heißt sich bewegen auf der »Jagd nach Sauerstoff und organischen Substraten, zum Zwecke des Energie-Gewinnes«.

Wir stellen Ihnen nun Schritt für Schritt jene anorganischen und organischen Stoffe vor, ohne die das Leben nicht funktionieren würde. Sie alle kontrollieren und optimieren wir, wenn wir die Leistungen der Sportler ohne Doping optimieren oder Kranke heilen nach unserer 100-Prozent-Formel: Das heißt gesund ist, wer die lebenswichtigen organischen und anorganischen Voraussetzungen des Lebens in perfekter, hundertprozentig natürlicher Norm im Serum aufweist: Die Spurenelemente Natrium, Kalium, Calcium, Magnesium, Kupfer, Eisen und Zink sowie die Aminosäuren Taurin, Methionin, Valin, Leucin, Isoleucin, Histidin, Phenylalanin, Threonin und Tryptophan.

Die Spurenelemente

Natrium (Kochsalz)

Einst hochgeschätzt und zu hohen Preisen gehandelt – ganze Landschaften und Städte verdankten ihm ihren Reichtum –, wird es heute vielfach als kreislaufschädlich verteufelt. Gleichwohl ist Leben ohne Kochsalz nicht denkbar. Es ist das Haupt-Ion des Extrazellulärraumes. Ohne das Einströmen von Kochsalzionen in die Zelle ist zellulärer Energiestoffwechsel nicht möglich. Nachdem die ersten Biomoleküle an den Küsten entstanden waren, bildeten sich die ersten Zellen im Urmeer: Dort war Natrium das am höchsten konzentrierte Salz.

Als jedoch die Zellwände entstanden waren, wurde im Zellinneren Natrium durch Kalium ersetzt, was energetisch erhebliche Vorteile mit sich brachte, da durch diese Konzentrationsunterschiede elektrische Spannung aufgebaut und Zellpumpen (die sogenannten Natrium/Kalium-Pumpen) betrieben werden konnten. Ihr Antrieb sind die energiereichen Phosphate, stabilisiert vom Magnesium.

Mit der Aufrechterhaltung der genannten Konzentrationsunterschiede sind fundamentale Lebensprozesse verknüpft: Die Erzeugung eines Kochsalzmangels durch Diät, Sport oder Krankheit, beispielsweise Cholera, ist mit einer schweren Schwächung der zellulären Regulationen verbunden. Es kann zum Kollaps, bis hin zum Tod, kommen.

An der Regulation der Kochsalzausscheidung sind hauptsächlich die Nieren beteiligt. In letzter Zeit wurde auch beobachtet, daß streng natriumarme Däten zu einem Cholesterinanstieg im Blut führten. Trotzdem wird nach wie vor das Märchen von der kochsalzarmen Ernährung insbesondere als Hilfsmaßnahme gegen zu hohen Blutdruck gepredigt. Dabei wurde übersehen, daß nur Chlorid, eine chemische Verbindung mit Chlor, bei salzempfindlichen Menschen (ca. 20–25% der Gesamtbevölkerung) den Blutdruck zu steigern vermag. Aber auch das Chlormolekül sollte nicht verteufelt werden: Bei einem zu geringen Chlor-Spiegel kommt es zum Erbrechen, was gerade für Herz/Kreislauf-Patienten unerwünscht ist, da es zur Verstärkung kreislaufgefährdender Salzverschiebungen in der Blutbahn und in den Geweben führen kann. Auch die Wirkung wasserausschwemmender Medikamente, die heute oft zur Basistherapie von Herz/Kreislauf-Erkrankungen gehören, läßt bei Natrium- und Chlor-Entzug nach. An dieser Stelle zeigt sich wieder einmal, daß kaum eine medizinische Maßnahme ohne genaue Kenntnis des Mineralstoffwechselgeschehens möglich ist.

Abschließend eine Anmerkung zu den sogenannten isotonischen Getränken: Um die gleiche Teilchen-Konzentration zu erreichen, wie sie das menschliche Serum oder der Schweiß aufweisen, werden entweder Natrium oder Kalium und Zucker zugesetzt, dann kommen noch Geschmacks-Korrigenzien hinzu und eine Prise Spurenelemente – alles in allem ein synthetisches Gebräu, in seiner Wirkung einem Mineralwasser oder einer natürlichen Mischung aus Apfelsaft und Mineralwasser deutlich unterlegen.

Kalium

Kalium ist in der Zelle für die Aktivität vieler Enzyme nötig: jener aus Kohlenwasserstoffen bestehenden und von Spurenelementen, etwa Magnesium und Zink, aktivierten und stabilisierten »Nähmaschinen des Lebens«.

Ein verminderter Kaliumgehalt der Zellen ruft funktionelle und später auch strukturelle Schäden der Zellen hervor. Kaliummangel labilisiert alle Zellmembranen. Selbst EKG-Veränderungen können auftreten. Ein Leitsymptom des Kaliummangels sind Muskelschwäche und Müdigkeit sowie Darmträgheit.

Im Sport ist Kalium zusammen mit Magnesium das Leistungs-Mineral.

Calcium

Calcium ist das wohl bekannteste unter den Mineralsalzen. Die meisten Menschen verbinden es in seiner Bedeutung mit den Knochen: Darin kommt es in der Tat in großen Mengen vor, stabilisierend und formgebend.

Doch Calcium hat weit mehr Aufgaben übernommen: Es ist lebenswichtig für die Blutgerinnung und hilft bei der Muskelkontraktion sowie bei der Erregungsübertragung im Bereich der Nerven/Muskel-Übergänge (Synapsen genannt).

Ganz besonders wichtige Aufgaben erfüllt es auch im Inneren der Zellen: es wirkt dort als Bote, von den Biochemikern »second messenger« genannt, ohne den die wichtigsten Steuerimpulse, die von außen an die Zelle gelangen, nicht an den Zellkern weitergeleitet werden könnten.

Wir haben auch Hinweise darauf, daß es allein und

zusammen mit Vitaminen der D-Gruppe zelldifferenzierend wirkt: Viele Zellen, beispielsweise die weißen Blutkörperchen, benötigen nach einer ersten Teilung einen weiteren Reifungsprozeß. Wird dieser nicht zu Ende durchgeführt, kann die Zelle bösartig »entgleisen«. Den Prozeß des Ausreifens einer Zelle, so daß sie sich in einem komplex gesteuerten Zellverband harmonisch eingliedert, nennt man Zelldifferenzierung.

Auf diese Weise haben Mineralsalze und Vitamine lebenswichtige Aufgaben bei der Krebsverhütung übernommen, und gleiches gilt auch für die Immunabwehr.

In diesem Zusammenhang wird deutlich, wie gefährlich dem Calcium Gegenspieler werden können: Überhöhte Fluordosen (an sich ist Fluor ein essentielles Spurenelement) interagieren mit dem Calcium an den Stellen, wo es Enzyme aktivieren und stabilisieren soll, in bedenklicher Weise. Man kann in Zellkulturen mit Fluor Krebs auslösen. Wir sind daher kein Freund der Zwangsfluoridierung des Trinkwassers; Karies ist weniger gefährlich als Krebs.

Magnesium

Dieses silberweiß gleißende Erdalkali-Metall, das ursprünglich nur im Meerwasser gelöst vorkam und älter ist als alles organische Leben der Erde, ist Flugzeugkonstrukteuren wegen seiner geschmeidigen Leichtigkeit vertrauter als manchem Mediziner.

Seine Hauptwirkung ist die Stabilisierung der Phosphoratome in dem in jeder Zelle vorkommenden Energiespeicher-Molekül ATP. Da so gut wie alle Lebensvorgänge energieabhängig sind, erklärt dies die universelle Bedeutung des Magnesiums.

Magnesium ist zusätzlich der Gegenspieler des Calciums bei wichtigen Regulationsvorgängen: Über dreihundert Enzym-Systeme hängen von ihm ab. Schon Anfang der siebziger Jahre stand fest, daß sich in Deutschland und

Europa ein gravierender Magnesium-Mangel ausgebreitet hatte. Herzinfarkte wurden durch Magnesium-Mangel ausgelöst oder begünstigt, und viele Kinder erlitten wegen des Magnesium-Mangels ihrer Mütter in der Schwangerschaft Schäden. Die Universität Jena hatte bereits damals den Magnesium-Gehalt von Gemüse, Mehl und Kleie untersucht und dabei herausgefunden, daß dieser in den Jahren 1860 bis 1960 trotz intensiver mineralischer Düngung um 30 Prozent abgenommen hatte. Heute weiß man, daß nicht nur die weltweit zu beobachtende Magnesium-Verarmung der landwirtschaftlichen Nutzflächen und die Weitergabe dieses Defizites an Pflanze und Tier zum Magnesiummangel-Syndrom beitragen, sondern auch der streßreiche moderne Lebensstil; im Streß verbraucht der Körper seine letzten Magnesiumreserven. Gleiches gilt sinngemäß übrigens auch für das Kalium. Schon in den dreißiger Jahren dieses Jahrhunderts waren wichtige pharmakodynamische Wirkungen des Magnesiums bekannt – so wurde es vor dem Zweiten Weltkrieg erfolgreich gegen Übererregbarkeitszustände des Nervensystems eingesetzt, und einige Ärzte wußten schon damals, daß es auch dem Herzmuskel guttut. Die routinemäßige Kontrolle des Magnesium-Spiegels ist jedoch überraschenderweise bis heute noch nicht die Regel, obwohl bekannt ist, daß 90 Prozent aller Infarkt-Patienten einen erniedrigten Serum-Magnesium-Spiegel aufweisen und daß das Herzmuskel-Gewebe von einem an einem Infarkt Verstorbenen zumeist deutlich erniedrigte Gewebe-Spiegel an Magnesium enthält.

Bei Schwangeren begünstigt ein Magnesium-Mangel die Entstehung einer Eklampsie, an deren Folgen jährlich weltweit etwa eine Million Schwangere sterben, außerdem ist es gesichertes Wissen, daß ein Spurenelemente-Mangel die Rate der Mißbildungen, Frühgeburten, untergewichtigen Babies und verhaltensgestörten Kinder erhöht.

Weiterhin ist bekannt, daß Hormone den Mineralstoffwechsel in die Unterdeckung treiben können, und in der letzten Zeit erhärtet sich zudem der Verdacht, daß ein zu lange währender Magnesium-Mangel an der Auslösung degenerativer Erkrankungen des Gehirns beteiligt ist: Im Gehirn befinden sich in einer kaum vorstellbaren Zahl von Neuronen anregende und dämpfende Stoffe in einer kompliziert geregelten Balance. So gibt es Aminosäuren und Mineralsalze, welche die Nervenzellen zur Arbeit zwingen – wie die Glutaminsäure und das Calcium; vorausgesetzt, es ist genügend Energie in den Zellen gespeichert. Magnesium ist ein Stabilisator dieser Energie-Speicher, ebenso wie es ein Gegenspieler des Calcium-Einstroms in die Zelle ist, und dieser scheint bei degenerativen Erkrankungen, wie dem Morbus Alzheimer, verstärkt zu sein.

Magnesium verbessert die periphere Nutzung des beim Diabetiker knappen Insulins und erleichtert somit die Einstellung des Zuckerspiegels.

Kupfer

Den Kupferatomen ist ebenso wie denen des Eisens vom Beginn des Lebens an ein cardinaler Platz im biologischen Geschehen zugewiesen worden: als Mitglied jener anorganischen Katalysator-Salze, ohne die die Zelle keine Energie umsetzen könnte. Diese Umsetzung geschieht in der sogenannten Atmungskette, und die Atmungsketten-Enzyme, die Cytochrome, könnten ohne Kupfer und Eisen nicht funktionieren, das heißt sie könnten keine Elektronen transportieren. Übrigens wird die in der Atmungskette freigesetzte Energie in Form sogenannter energiereicher Phosphate gespeichert, die wiederum ihre Formstabilität einem anderen alten Bekannten unter den Mineralsalzen verdanken: dem Magnesium.

Aber nicht nur bei der Dynamik des Stoffwechsels, sondern auch bei der Sicherung der Form des Lebens ist Kupfer ein unverzichtbares Metall: es ist an der Faser-Synthese des Bindegewebes beteiligt. Sein pathologischer Mangel läßt dieses ebenso schwach werden wie die Wände von Blutgefäßen

Die Bedingungen, unter denen heutzutage viele Nahrungsmittel entstehen, verarbeitet oder zubereitet werden, sind dem Kupfer-Haushalt des Körpers oft nicht zuträglich.

Gleiches gilt für die übrigen Spurenelemente und Mineralsalze. Gerade der sich bewegende Mensch braucht aber täglich eine Kupferzufuhr über die Nahrung.

Auch das Immunsystem kommt ohne Kupfer nicht aus. Es hilft beim Abfangen freier Sauerstoff-Radikale und ist wie alle Spurenelemente ein Koordinator und Beschleuniger von Abläufen, eben ein echter Katalysator des Lebens. Außerdem ist es unentbehrlich für die Diagnostik geworden: Im Hochleistungs-Streß setzt der Körper während der sogenannten Akutphase-Reaktion aus der Leber Kupfer frei, welches dann im Blutserum zu seinen Einsatzorten transportiert wird. Auf dem Wege dorthin können wir die Kupferatome einzeln per Atomemission genauestens nachweisen und erhalten dadurch, zusammen mit anderen Werten, ein sehr genaues Bild der Immunlage und des Bindegewebs-Stoffwechsels.

Die höchste Stufe seiner Freisetzung erreicht Kupfer bei Entzündungen, bei Krebs und bei der Einnahme der Pille (antikonzeptiver Hormone). Allergiker weisen häufig einen tiefen Kupferspiegel auf, auch Hochleistungssportler, wenn sich das Immunsystem erschöpft hat. Die sehr geringen Kupfer-Reserven des Körpers sind dann angegriffen – eben weil die normale Nahrungszufuhr nicht ausgereicht hat.

Zink

Zink ist für wenigstens hundert verschiedene Enzymsysteme des Körpers lebenswichtig. Man kann an einem Zinkmangel sterben oder schweren, irreversiblen Schaden erleiden: Der menschliche »Immuncomputer«, die Thymusdrüse, kann dann nicht mehr mit den Lymphocyten (den weißen Blutkörperchen) korrespondieren, das immunologische Gedächtnis wird kompromittiert, Impfungen können versagen oder ihre Wirkung verlieren, die Herstellung von Antikörpern gegen virale Infektionen, beispielsweise gegen Herpes, funktioniert nur noch eingeschränkt, es kommt zu einer Immunschwäche – Patienten mit Aids haben einen sehr tiefen Zinkspiegel.

Hieraus wird erklärbar, warum der erhöhte Zink- und Kupfer-Verschleiß im Hochleistungssport so viele Infekte hervorruft und in Verbindung mit einem Aminosäure-Mangel die Muskelfasern schwach werden läßt. Deshalb haben wir ja mit der Gabe von Aminosäuren und Spurenelementen diese raschen Heilungserfolge. Auf Anabolika sind wir nicht angewiesen.

Durch eine Zink-Zufuhr wird auch die körpereigene Hormonbildung stabilisiert, insbesondere die Testosteron-Produktion. Hoden und Prostata gehören zu den zinkreichsten Geweben des menschlichen Körpers.

Mit Hilfe von Zink- und Aminosäurezufuhren läßt sich die katabole Erschöpfungsphase nach Akutphase-Reaktionen im Hochleistungssport oder im Alltagsstreß abkürzen und entschärfen. Somit wird eine schnellere und vor allem anabolikafreie Regeneration möglich.

Zink ist für die Herstellung und Speicherung des Insulins verantwortlich.

Wie universell unser Körper arbeitet, ist daran zu erkennen, daß auch in bestimmten Abschnitten des Auges und des Gehirnes Zink lebenswichtig ist. Es läßt sich nachweisen, daß Menschen nach jahrelangem Zinkmangel vermehrt zu Linsentrübungen neigen. Im Gehirn ist es die Region mit dem wunderschönen Namen Hippocampus, die zinkabhängig ist. In ihr werden Gefühle und Gedanken miteinander verbunden. Was immer in den Nervenzellen des Hippocampus geschieht, es werden zwei Zinkionen freigesetzt, und diese müssen dann nach Ablauf des Geschehens, vorzugsweise in der Schlafphase, unter Einsatz von ATP in die Zelle zurückgeholt werden.

Wir kontrollieren daher bei Erkrankungen, die mit Störungen der Neurotransmitter-Synthese einhergehen, immer den Serum-Zink-Spiegel.

Eisen

Kaum ein Metall ist so mit dem Leben und der Leistungsfähigkeit verknüpft wie das Eisen. Seine biologische Bedeutung hat es vom Einzeller im Urmeer bis zu den heutigen Hochleistungs-Organismen unverändert behalten.

Für den Urmenschen war Eisen nicht schmelzbar. Selbst als er das Feuer beherrschte, das mit ca. 1000° C brennt, kam er an das mineralische Eisen der Erdrinde, in der Eisen das zweithäufigste Metall nach Aluminium ist, nicht heran. Er war auf das buchstäblich in Meteoriten vom Himmel fallende Eisen angewiesen, erst später lernte er in Hüttenprozessen Temperaturen von über 1000° C herzustellen, und die metallenen Zeitalter, die nicht unbedingt die friedlichsten gewesen sein sollen, begannen. Vorher aber stand den Einzellern Eisen im Meerwasser gelöst zur Verfügung, und sie konnten es über die Photosynthese in ihre Atmungsketten einbauen. Bei diesem Verfahren werden Elektronen von einem anorganischen Spender an einen elektronenhungrigen Empfänger verliehen. Lieferant der Elektronen für die Photosynthese war und ist das Wasser. Die Transporteure dieser Elektronen sind eisenhaltige Eiweiße: leistungsfähige, molekulare Oldtimer. Unsere Ur-Vorfahren besorgten sich ihr Nahrungseisen vorzugsweise durch das Eiweiß der Tiere, die sie jagten oder als Aas vorfanden. Es verbesserte die Leistungsfähigkeit ihrer Muskulatur durch Steigerung des Sauerstoff-Transportes, und diese Hauptaufgabe hat das Eisen auch noch heute. Von der Sauerstoff-Aufnahme in der Lunge durch das Hämoglobin, den durch das Eisen roten Blutfarbstoff, über seinen Transport im Blut und die Weitergabe an das Myoglobin des Muskels bis hin zur Einschleusung des Sauerstoffes in die Atmungskette: Nichts geht ohne Eisen. Bei Mangelernährung und Resorptionsstörungen, vor allem im Dünndarm, kommt es zu Störungen der Eisenversorgung, mit der Folge der Blutarmut. Blässe und Müdigkeit sind die Folgen, Herz/Kreislauf-Störungen stellen sich ein; die Muskulatur wird schwach.

Durch die Überlastung der erwähnten Systeme (Atmungskette, Muskulatur) sowie durch eine verringerte Resorption von Spurenelementen aus dem Magen-Darm-Trakt während körperlicher Anstrengung wird der beim Sportler häufige Eisenmangel erklärbar.

Im schlimmsten Fall werden dadurch die Atmungsketten-Systeme, der Spurenelement-Stoffwechsel an den Rand ihrer Möglichkeiten getrieben und der Eiweiß-Stoffwechsel beeinträchtigt – er wird katabol, so daß üblicherweise strukturgebende Faser-Proteine und Enzyme energiebereitstellend verbraucht werden. Das ist dann in etwa so, als würde ein Zwölfzylinder-Rennmotor anfangen, seine Kolben zu verbrennen, um bei ausgehendem Sprit doch noch ins Ziel zu gelangen.

Der Stoffwechsel kann jedoch wiederaufgebaut werden – aber nur, wenn er nach der abbauenden Akutphase genügend Zeit erhält, in der er sich all dies wieder zuführt, was vorher abhanden gekommen ist. Bei der heutigen Trainings- und Wettkampf-Frequenz ist dies allerdings nicht mehr in jedem Fall gegeben; eine erhöhte Erschöpfungs- und Verletzungsgefahr ist die zwangsläufige Folge.

Weniger bekannt ist, daß die Eisenverwertung vom Vorliegen ausreichender Spiegel an Kupfer, Vitamin C und Folsäure abhängt. Besonders letztere kann von den toxischen Schwermetallen unserer Umwelt in den Pflanzen, welche sie bilden, zerstört werden. Auch das menschliche Immunsystem bedient sich der elektrischen Eigenschaften des Eisens, weshalb es bei Entzündungen zu einem Eisenmangel kommt.

Selen – ein janusköpfiges Spurenelement

Giftige Substanzen aus der Umwelt oder dem eigenen Stoffwechsel vermögen mit lebenswichtigen Spurenelementen in Interaktion zu treten und diese in ihrer Funktion zu hindern. Eine solche Interaktion stellt man sich zum Beispiel für das Fluor und das Aluminium vor, das bei bestimmten Erkrankungen im Nervengewebe erhöht nachgewiesen wurde (etwa beim Morbus Alzheimer). Musterbeispiele für giftige Schwermetalle sind Blei und Cadmium: beide vergiften Enzyme und behindern gesunde Spurenelemente.

Nun wird das Spurenelement Selen gelegentlich als »universelles Heil- und Entgiftungsmittel« dargestellt. Tatsächlich ist Selen jedoch ein janusköpfiges Spurenelement – das heißt es hat sowohl gute als auch einige lebensgefährliche Wirkungen. Seine gute Wirkung beruht darauf, daß es bei der Wiederherstellung ausreichender Glutathion-Reserven hilft. (Glutathion ist ein sogenanntes Tripeptid – ein aus drei Aminosäuren bestehendes Eiweiß, das im Stoffwechsel die Aufgabe hat, Schwefelgruppen bereitzustellen und freie Radikale – giftige Stoffwechselprodukte – abzufangen.) Wegen seiner Bedeutung für die Regeneration des Glutathions kann Selen in Spuren bei der Prophylaxe degenerativer und maligner Erkrankungen hilfreich sein. Wenn das Glutathion verbraucht ist, wird es durch ein Enzym, die Glutathionperoxidase, regeneriert. Die Funktion dieses Enzyms wiederum ist selenabhängig.

Viele Erkrankungen werden auf einen Selenmangel

zurückgeführt, aber auch das Gegenteil kann der Fall sein (weshalb die EG bis heute stichprobenartig amerikanisches Getreide auf einen erhöhten Selengehalt hin kontrolliert, um Nachteile für Mensch und Tiere zu vermeiden): Durch Selen können arsenähnliche Vergiftungserscheinungen hervorgerufen werden, Koliken, Nieren- und Herzmuskelschäden. Bestimmte Selenverbindungen, die in der Natur vorkommen und früher sogar versuchsweise therapeutisch eingesetzt wurden, sind krebserregend. Von einer Selbstmedikation wird daher abgeraten. Es gibt übrigens Fachleute, die der Meinung sind, daß ein Ei pro Jahr den Selenbedarf des ganzen Körpers deckt.

Aminosäuren

Wir bestimmen seit neuestem das Spektrum der essentiellen Aminosäuren des menschlichen Serums mit der HPLC-Technik. HPLC heißt »High Pressure Liquid Chromatography« und ist die moderne Weiterentwicklung der Säulen-Chromatographie.

Durch Verwendung von Edelstahl ist es möglich, Säulen zu fertigen, die einem Druck bis zu 400 bar standhalten, so daß sie mit sehr feinen Adsorbentien wie Aluminiumoxid und silanisierten *Kieselgelen* sehr fest gepackt werden. Somit können kompliziert zusammengesetzte Stoffgemische in diesen Säulen unter hohem Druck mit einem geeigneten Elutionsmittel transportiert und zunächst einmal differenzierend aufgetrennt werden. Nach dem Trennungsschritt wird mit empfindlichen Detektoren am Ende der Säule von jeder einzelnen Substanz ein Meß-Signal aufgenommen, das von entsprechend qualifizierten Rechnerprogrammen zu einem qualitativ und quantitativ auswertbaren Chromatogramm umgewandelt wird. Diese Chromatogramme können in ihrer Zusammensetzung Aufschluß über den Ernährungszustand, über Gesundheit und Krankheit des menschlichen Körpers geben. Da man von seiten der Grundlagenbiochemie die Bedeutung einzelner Aminosäuren für bestimmte Stoffwechselschritte und Organsysteme schon seit langem kennt, diese Messungen aber bisher niemals routinemäßig in der Klinik einsetzte, schon gar nicht in der Praxis des niedergelassenen Arztes, kommen bei bestimmten Erkrankungen überraschende neue Erkenntnisse zum Vorschein.

Pflanzen, Mikroorganismen und Pilze sind in ihrem Stickstoffwechsel autotroph, das heißt sie benötigen zu ihrer Ernährung keine Aminosäuren, sondern können ihren Bedarf durch Eigensynthese vollständig decken, sofern sie Kohlendioxid als Kohlenstoffquelle und Ammoniumsalze oder Nitrate als Stickstoffquelle zur Verfügung haben. Dazukommen muß bei den Pflanzen Sonnenlicht: Die Photosynthese ist eines der Wunder des Lebens. Höher entwickelte Organismen dagegen sind partiell heterotroph und können nur einen Teil der im Stoffwechsel benötigten Aminosäuren, die sogenannten nichtessentiellen Aminosäuren, selbst herstellen. Alle Aminosäuren, die von tierischen und menschlichen Organismen nicht durch Eigensynthese gebildet werden können, müssen mit der Nahrung in ausreichender Qualität und Menge zugeführt werden und heißen deshalb »essentielle Aminosäuren«. Sie sind für Wachstum und Erhalt der Zellen und des Gewebes sowie für das Immunsystem unentbehrlich.

Die Frage, ob eine Aminosäure für den Organismus essentiell ist oder nicht, läßt sich experimentell nur durch Versuche klären, bei denen man das Nahrungsprotein durch definierte Aminosäuremischungen ersetzt und die zu prüfende Aminosäure ausläßt. Treten beim Versuchstier Mangelerscheinungen auf (Wachstumsstillstand, Hauterkrankungen, Kachexie) und wird die Stickstoffbilanz negativ, handelt es sich um eine essentielle Aminosäure. Bisher fielen Stoffwechselstörungen im Bereich der Aminosäuren nur dann auf, wenn es sich um erbliche Stickstoffwechselstörungen, zum Beispiel die Phenylketonurie, handelte. Leichtere Störungen, die zum Beispiel zu Haarausfall, Nägelveränderungen, Abwehrschwäche, Leistungsverlust führen, werden normalerweise von der Medizin entweder als nicht organisch bedingt bezeichnet oder negiert.

Die Erstellung eines Aminogrammes ist in all diesen Fällen eine unentbehrliche Hilfe. Wegen der Essentialität, das heißt der Lebenswichtigkeit der Aminosäuren im vielzelligen Organismus, wird im Blutserum eine konstante Konzentration von Aminosäuren (etwa 50 mg pro 100 ml) aufrechterhalten, deren Zusammensetzung nur geringsten Schwankungen unterworfen werden darf.

Der gesamte Aminosäurespiegel im Blut und in den Körpersäften ist ein Reservoir, auch als »Pool« des Stoffwechsels bezeichnet, das aus der Nahrung, der Neubildung von Aminosäuren und aus den beim Abbau von Proteinen entstehenden Aminosäuren gespeist wird.

Die Gewebekonzentration an freien Aminosäuren beträgt 20 bis 70 mg pro 100 ml und ist abhängig vom Bedarf des Organs, der durch die Syntheseleistung und die Umsatzgeschwindigkeit bestimmt wird. Im menschlichen Organismus sind etwa 50 Gramm freier Aminosäuren im Blut und Gewebe und etwa 12 Kilogramm in Form von Proteinen vorhanden. Das ist insgesamt nicht viel, weshalb geringste Änderungen eine Auswirkung haben und die Änderungen an sich so gering wie möglich ausfallen müssen. Wir können diese jetzt messen. Der Körper hat Homoeostase-Mechanismen gebildet, doch diese können überfordert werden. Bei der Auswerfung unserer Aminogramme beziehen wir uns übrigens auf die in »Clinica Chimica Acta« publizierten Werte (siehe das Literaturverzeichnis am Ende dieses Buches).

Die Aminosäuren werden in Zukunft eine ebensolche

Bedeutung erlangen wie die Elektrolyte, Spurenelemente und Vitamine.

Nach neuesten Veröffentlichungen in amerikanischen sportmedizinischen Journalen ist man der Meinung, daß bei einer besseren Beachtung der Ernährungsbesonderheiten des Hochleistungssportlers jegliches Doping unterbleiben könnte. Die Erstellung eines Aminogrammes findet so ihre Indikation beim Hochleistungssport, bei Immunregulationsstörungen, bei onkologischen Erkrankungen, bei chronisch entzündlichen Darmerkrankungen und Ernährungs-Störungen.

Von besonderer Bedeutung sind die Aminosäuren auch als *»Radical Scavenger«*, das heißt als Neutralisierungssysteme für die im Stoffwechsel immer entstehenden »freien Radikale«; elektronegative Teilchen, die mit der Entstehung der Arteriosklerose, chronisch entzündlicher Erkrankungen und des Krebses in Zusammenhang stehen. Zu den Radical-Scavenger-Systemen gehören die schwefelhaltigen Aminosäuren Methionin, Cystein, schwefelhaltige Peptide wie das Glutathion, die Spurenelemente Zink und Kupfer, welche wir auch bestimmen können, sowie die Vitamine A, C und E. Von besonderer Bedeutung ist der Aminosäure-Stoffwechsel auch zur Verhütung der Osteoporose, außerdem können wir seine Kontrollfunktionen: es sind dies die von uns nachweisbaren Aminosäuren Cystein, Glutathion und Methionin. Sie funktionieren im Immunsystem über die sogenannte SH-(= Thiol)Gruppe, an der sie oxidiert werden können. Auf diese Weise können sie Gifte auf sich lenken. Ohne eine bestimmte Menge an Thiol-gruppenhaltigen Aminosäuren im Serum können bestimmte Immunfunktionen und -regulationen nicht aufrechterhalten werden. Dies gilt besonders für die Lymphozyten und Makrophagen, welche eingedrungene Viren oder aufgespürte Krebszellen eliminieren können.

Das Herz

Das Herz ist die molekulare Maschine überhaupt; ein sich selbst wartender Motor, der chemische Energie mit einem Wirkungsgrad in mechanische Pumpkraft umsetzt, der von einer technischen Konstruktion niemals erreicht werden wird. Sämtliche – bisher gescheiterten – Bemühungen, Kunstherzen zu schaffen, beweisen dies. Wenn es einmal einen effektiven künstlichen Herzersatz geben sollte, dann nur unter Verwendung körpereigener Muskelmaterialien, indem man zum Beispiel mit Hilfe der Gentechnologie außerhalb des Körpers körpereigene Muskelzellen heranzüchtet.

Wenn man ein rein technisches Produkt soweit bringen wollte, in seinem Wirkungs- und Selbsterhaltungsgrad wie das biologische Herz des Menschen zu funktionieren, dann wäre dies ein Gerät, welches wartungsfrei, das heißt ohne Zündkerzen und Ölwechsel wenigstens zwei Millionen Kilometer weit laufen müßte. So etwas gibt es nicht, und so etwas wird es nie geben. Insofern ist das Herz eine sogenannte Endentwicklung, welche nicht verbesserbar ist. Man kann zwar durch Hochleistungssport seine auf das Eigengewicht bezogene Schlagkraft etwas auftrainieren, steigert dabei aber den Wirkungsgrad wegen der nicht vermehrbaren Blutgefäßvolumina im sogenannten Endstrombereich immer nur relativ. Durch »Übertraining« nähert man sich der Herzerweiterung.

Training im Sport verbessert die gesamte Kreislaufökonomie

Training im Sport soll auch weniger »das Herz« trainieren, sondern vielmehr die gesamte Kreislaufökonomie verbessern, also das Zusammenwirken zwischen den Blutgefäßen der Lunge und dem Herzen, unter Einbeziehung der mitochondrialen Energieaggregate dieser Organe. Der Sport sollte der Optimierung der Atmungsketten, nicht der Optimierung einzelner Organsysteme dienen. In vielen Sportarten ist so aber kaum mehr etwas zu gewinnen – beispielsweise im Radrennsport, wo vielfach Siege nur noch mit krankhaft vergrößerten Organen möglich sind. Das heutige Hochleistungs-Training nimmt denn auch auf die Ganzheitlichkeit des Körpers in seiner gesunden Funktionalität keine Rücksicht mehr; es überfordert im Gegenteil mit der Zeit einige Organprovinzen, zum Beispiel die Sehnenansätze durch eine überproportionale Steigerung der Muskelmasse (bei Gewichthebern oder Ruderern kann man das gut sehen) und nimmt dann die Gefahr von Muskel- und Sehnenrissen in Kauf.

Gerade im Muskel stecken noch viele Geheimnisse, da etwa die essentiellen Aminosäuren im Verbund mit den Herzmuskelfasern eine unverzichtbare regenerative Rolle spielen. (Dies gilt übrigens auch für den Skelettmuskel.)

Nehmen wir als Beispiel die Aminosäure Taurin: Wenn man Katzen taurinarm oder taurinfrei ernährt, sterben sie an Herzinsuffizienz. Wir haben nun eine Methode entwickelt, mit der Taurin im menschlichen Blutserum gemessen werden kann.

Taurin hat, wie alle schwefelhaltigen Aminosäuren, blutfettsenkende Eigenschaften, was man sich nicht nur für den Hochleistungssport zunutze machen kann. Darüber hinaus ist es wesentlich preiswerter als alle synthetischen fettsenkenden Medikamente – ein echter, noch unerkannter Beitrag zur Kostendämpfung also.

Über die Bedeutung von Mineralsalzen und Aminosäuren für das Herz

Neunzig Prozent aller Herzinfarkt-Kandidaten haben zum Zeitpunkt des Infarkt-Ereignisses einen Magnesium-Mangel. Aufgrund von Studien ist belegbar, daß durch eine sofortige Gabe von Magnesium-Injektionen oder -Infusionen die Frühsterblichkeit nach Herzinfarkten gesenkt wird. (Magnesium ist der Katalysator für die Verbrennung freier Fettsäuren, aus denen der Herzmuskel mehr als zwei Drittel seines Energiebedarfs deckt.) Untersuchungsergebnisse des evangelischen Waldkrankenhauses Berlin, nach denen durch die gleichzeitige Gabe von Magnesium, Actovegin® und etwas Cortison beim Eintritt eines Infarktes Narbengröße und Sterblichkeit deutlich reduziert werden können, werden leider bislang zu wenig zur Kenntnis genommen oder in eigenständige therapeutische Bemühungen umgesetzt.

Aufgrund unserer Messungen der Aminosäuren im Blut von Gesunden und Kranken sowie unserer Grundlagen-Forschung auch in anderen Bereichen der Biologie (etwa der Zell-Differenzierung und -Ernährung) wissen wir schon seit langem, daß für das Herz neben den Mineralsalzen Kalium, Magnesium und Phosphor auch bestimmte essentielle Aminosäuren von besonderer Bedeutung sind. Sie beteiligen sich am Energie- und Struktur-Stoffwechsel.

So waren wir auch nicht überrascht, als eine Arbeitsgruppe der Universität Freiburg bei Herz-Katheter-Untersuchungen zeigen konnte, daß Infusionen der Aminosäure Arginin unter bestimmten Umständen die Kranzgefäße zu erweitern und damit die Durchblutung zu steigern vermochten.

Sagt dann der Gutachter einer Krankenkasse, dieses Präparat oder Vorgehen sei überflüssig, dann kommt Freude auf. Nach Meinung des Bundes der Versicherten werden viele private Krankenversicherer ihrer sozialen Verantwortung nicht mehr gerecht. Besonders chronisch Kranke werden von diesen oft geradezu in den sozialen Abstieg getrieben. Nach den Erkenntnissen der Deutschen Therapiewoche fallen in der letzten Zeit sogar große Namen der Assekuranz unangenehm auf.

Doch weiter mit dem Herzen: Wir betrachten deshalb Herz und Blutdruck immer gemeinsam, und bevor wir irgendwelche Channel-Blocker oder sonstige Antagonisten aus dem Reagenzglas der Chemie verordnen, achten wir erst einmal sehr sorgfältig auf die Normwerte der Natur: Wo liegen die Spiegel des Leistungs-Minerals Kalium? Sind die Relationen von Kalium, Magnesium, Calcium und Phosphor ausgeglichen?

Wenn nein, was bewirkt ihr Ausgleich? Gleiches gilt für die essentiellen Aminosäuren. Erwähnt wurde bereits das Arginin, mit dessen Hilfe unter bestimmten Umständen die Durchblutung gesteigert werden kann; ebenso das Taurin, das wir vorbeugend und therapeutisch bei Muskelschäden und -schwächen verabreichen.

Wir kontrollieren unsere Spitzen- und Ausdauersportler regelmäßig auf einen Taurin-Mangel hin und wurden dabei erschreckend häufig fündig, insbesondere bei Erschöpfungszuständen.

Mit Hilfe von Taurin erholten sie sich gut, ihre Leistungen wurden stabiler. (Es gibt reines Taurin und solches in Verbindung mit Arginin, in dieser Kombination in dem Präparat Procor® enthalten.) Übrigens ist sogar eine Senkung des Cholesterin-Spiegels mit Hilfe von schwefelhaltigen Aminosäuren möglich. Wir erfinden also die Natur nicht neu, sondern ahmen sie nur nach; vor allem aber: wir respektieren sie immer.

In diesem Sinn gilt unsere 100-Prozent-Formel auch hier. Alle organischen und anorganischen Stoffe, die sich der Körper nicht selbst herstellen kann, müssen im Serum kontrolliert werden und immer vollkommen – zu 100 Prozent – in Ordnung sein.

Wenn sie es nicht sind, dann müssen sie in Ordnung gebracht werden. Dadurch leben wir länger und gesünder und vermögen mehr zu leisten.

Sport und Gesundheit

Wohl und Wehe der populärsten Sportarten

AUGUST *Die Fußballprofis sind aus dem »Sommerschlaf« erwacht. Beim »FC Bayern« hat jeder den Urlaub gezielt als aktive Regeneration betrieben, jeder hatte einen speziell auf seine Person bezogenen, schreibmaschinengeschriebenen Trainingsplan, der Tag für Tag festlegte, was zu tun ist. Es gibt kaum Fälle von Übergewicht; vielleicht trägt der eine oder andere ein Kilo mehr auf den Hüften, aber das schmilzt mit den ersten sehr intensiven Trainingseinheiten. Ich habe inzwischen ja schon mehrere Generationen von Fußball-Profis betreut, und ich muß sagen: Die Trainingsmoral der heute Aktiven ist besser als die all ihrer Vorläufer. Die Spieler wußten im Urlaub genau, wie sie zu leben hatten, daß sie sich vor allzu intensiver Sonneneinwirkung hüten müssen – und vor allem vor dem Alkohol. Alkohol ist für einen Leistungssportler nun einmal Gift. Damit ist nicht der abendliche Schoppen gemeint, aber einen übermäßigen Alkoholgenuß büßt man später unweigerlich.*

In der Praxis sind jetzt einige berühmte Surfer, es kommen Schwimmer und Ruderer, Radfahrer und die ersten Skiläufer, die bei der Vorbereitung auf die Wintersaison Probleme bekommen haben. Ein »Universal-Monat der großen Sportarten«, für mich von früh bis spät eine praktische Demonstration über Wohl und Wehe der wichtigsten Sportarten.

Fußball – das Spiel der unbegrenzten Möglichkeiten

Dramatische Auseinandersetzungen, blitzschnelle Aktionen, ständig wechselnde Konstellationen: Mit einer gut durchgebildeten Beinmuskulatur allein wird kein Fußballer erfolgreich sein. Trainingsformen und medizinische Betreuung haben sich in den letzten Jahren stark gewandelt, und gerade auch bei der Nachwuchsförderung ist auf besondere Sorgfalt zu achten.

Seit dem Jahr 1975 sitze ich Woche für Woche beim Fußball auf der Bank. Für den Sportarzt ist dieser Beobachtungsplatz sehr wichtig. Ich sehe sozusagen hautnah, wie eine Verletzung entsteht. Der Bewegungsablauf eines Fouls oder eines Umknickens kann mir erste Hinweise geben, was passiert ist. Selbst die Geräusche – ein dumpfer Schlag, der schreckliche Ton eines brechenden Knochens, Schreien oder Stöhnen des betroffenen Spielers – erlauben mir erste Mutmaßungen über die Art der Verletzung.

Aber ich komme von diesem Spiel auch deswegen nicht los, weil es für mich letztlich nichts Dramatischeres, Spannenderes, Abwechslungsreicheres gibt.

Fußball ist für mich ein spielerisches Welttheater. Jeder Mensch, jeder Typ hat auf dieser Bühne seine Chance, seine Berechtigung, seine Rolle. Ein Sommernachtstraum, in dem es an allen Ecken und Enden spukt, wirbelt, kracht, funkt.

Nehmen wir nur die deutsche Nationalmannschaft: Welch

eine Theater-Besetzung! Riesen wie Guido Buchwald und Bodo Illgner, Kämpfer wie Jürgen Kohler, Athleten wie Andreas Brehme und Thomas Helmer, »Windhunde« wie Jürgen Klinsmann, Luftkämpfer wie Karlheinz Riedle, wirbelnde Rackerer wie Rudi Völler, Trickartisten wie Thomas Doll – und Zauberer wie Thomas Häßler.

Alle nur denkbaren Spielerpersönlichkeiten leben auf der Fußballbühne ihre ganz spezielle Körperlichkeit in dramatischen Auseinandersetzungen, blitzschnellen Aktionen, ständig wechselnden Konstellationen aus. Aber da ist noch mehr. Ein guter Freund, einer der »Weisen des runden Leders«, Dettmar Cramer, sagt:

»Fußball ist nicht nur eine Sache des Körpers. Fußball verlangt vor allem auch Ballgefühl und den Instinkt zu wissen, wo ich mich im Augenblick befinde, wo sich der Mitspieler im nächsten Augenblick aufhalten wird und was ich darum im Bruchteil einer Sekunde zu tun habe. Große Schachspieler wie Gary Kasparow und Anatoli Karpow haben in jeder Situation ungezählte Folgezüge, Varianten im Kopf. Ähnlich ist das bei Fußballspielern – nur bei denen geht es weniger über den Intellekt wie beim Schachspieler, als über die spielerische Intuition und die Erfahrung. Ich habe früher mit Franz Beckenbauer oft darüber diskutiert, weshalb er diesen oder jenen Spielzug gemacht hat – weil ich von ihm einen anderen Paß erwartet hatte. Der Franz sagte mir dann: ›Ich hatte drei oder vier Möglichkeiten. Da habe ich gedacht, jetzt machst du dies! Erstens ist es das Beste, und zweitens sind die Gegner darauf nicht gefaßt.‹ Am Spielfeldrand, als Teamchef der Nationalmannschaft und Weltmeister-Macher 1990, sah er dann noch viel mehr Möglichkeiten – und regte sich furchtbar auf, wenn sie nicht genutzt wurden.«

Kein Ereignis in der menschlichen Geschichte, stellt der berühmte englische Zoologe und Verhaltensforscher Desmond Morris (zugleich Direktor des Fußballclubs Oxford United) in seinem inzwischen legendären Buch »Das Spiel« fest, hat »das Menschentier« jemals so in Bann geschlagen wie die Übertragungen großer Fußballspiele: Milliarden Zuschauer sind dabei, oft wie unter Hypnose vor Begeisterung und zugleich in Ekstase. Desmond Morris: »Was würde wohl die Besatzung eines UFOs dazu sagen, wenn sie den Vorgang auf dem Monitor verfolgte? Was würde sie ins Logbuch ihres Raumschiffes eintragen? Stammestanz? Ritueller Kampf? Oder vielleicht auch religiöse Zeremonie?«

Wahrscheinlich ist Fußball von allem etwas. Es ist sicher kein Zufall, daß es dieses Spiel in seinen Urformen seit über 4000 Jahren gibt.

Der große amerikanische Paläontologe Donald Johanson – der Forscher, der das älteste menschliche Skelett, die dreieinhalb Millionen Jahre alte »Lucy«, in Äthiopien fand und ausgrub – schreibt in seinem Buch »Lucy's Kind«, die Entwicklung der menschlichen Intelligenz sei dadurch entstanden, daß sich die verschiedenen Mitglieder einer Vormenschen-Gruppe gegenseitig mit Listen und Täuschungen in ihrer Rangordnung behaupten mußten. Gerissenheit und geschickte Tricks, mit denen man andere ausspielen konnte, Talent zu »politischen« Kombinationen mit Partnern führten laut Johanson zu höherem Rang, zu mehr Erfolg, damit zu besseren Überlebenschancen und einer permanent fortschreitenden Ausbildung des Gehirns. Johanson nennt das »Spielplatz-Politik«.

Wäre es nicht möglich, daß schon die Vormenschen vor Millionen Jahren mit irgendwelchen Bällen eine Art »prähominiden Fußball« gespielt haben? Gerade das runde Ding, das man mit dem Fuß tritt, ist ein weiterer Angelpunkt der Faszination.

Dettmar Cramer: »Schon der Kreis ist für uns Menschen ein Symbol der Vollkommenheit. Nun gibt es auch noch den Ball, die allseits runde Kugel – und die ist auch noch elastisch! Man kann sie bis zu einer gewissen Grenze vollkommen regieren. Aber es bleibt immer ein Rest von Zufall, von

Chaos, von Unberechenbarkeit. Dazu hat diese elastische Kugel ein ›Eigenleben‹: Der eine Ball ist dumpf, der andere Ball hat ›Musike drin‹. Darum symbolisiert der Fußball eine Beständigkeit in der Unbeständigkeit. Er ist das Symbol für den wunderbaren Zufall, den der Mensch zu beherrschen versucht.« Wegen dieser komplexen Eigenschaften verlangt der Fußball einen »ganzheitlich gesunden Kerl«.

Mit einer gut durchgebildeten Beinmuskulatur allein kann man nicht Fußball spielen. Der Oberkörper ist genauso wichtig: für die Balance, für den Kräfteausgleich beim Dribbling, für die Wendigkeit, für den ganzen Bewegungsablauf. Fußball heißt: laufen, sprinten, springen, drehen, mit dem Kopf stoßen, mit dem Fuß schießen, Slaloms vollführen, rempeln und gerempelt werden. Ein enormes Programm. Es gibt kaum eine Sportart, die so komplexe Anforderungen stellt.

Der »ideale Fußballer«

Als Sportarzt, als Orthopäde muß ich sagen: Lothar Matthäus ist fast ein Prototyp, das Idealbild des Fußballers. Ein Modell-Kicker. Der Beste und Kompletteste. Er hat die ideale Körpergröße: 1,76 m. Das bedeutet: Matthäus hat die idealen »Hebel« – Oberkörper, Oberschenkel und Unterschenkel stehen im richtigen Verhältnis zueinander. Darüber hinaus ist er athletisch perfekt »durchgebaut«. Das heißt: Seine Gelenke haben eine gute Führung – ein guter Schutz vor Verletzungen.

Weitere Vorteile: Er ist im Antritt sehr schnell, kann sich von seinem Gegenspieler rasch absetzen – und ist dadurch weniger verletzungsanfällig. Wenn sich Lothar Matthäus verletzt, dann geschieht das meistens nur durch häufige Wiederholungen von Spitzenanstrengungen, die die Muskulatur über Gebühr ermüden. Darum handelte es sich bei seinen Verletzungen meist um Schäden an der Muskulatur, oder um Verletzungen, die ihm seine oft überforderten Gegenspieler beibrachten. Wie im April 1992 bei seinem spektakulären Kreuzbandriß. Einmal hatte der Kapitän der deutschen Fußball-Nationalmannschaft auch einen Knie-Innenbandriß – Folge eines Zweikampfes mit Preß-Schlag. So etwas läßt sich im Kampfsport Fußball nicht verhindern.

Auch vom Fuß her ist der Lothar ideal gebaut. Er hat einen relativ kleinen Fuß, Schuhgröße 40, wie fast alle berühmten Fußballer außer Günter Netzer. Wichtig ist, daß Lothar Matthäus einen hohen Spann, im Prinzip einen Hohlfuß hat. Dadurch bringt er einen enormen Druck auf den Ball und ist fähig, einen Schuß »wie einen Strich« zu machen – auch über vierzig Meter. Die Fußballer sagen: »An den Schuß kannste dich ranhängen.«

Lothar Matthäus ist das »Modell« eines Fußballers, aber das heißt nicht, daß all die anderen Spieler des Welttheaters Fußball-Statisten wären. In England und Deutschland gab es einst den »Hunnen« mit dem Poposcheitel – und es gab in Österreich das Papiergewicht Sindelar. Alles ist möglich, alles ist erlaubt – weil Fußball ein Spiel des Kopfes, des Gefühls, der Instinkte ist.

»Kondition bolzen« – glücklicherweise ein Begriff aus alten Zeiten

Dieses komplexe Spektakel macht eine entsprechend komplexe »Vorbildung« nötig. Vor allem die Durchbildung und Stärkung der Rückenmuskulatur. Kann die Muskulatur den Rücken nicht angemessen stabilisieren, bekommen die Spieler schnell Probleme: im Lendenbereich, in der Beinmuskulatur und infolgedessen auch mit der Leiste, den Kniegelenken und mit der Achillessehne.

Diese Erkenntnis hat dazu geführt, daß die Fußballspieler

von heute gründlich ihr Gymnastikprogramm und ihre Stretchingübungen absolvieren. Ein Dettmar Cramer tat das schon vor 15 Jahren – aber damals war er ein einsamer Rufer in der Wüste. Damals hieß die Philosophie vieler Trainer noch: »Kondition bolzen.« Diese Zeiten, unter denen noch ein Kalle Rummenigge litt, sind glücklicherweise vorbei.

Karl-Heinz Rummenigge: »Ich hatte schon immer eine Aversion gegen das übertriebene endlose Rundenlaufen. Ich war und bin ein technischer Typ, ich spiele gern. Man kann mich nachts anrufen und sagen: Machen wir ein Spielchen – dann bin ich sofort dabei. Aber dieses ewige Rennen – nein, danke. Das hat nichts mit Faulheit zu tun. Aber ›Kondition bolzen‹ allein bringt nichts! Ich gehe von der Technik aus, von einer Spieltechnik, die Freude bereitet. Es ist wie im wirklichen Leben: Liebe, was du machst, und mach, was du liebst. Wenn du Lust auf etwas hast, kannst du es auch zehn Stunden lang tun, und du wirst Erfolg dabei haben. Darum ist das technische Training, wo der Ball immer dabei ist, das Wichtigste.«

Vorsicht vor übertriebenem oder falschem Jugendtraining

Dettmar Cramer erinnert sich noch ganz genau daran, wie er einmal mit Franz Beckenbauer aus einem Fenster des Vereinsgebäudes vom FC Bayern auf das Trainingsgelände schaute. »Da sahen wir, wie der Sohn vom Franz, der hochbegabte Stefan, einen Mannschaftskameraden huckepack einen Hang hinauf- und wieder hinuntertragen mußte. Wir waren entsetzt und haben fürchterlich dazwischengeschlagen. Denn das mag einen guten Trainingseffekt für ausgewachsene Profis haben – für Heranwachsende ist es pures Gift.« Und gefährlich. Bei Jugendlichen, die sich hormonell im Umbruch befinden, kann es aufgrund von übertriebenem und falschem Training zu Wachstumsstörungen kommen: Vor allem dann, wenn die Kraft rasch zunimmt und die Kräftemomente größer sind, als es das reifende Skelett toleriert.

In dieser Phase gibt es Schwachzonen an der Wirbelsäule, im Bereich der Hüftgelenke oder des Kniescheiben-Sehnenansatzes am Schienbeinkopf. Da ist das Gewebe noch so weich, noch nicht verknöchert, und die Wachstumszonen sind noch offen, so daß es hier zu einer Überreizung, einer Schädigung kommen kann. Dann schafft der Knochen es nicht mehr, regelrecht zu »verknöchern«. Die Folge: Das Wachstum wird unter Umständen ein Leben lang nicht abgeschlossen, es bleibt eine Verbildung zurück.

Darum dosieren heute kenntnisreiche Trainer die Belastungen und Entlastungen sehr differenziert. Sie wissen schon heute ganz genau, was sie in den nächsten Tagen und Wochen ihrer Mannschaft zumuten werden.

Die Schule der Weltstars

Viele Eltern sagen: »Ich schicke meinen Sohn nicht in einen Fußballverein, da gibt es zu viele Verletzungen.«

Das stimmt aus meiner Sicht nicht. Denn es gibt keinen Sport auf der Welt, der von so vielen Menschen so häufig ausgeübt wird. Mag die absolute Zahl von Verletzungen hoch sein – prozentual ist sie eher gering. Wichtig sind natürlich eine gute Vorbereitung, eine rechtzeitige Behandlung auch von Bagatellverletzungen, das richtige Schuhwerk – nicht gleich Stollen, lieber Nocken!

Ein Kind bis zum Alter von 14 oder 15 Jahren sollte immer nur Nockenschuhe benutzen. Selbst die Profis nehmen im Training lieber Nockenschuhe. Stollen kommen nur dann zum Einsatz, wenn die Bodenverhältnisse eine griffigere Sohle verlangen – und das zum Schutz vor Verletzungen.

Ich sehe das Hauptproblem des Fußballs heute darin, daß die Steppkes nicht mehr wie wir früher auf der Straße kicken und bolzen können.

Ein Filigranspieler wie Günter Netzer hat immer wieder betont: Der beste »Lehrmeister« ist das Umspielen von Straßenlaternen, Bordsteinkanten und Passanten. Das predigte auch schon Helmut Schön, und ein Pele wäre nie der größte Spieler aller Zeiten geworden, hätte er nicht gelernt, Blechdosen raffiniert zu schlenzen.

Dettmar Cramer: »Ich kann Ihnen noch die Mauer in München-Giesing zeigen, gegen die Franz Beckenbauer den Ball getreten hat – so lange, bis ein zweiter, dritter und vierter Straßenjunge kamen und sie ein Spielchen machen konnten.«

Aber Fußball bedeutet weit mehr als Ball und Bolzen. Ich wage die Behauptung: Fußball bildet! Das hat natürlich nichts mit der konventionellen Schulbildung zu tun. Aber das Spiel der unbegrenzten, ungeahnten Möglichkeiten erfordert, wie Dettmar Cramer sagt, eine »vitale Phantasie und Intelligenz. Fußball spielt man letztlich nicht mit den Füßen, sondern mit dem Kopf. Nur durch eine angeborene blitzhafte Intelligenz, ein Schnell-schalten-Können kommt man im Fußball zum Erfolg.«

Dieser Sport mit seinen extremen Anforderungen prägt Persönlichkeiten. Ich nenne nur wenige Namen, stellvertretend für viele. Sie können sich heute in nahezu jeder Gesellschaft auf der ganzen Welt sehen lassen: Günter Netzer, Uwe Seeler, Fritz Walter, Franz Beckenbauer, Jupp Heynckes, Paul Breitner, Uli Hoeneß, Lothar Matthäus – und Karl-Heinz Rummenigge.

Der »Kalle« ist heute ein Mann von Welt, der sich vor den Mikrofonen der Reporter, vor den Kameras des Fernsehens, als Kommentator, in der Gesellschaft, als Manager mit Grandezza beweist. Das war ihm wirklich nicht in die Wiege gelegt worden.

Dettmar Cramer: »Als der Kalle zum ›FC Bayern‹ kam, war er ein Junge aus einer Kleinstadt, Lippstadt, 40000 Einwohner. Ein hochbegabter, noch blauäugiger Junge. Oft stand er auf dem Platz und schaute nur zu. Ein Träumer. Wie oft habe ich gerufen: ›Kalle, träum nicht!‹ Er war ein großes Talent, und er konnte nicht nur Tore schießen, Ecken treten, den Ball führen. Er war im weitesten Sinne bereit, sich ausbilden zu lassen. Wir haben das Sportliche und das Persönliche in einer guten Balance beachtet. Manchmal absolvierte ich mit ihm drei Trainingseinheiten am Tag, weil er noch nicht Stammspieler war. Das war Arbeit im Sinne des spielerischen Weiterkommens. Aber wir sind auch gemeinsam Essen gegangen, haben über Dinge geredet, die abseits des Fußballs lagen.

Er wurde aufmerksam für seine Umwelt – und er übte das blitzhafte Erkennen von Situationen und Konstellationen, was im Fußball von größter Wichtigkeit ist.

Wir haben sehr intensiv über eine schwere Entscheidung geredet: Sollte er seine Lehre als Bankkaufmann bei der Deutschen Bank am Münchner Wettersteinplatz weiterführen und beenden? Ich bin im Grunde der Meinung, daß 99 Prozent der jungen, wirklich talentierten Fußballspieler ihre Lehre, ihre Ausbildung abschließen sollen – dann ist Sicherheit da. Aber man muß auch den Mut zur Ausnahme haben, und der Kalle war eine Ausnahme. Er hat die Lehre abgebrochen – eine schwere Belastung. Das bedeutete für mich, daß ich mehr als ein Trainer war. Ich war auch eine Art Erzieher. Ich habe mich täglich um ihn bemüht und war mir der großen Verantwortung bewußt.

Damals war Kalle noch nicht einmal 19. Ich hatte es seinen Eltern versprochen, daß ich immer für ihn da sein würde. Das Kapital an Talent war so groß, daß wir bei Kalle ein kalkuliertes Risiko eingingen. Einerseits habe ich ihn körperlich gezielt aufgebaut. Da ich damals selber schon drei Knieoperationen hinter mir hatte, tat ich alles, um Kalles Kniegelenke für die Zukunft möglichst gut zu schützen. Ich dachte mir: Seine Oberschenkel-Muskulatur muß so stark werden, daß sie das Knie extrem gut hält. Ich wollte nicht, daß dieses große Talent frühzeitig verletzt und aus der Bahn geworfen würde.

In dieser sportlichen und menschlichen Charakterbildung ist Karl-Heinz Rummenigge dann zu einer Persönlichkeit gereift, die zu einer zentralen Figur des deutschen Fußball-Theaters wurde.«

Andere Länder, andere Sitten: Fußball in Italien

Karl-Heinz Rummenigge hat nach seiner großen Zeit beim »FC Bayern« einen weiteren Sprung voran gemacht: Er ging nach Italien zu »Inter Mailand«. Das Ausland hat die Persönlichkeiten vieler deutscher Spieler in erstaunlicher Weise weiterentwickelt und geprägt. Franz Beckenbauer wurde durch Amerika erst zu dem Souverän, den wir heute kennen. Günter Netzer und Paul Breitner gewannen durch Spanien – beim »königlichen« Club »Real Madrid« – neue Dimensionen ihrer Persönlichkeit. Lothar Matthäus, Rudi Völler, Andreas Brehme, Jürgen Klinsmann, Thomas Häßler, Karlheinz Riedle, Thomas Doll, Jürgen Kohler und andere haben in Italien ihre Horizonte spürbar erweitert.

»Italien war für mich eine große Herausforderung«, erzählte mir Karl-Heinz Rummenigge bei einem gemeinsamen Mittagessen. »Das fing schon damit an, daß du plötzlich in einem Land lebst, in dem du dich völlig neu zurechtfinden mußt. Im Tante-Emma-Laden beginnt es mit Lächerlichkeiten. Du kannst den Zucker und die Butter nicht einfach aus dem Regal nehmen, du mußt fragen, wo das alles steht und was es kostet. Und dir fehlen die Worte, dich auszudrücken. Die fremde Sprache, eine andere Mentalität in nur wenigen Monaten kennenzulernen war nicht einfach.

Bisher hatte ich in der Großstadt München gelebt, jetzt wohnte ich in einem kleinen Dorf mit nicht mal 1000 Einwohnern am Comer See. Da ist die Gemeinschaft viel enger, intensiver. Ich mußte die ganz normale Kommunikation üben. Ich mußte mich öffnen.« In Deutschland war Rummenigge es gewöhnt, daß der Verein ihm fast alles abnahm. Plötzlich mußte er registrieren: »Der Mannschaftsbus fuhr nicht pünktlich ab. Das Training begann auch nicht pünktlich. Kleinigkeiten. Am Anfang ärgerst du dich, weil du ja an das klare deutsche Geradeaus gewöhnt bist. Dann staunst du: Überall gibt es Ausbruchsmöglichkeiten nach links und nach rechts. Nichts ist für ewig festgelegt. Das Leben hat überall kleine Freiräume; die du nicht gewöhnt bist. Wir Deutschen leben, um zu arbeiten, die Italiener arbeiten, um zu leben. Wenn du das begriffen hast, fängt es an, dir Spaß zu machen. Und du lernst, all die kleinen Freiräume zu nutzen. So wirst du unmerklich auf die andere Seite gezogen. Du wirst lockerer, menschlicher.

Es ist ein subtiler Vorgang von Anpassung, der auch hinüberwirkt in den Sport. Du verlangst innerlich nicht mehr, daß die Mannschaft sich auf dich einstellt, sondern du stellst dich mehr auf die Mannschaft ein. Im ersten Jahr bei ›Inter‹ habe ich noch so gespielt, wie bei ›Bayern München‹. Im zweiten Jahr nur noch halb ›bayrisch‹, schon halb ›italienisch‹. Im dritten Jahr hatte ich einen völlig neuen Stil.

Ich glaube, das Entscheidende in Italien ist: Das Individuum wird total forciert. Die Italiener fordern von dir im Privatleben wie auf dem Fußballplatz immer wieder deine Individualität – als Solist in einer Gemeinschaft von Solisten. Dafür wirst du überwältigend gelobt – und auch vernichtend kritisiert. Du stehst, im Guten wie im Bösen, jeden Tag am Pranger, denn in Italien erscheinen mehrere große Sportzeitungen sieben Tage in der Woche. Heute wirst du hoch gelobt, morgen wirst du verdammt. Du beherrschst die Schlagzeilen, die Diskussionen. Du bist immer im Gespräch. Von Montag bis Mittwoch wird das alte Spiel diskutiert, von Donnerstag bis Sonntag das neue Spiel, bis der Schiedsrichter anpfeift und alle da sind, um sich das live anzuschauen. Das prägt, und es macht dich auch sicherer. Ich werde nie eine Szene vergessen, die ich im italienischen Fernsehen gesehen habe. Damals spielte Thomas Häßler noch bei Köln. Auf der Tribüne saß Gianni Agnelli, der allgewaltige FIAT-Chef. Häßler zirkelte einen brillanten Paß. Da sprang der Milliardär Agnelli wie ein Schuljunge hoch, warf Kußhändchen hinunter zum kleinen Häßler und klatschte. Daß sich einer der größten Industrie-Magnaten der Welt derartig für einen genialen Augenblick Fußball begeisterte, zeigt, was für einen Stellenwert dieser Sport in Italien hat. In diesem Land wirst du aus den Schablonen entlassen. Dort gilt die Lebens- und Spielregel: Mach, was du willst, aber mach es gut. Bist du gut, halten sie dich für genauso gesellschaftsfähig wie einen berühmten Tennisspieler, einen großen Golfer, einen Sänger. Sie laden dich ein, weil es ihnen eine Ehre ist, mit dir zusammenzusein. Alles in allem sind das umwälzende Erfahrungen. Darum würde ich grundsätzlich niemandem abraten, nach Italien zu gehen.«

Daß Italien inzwischen nicht mehr eine Art »Endstation Paradies« für Topspieler ist, liegt an etwas anderem: der Diktatur des Geldes. Spieler wie Stefan Reuter und Mathias Sammer wurden sündteuer gekauft – und dann auf die Tribüne verbannt. Das aber ist für einen leidenschaftlichen Spieler die Hölle.

Beruf und Berufung zugleich: Fußballprofi

Rummenigges Erfahrungen sind ein Signal für jene Eltern, die heute noch daran zweifeln, ob der Beruf »Fußballer« wirklich eine seriöse Zielsetzung für ihren Sohn ist. Sicher, das Risiko ist beträchtlich: Reicht das Durchsetzungsvermögen, das Talent, verderben frühe Verletzungen nicht alles? Aber es gibt genug andere Berufe mit ähnlichen Risiken. Hätten wir sonst Kunstmaler? Musiker? Schauspieler? Schriftsteller? Oder anders gefragt: Ist ein Leben ohne prickelnde Herausforderungen nicht einfach nur langweilig?

Fußball beginnt bei uns ein seriöser Beruf zu werden. Beim »FC Bayern« beispielsweise werden Halbwüchsige bereits im Internat planmäßig auf ihren kommenden Job vorbereitet. Und das nicht nur am Ball. Das Training von heute hat nichts mehr mit Kasernenhof-Drill und dumpfem Bolzen zu tun. Die Trainer von heute dosieren, variieren – körperlich wie psychologisch. Es gibt keinen Coach mehr, der von seinem Spieler verlangt, auch noch mit gebrochenem Zeh Fußball zu spielen.

Und wie schon erwähnt: Fußball ist kein klassischer Verletzungssport. Sicher, bei diesem Sport sind der Fuß, das Sprunggelenk, das Kniegelenk, die Lendenregion der Wirbelsäule, die Oberschenkelmuskulatur, die Achillessehne am häufigsten betroffen. Aber man muß das auch in der richtigen Relation betrachten. Ich halte jede Wette, daß die Quote der Skiverletzungen pro Sportler und Sportstunde wesentlich höher ist als beim Fußball.

Das beantwortet auch die besorgte Frage mancher Eltern, ob Fußball für ihren Sprößling »zu brutal« ist . . .

Ich selbst hatte immer den Wunschtraum, daß mein Sohn Kilian mal ein guter Fußballer wird. Ich glaubte auch, genug Überzeugungskraft und Begeisterung für diesen Sport auf ihn übertragen zu können. Also habe ich ihn, als er fünf war, zu einem Vorortverein gebracht. Ich habe mir sogar die ersten beiden Trainingseinheiten angesehen. Da wurde eine dreiviertel Stunde Kondition gebolzt, und mein Kilian sagte mir danach: »Ich will nicht mehr.«

Ein Jahr später habe ich es wieder mit ihm versucht. Ergebnis: »Ich geh da nicht mehr hin.« Er hat sich mehr für Tennis interessiert.

Die Schule, der kleine »Game-Boy«-Computer, das Klavier, das Fernsehen – es gibt so viele Dinge, die ein Kind heute vom Fußball fernhalten. Ich finde das sehr schade. Denn dieser Sport stärkt auch das Miteinander, die persönliche Verantwortung und das Eingehen auf die anderen – Fußball ist eine Schule des sozialen Verhaltens.

Plötzlich, mit acht, wollte mein Sohn einen Fußball haben. Und ein Trikot. Er wußte auf einmal ganz genau, mit welchen Bällen der »FC Bayern« oder zum Beispiel »Inter Mailand« trainieren. Die wollte er haben!

Plötzlich rannte er nach den Schularbeiten los, um auf einem kleinen Platz in unserer Nähe mit anderen Jungen Fußball zu spielen. Ohne Trainer, ohne Konditionsbolzerei. Einfach so. Nach zwei Stunden kam er völlig verdreckt nach Hause – aber nicht, um mit dem Computer zu spielen. Er wechselte nur das Trikot und rannte wieder los: zum Fußball.

Darum will ich alle Eltern ermuntern: Versuchen Sie doch, Ihren Kindern die Faszination Fußball nahezubringen. Das bedeutet Spaß, körperliche Fitneß, frische Luft, Gemeinschaft, Entwicklung von List und Witz, Selbstwertgefühl.

Fußball vereinsamt nicht, wie der Computer, wie der Fernsehapparat. Fußball ist die spannendste Vorschule für das Welttheater Leben.

Radfahren – Selbstbestätigung und ein Gefühl von Freiheit

Hochleistung, Abenteuer, Körper- und Naturerlebnis, Wochenendspaß, Fitneß und Therapie in einem: Radfahren gehört zu den schönsten Formen menschlicher Bewegung. Es ist ein Sport für alle Jahreszeiten, der sogar als Aufbautraining zur Rehabilitation nach einem Herzinfarkt oder nach schweren Gelenkoperationen eingesetzt wird.

Freitag, 10. Juli 1992, vormittags. Ein Notruf aus Lille, von der Tour de France. Stephen Roche, seit langem mein Patient, hat massive Rückenbeschwerden. »Die Schmerzen sind groß und strahlen in den Oberschenkel. Ich habe das Gefühl, daß ich manchmal nur mit einem Bein fahre. Die meiste Zeit läuft es gut, aber auf den letzten 40 Kilometern, wenn es noch einmal richtig zur Sache geht, kann ich einfach nicht mehr mithalten.«

Ich soll kommen. Der gewinnende, stets überaus freundliche Ire legt auf und steigt aufs Rad zur sechsten Etappe von Lille nach Brüssel.

Stephen Roche ist mit seinen 32 Jahren ein Phänomen unter den Radfahrern. Nicht nur, weil ihm 1987 das Kunststück gelang, in einer Saison den Giro d'Italia, die Tour de France und die Weltmeisterschaft zu gewinnen, sondern auch, weil er schwerste Verletzungen überwunden hat: drei Knieoperationen in Paris, Barcelona und Mailand. Doch die Knieprobleme blieben.

Diesmal werden die Probleme von zwei Bandscheiben verursacht. Das wissen wir von einer Kernspin-Tomographie, die wir schon vor der Tour de France gemacht haben. Damals war Stephen Roche 14 Tage in München, natürlich mit dem Rennrad. Seine »Schwachstellen« wurden behandelt, und er trainierte wie ein Besessener – Touren raus nach Dachau, Regensburg, an den Tegernsee, den Sylvenstein-Speichersee, das ganze Voralpenland rauf und runter. Danach sagte er: »Ich fühle mich mindestens so stark wie in meinem großen Jahr '87, vielleicht noch stärker.«

Ich komme abends in Brüssel an. Das »Holiday Inn«. Die 200 Rennfahrer in ihren bunten Trainingsanzügen sitzen zusammen mit dem ganzen Troß der Betreuer gemeinsam in einem großen Saal beim Essen. Ein heiteres, fröhliches, friedliches Bild, das ich von anderen Sportarten so nicht kenne. Stephen Roche sieht mich, unterbricht sein Essen, kommt auf mich zu: »Hey, Doc, gehen wir gleich aufs Zimmer.« Er ist überzeugt, daß nur eine spezielle und gezielte Behandlung ihn wieder auf 100 Prozent bringen kann.

Ich behandle ihn nach einer Methode, die ich seit 15 Jahren bei verschiedensten Patienten täglich praktiziere. Diese Erfahrung ist von größter Wichtigkeit.

Dabei injiziere ich ihm homöopathisch-biologische Mittel an beziehungsweise in die schmerzverursachenden Punkte. Das muß mit größter Behutsamkeit geschehen.

Nach der Behandlung fliege ich noch am selben Abend zurück nach München. Am nächsten Tag, auf der siebten Tour-Etappe von Brüssel nach Valkenburg über 196,5 km legt Stephen Roche los, als wäre er der unbestrittene Weltmeister. In der Live-Übertragung von »Eurosport« staunt Rudi Altig, selbst ein alter Tour-Hase und Ex-Weltmeister: »Das ist ja unglaublich! Den Stephen Roche hatten wir alle nicht mehr auf der Rechnung! Und jetzt diese Leistung!« Stephen Roche riskiert einen Ausreißversuch, stampft wie eine Lokomotive, leistet die strapaziöse Führungsarbeit –

und wird schließlich Etappenzweiter, zeitgleich mit dem Franzosen Delion, der sich lange hat ziehen lassen und darum etwas mehr Kraft für den Spurt hatte.

Stolz rief mich Stephen Roche danach an und sagte: »Ich mußte dich sofort sprechen, es lief phantastisch, jetzt habe ich das Gefühl, daß ich sogar die Tour noch mal gewinnen kann.«

Auch in den nächsten Etappen bewies er immer wieder große Form, lag an dritter Stelle des Gesamtfeldes und gewann eine Etappe. Erst auf zwei Alpenetappen fiel Roche zurück. Schließlich wurde er Neunter, mit 20 Minuten und 23 Sekunden Rückstand (die Zeit, die er bei den beiden Alpenetappen verloren hatte) auf den Sieger Miguel Indurain. Für mich war das ein Beweis, daß selbst ein Sportler über Dreißig bei einer so gnadenlosen Ausdauerprüfung wie der Tour de France noch Spitze sein kann: in sengender Hitze und kaltem Nebel, bei erschöpfenden Kletterpassagen und in rasenden Abfahrten. Insgesamt hat Stephen Roche bei dieser Tour 101 Stunden, 9 Minuten, 53 Sekunden auf dem Rad gesessen, gekämpft, gelitten, triumphiert. Wieder einmal hatte Stephen Roche seine beiden Glaubensartikel exerziert: »No pain, no fame« (ohne Qualen kein Ruhm) und »You must first finish, to finish first« (du mußt erst einmal durchhalten, um Erster werden zu können).

Ausdauer, Kraft und Schnelligkeit

Seine Leistung ist um so erstaunlicher, wenn man weiß, in welchem Zustand sich Stephen Roche im Jahr 1988 nach seinen drei Knieoperationen befand. Die Oberschenkel-Muskulatur schwand zunehmend, durch die Schmerzen im Knie konnte er kaum mehr trainieren, bekam starkes Übergewicht – die Karriere schien beendet.

Er hatte eine chronische Entzündung am oberen Rand der

Patella, wollte aber um jeden Preis wieder gesund werden. Dafür nahm er jede Strapaze auf sich, kam von Irland oder von seinem Trainingsort Paris schnell nach München: Frühmaschine hin, intensive Behandlung, Mittagsmaschine zurück.

Im linken Bein von Stephen Roche war so ziemlich alles durcheinandergeraten. Ganze Muskelzüge waren stark geschwächt; das Kräfte-Gleichgewicht, das sich auf die Kniescheibe auswirkt, war schwer gestört. Die Kraftübertragung hatte sich zur Seite hin verlagert, so daß die Kniescheibe nicht mehr richtig in ihrer eigentlichen Gleitrinne lief, sondern verkantete.

Ich habe ihn mit Aufbaupräparaten, biologischen und homöopathischen Mitteln, die die Regeneration fördern, behandelt, habe Elektro-Therapie angewandt und versucht, mit sehr vorsichtigen Übungen – isometrisch, isokinetisch, isotonisch – an den Muskel heranzukommen. Durch Elektro-Impulse nach dem Biofeedback-System wurde die Muskulatur stimuliert. Zudem wandte ich die sogenannte »PNF«-Methode an (siehe Seite 260 f.).

Natürlich mußte Stephen Roche auch im Kraftraum an sich arbeiten; die Sport-Physiotherapeuten Hans-Jürgen Montag und Klaus Eder haben dabei wesentlich mitgeholfen. Wir arbeiteten ohne Zeitdruck und kamen jedesmal ein gutes Stück weiter – bis Stephen Roche auf einmal spürte: Es könnte wieder was werden . . .

Und eines Tages, endlich, brachte er sein Rennrad mit in einem seltsamen »Kleidersack«. »Ich möchte hier bei München trainieren«, sagte er. Er wählte sich eine »Runde« durchs Voralpenland, die er für ideal hielt. Da gab es wenig Verkehr, der Asphaltbelag war gut, Stephen Roche war begeistert. Später erzählte er mir voller Freude, daß er beim Training eine Stunde lang mit 70 km/h hinter einem Laster hergefahren sei. »Es geht wieder!«

Und dann machte er sich an Bergstrecken heran. Er trainierte sechs bis acht Stunden am Tag. Allmählich bauten sich die Muskelwülste über seinen Kniegelenken, die für Rennfahrer so typisch sind, wieder auf. Ein extremer Fall von Leistung, Verletzung und Comeback im Radsport.

Eine optimale Chance menschlicher Bewegung

Radfahren kann so viel bedeuten . . .

Man kann heute Rad-Reisen beispielsweise durch Apulien, die Donau entlang oder kreuz und quer durch Umbrien buchen. Mit der Bahn oder dem Flugzeug wird man zum »Start« gebracht, bekommt sein Tourenrad; die Etappen sind Tag für Tag festgelegt, die Hotels stehen bereit. Sport-Ferien, die von immer mehr Menschen genutzt werden, in allen Altersklassen. Ausschlaggebend für den Erfolg ist sicher der psychologische Effekt, daß man Selbstbestätigung, ein Gefühl von Freiheit, Kontakt zur Natur findet.

Da packt ein Mann sein »Mountainbike« (18 Gänge, Stollenbereifung) in ein Flugzeug und radelt sechs Wochen lang 3500 km durch Oman, über 3500 m hohe Gebirgsgrate, durch sonnenglühende Wüsten – der Münchner Abenteurer Georg Kirner (mehr als 30 Expeditionen, darunter eine 4200 km lange Raddurchquerung von Tibet).

Da beendet ein anderer Mann ein dramatisches Tennis-Match von fünf Stunden und setzt sich gleich danach aufs Rad, um sich die Müdigkeit aus den Beinen zu kurbeln – Tennis-Star Ivan Lendl.

Da montiert ein Industriemanager an jedem Wochenende Tourenräder für sich und seine Frau aufs Autodach, und gemeinsam erkunden beide Berg und Tal, Wald, Seeufer in seiner Wahlheimat Bayern – als Entspannung vom Betriebs-Streß in der Firma.

Da fahren ein paar reifere Damen und Herren gemütlich

mit dem Rad über Land – Aufbautraining zur Rehabilitation nach Herzinfarkt oder schweren Gelenkoperationen.

Zwischen all diesen Extremen liegt das alte und immer wieder neue Wunder Radfahren. Es ist Hochleistung, Abenteuer, Körper- und Natur-Erlebnis, Wochenendspaß, Fitneßtraining und Therapie in einem.

Ein Sport für alle Jahreszeiten des Lebens

Millionen Menschen strampeln heute auf unseren Straßen und Wegen. Sie radeln über die weiten, festen Strände der Nordsee oder quälen sich Tritt für Tritt über die Alpenpässe. Der Bau von Radwegen ist zu Recht zu einer politisch-sozialen Forderung und Aufgabe hohen Ranges geworden: Radfahrer haben Hochsaison.

Die Psychologie dieser inzwischen weit über 100 Jahre alten sportlichen Aktivität (das erste Straßenrennen wurde 1865 in Amiens ausgetragen, die erste Fernfahrt verlief 1869 von Paris nach Rouen) ist bemerkenswert. Der französische Autor Olivier Dazat schreibt in seinem Buch »Die Herren und die Sklaven des Rades« über die großen Radrennfahrer unseres Jahrhunderts: »Es liegt in der menschlichen Natur, aus dem Feld auszureißen. Wir alle leben für eine Einzel-Flucht, sei sie nur Episode oder die endgültige Entscheidung.«

Radfahren ist ein Sport für alle Jahreszeiten des Lebens. Wichtig ist zuallererst die Beinarbeit; Unter- und Oberschenkel-Muskeln werden dabei besonders intensiv beansprucht. Aber der Radsport stärkt auch die Lungenfunktion, kräftigt das Herz und hat einen positiven Einfluß auf den Blutdruck, gerade bei »Niederdrücklern«. Ich weiß, daß Menschen nach einem Herzinfarkt durch vernünftig dosiertes Radfahren eine Vitalität erlangen können, die sie vor dem Infarkt nicht gehabt haben. Menschen mit Gelenkproblemen können durch Radfahren vieles an ihrem Zustand verbessern – denn das Rad stützt ja durch seinen Sattel und Lenker das Körpergewicht sehr gut ab.

In seinen positiven Aspekten ähnelt Radfahren dem Skilanglauf, und man hat dabei längst nicht so extreme Belastungs-Spitzen wie beim Joggen. Beim Radfahren ist die Gefahr geringer, weil sich die Anstrengung gut dosieren läßt. Vorausgesetzt, man hat das richtige Gerät, kann man lange Strecken fahren, ohne große Kraftanstrengung, aber mit einem großen Effekt von Natur-Erleben, frischer Luft, Freiheitsgefühl.

Was man beim Radfahren beachten sollte, um Gefahren auszuschließen

Ein gesunder Mensch zwischen 15 und 35 kann beim Radfahren kaum etwas falsch machen. Sicher, auf Bergstrecken geht der Puls unter Umständen schon mal auf 200 hoch – aber eine Gefahr besteht nur dann, wenn man seine Leistungsfähigkeit stimuliert, in irgendeiner Form »Doping« betreibt. So kam es zum traurigen Fall des englischen Radrennfahrers Tom Simpson, der im Jahr 1967 bei der Tour de France während des Anstiegs zum Mont Ventoux in glühender Hitze tot vom Rad stürzte.

Um Gefahren beim Radfahren auszuschließen, muß man nur ein paar einfache Dinge beachten: Ich empfehle jedem, der Radtouren machen will, vorher sein Herz untersuchen zu lassen. Dazu gibt es heute neben dem Elektrokardiogramm phantastische Möglichkeiten, etwa durch Ultraschall. Bei dieser Diagnostik-Methode kann ich jeden Herzklappen-Fehler sehen und beobachten, wie eine Klappe schließt, ein Muskel arbeitet; ich kann das Volumen des Herzens berechnen, seine Geräusche hören.

Liegt nirgendwo ein Defekt vor, keine wirkliche Störung, schließen die Klappen richtig – dann kann nichts passieren.

Ein normaler, gesunder Sportler sollte – das ist eine Faustregel – dreimal in der Woche auf dem Rad trainieren. Das heißt: nach einer Einfahrzeit von ein paar Minuten eine halbe Stunde forciert fahren, so daß der Puls während dieser Zeit eine Schlagzahl von 180 minus Lebensalter erreicht. Wer das macht, hat für Kondition und Herz/Kreislauf-System schon nahezu das Optimale herausgeholt. Gegen das Radfahren wird immer wieder eingewandt: »Dadurch bekommt man ein viel zu großes Herz, ein Sportlerherz.«

Ein »Sportlerherz« ist kein krankhafter Befund, sondern eine ganz normale Anpassung an die Belastung. Insofern ist ein »Sportlerherz« sogar ein Vorteil, denn es kann wesentlich mehr Blut und damit Sauerstoff in Umlauf bringen als ein schwächliches Herz.

Das »Sportlerherz« ist nur dann »gefährdet«, wenn man plötzlich aufhört, regelmäßig zu trainieren und sich zu fordern – sei es aus Krankheitsgründen oder aus Mangel an Spaß. Erst dann kann es zu Herz/Kreislauf-Störungen kommen: Man fühlt sich nicht wohl, das Herz holpert oder macht schon mal einen »Doppelschlag«.

Baut man aber die Belastungen Schritt für Schritt ab, paßt sich auch das »Sportlerherz« diesem Umstand an und nähert sich langsam wieder dem Zustand des normalen Herzens – ohne sich allerdings vollständig zurückzubilden.

Beim Radfahren ist die richtige Ausrüstung noch wichtiger als in den meisten anderen Sportarten: die körpergerechte Rahmengröße, die Höhe des Sattels, die Stellung des Lenkers – hier muß man einen Fachmann zu Rate ziehen. Sattel und Lenker sollten etwa auf gleicher Höhe sein – befindet sich der Lenker unter der Sattelhöhe, so krümmt man den Rücken zu stark ab: das verursacht gesundheitliche Probleme – zum Beispiel Kreuzschmerzen als klassischen Überlastungsschaden. Der Rahmen des Fahrrads sollte eine hohe Stabilität haben: je kleiner der Rahmen, um so stabiler. Ein kleiner Rahmen schließt auch Vibrationen aus.

Ganz wichtig ist die Position des Fußes auf dem Pedal. Der Vorfuß muß in seiner tiefsten Position waagerecht in der »Sicherheits-Bindung« sitzen. Das Knie muß – bei nach unten durchgetretenem Pedal – leicht angewinkelt sein.

Man achte auch darauf, nicht mit gestreckten Ellbogen zu fahren, das ergibt einen Gelenkverschleiß. Es muß immer ein Spielraum zum Abfedern erhalten bleiben. Wer den Lenker stets krampfhaft festhält, ermüdet rasch und bekommt Druckschäden in der Hand. Kleine Nervenäste werden durch diesen chronischen Druck gestört, ein pelziges Gefühl stellt sich ein. Ist der Lenker zu tief montiert, kann durch das ewige Hochnehmen des Kopfes auch die Nacken-Schulter-Muskulatur überanstrengt werden. Verspannungen sind die Folge.

Wichtig für jeden Radfahrer ist auch eine Kräftigungs-Gymnastik für den Rücken, um eingeschlichene Fehlhaltungen wieder zu korrigieren; Dehnübungen geben dem Rücken seine Bewegungsfreiheit wieder.

Da beim Radfahren jeder Art die Sturz- und Verletzungsgefahr relativ groß ist – Schlüsselbeinbrüche, Schulterverletzungen, Kopfverletzungen drohen –, sollte man auf jeden Fall einen leichten Helm tragen. Zumindest dann, wenn man sehr schnell oder risikoreich fährt. Ich rate auch noch zu Handschuhen: Sie sollten auf der Innenseite eine Lederausstattung oder eine gewisse Schaumgummieinlage haben. Das federt Stöße ab und verhindert Hautverletzungen bei Stürzen. Besonders wichtig ist das Trikot. Es muß eine Schweißabsonderung nach außen hin erlauben und zugleich Wind- und Sonnenschutz bieten. Nach einer Steigung kommt man klatschnaß oben am Berg an, der Körper befindet sich in einem gefährlichen Hitzestau. Bei der Abfahrt sind dann Geschwindigkeit und Fahrtwind so groß, daß durch die intensive Verdunstung ganze Körperpartien eiskalt werden, selbst im Hochsommer. Das kann zu Rückenbeschwerden, Nieren- und Erkältungskrankheiten führen.

Ein Wort zu den Hosen: Sie sollten eine Lederauskleidung auf der Sitzfläche haben, die man mit Hirschtalg pflegen und geschmeidig halten kann. Ganz wichtig ist auch die Körperhygiene – nicht nur nach dem Radfahren, sondern auch vorher, besonders in der Leisten- und Po-Region. Sonst kommt es zu Schweiß- und Säurebildung, die die Haut angreift. Und eines darf man nicht unterschätzen: die Sonneneinstrahlung im Sommer. Also Sonnenbrille und Mütze – besser Kopfschutz – nie vergessen. Eine Abfahrt kann den schweißnassen Kopf so auskühlen, daß es zu rasenden Kopfschmerzen kommt.

Der ideale Ergänzungs- und Ausgleichssport

Der fünffache Eisschnellauf-Olympiasieger von Lake Placid 1980, Weltrekordmann und siebenmaliger Weltmeister Eric Heiden (USA) war auch ein hervorragender Radsprinter. Christa Rothenburger holte sich auf dem Eis und im Radrenn-Sattel Gold. Monika Holzner-Gawenus fuhr den ganzen Sommer hindurch Rad, Tennisprofis »entmüden« sich nach einem Match auf dem Rad, und wenn es nach mir ginge, würde ich die Spieler des »FC Bayern München« nach einem Bundesliga-Spiel alle auf den »Heimtrainer« setzen, damit sie locker »austrudeln«.

Diese Fahrradergometer können ein nützliches Gerät für jedermann sein, wenn man sie vernünftig gebraucht: 20 bis 30 Minuten bei geringem Widerstand radeln – keine extremen Widerstände, kein falscher Ehrgeiz. Der ganze Schnickschnack mit Computern muß nicht sein.

Radfahren ist der ideale Ergänzungs- und Ausgleichssport.

Das ist vielleicht das größte Kompliment, das man dieser Sportart machen kann.

PNF – eine gymnastische Übungsform hilft heilen

Als Frühtherapie nach einer Operation – etwa des linken Kniegelenkes, wie im Fall Roche – hat sich die sogenannte PNF-Methode als optimal erwiesen – die »propriozeptive neuromuskuläre Fazilitation«. Sie ist eine Behandlungsform, deren Bedeutung erst allmählich so richtig erkannt wird. Ohne sie hätte Radprofi Stephen Roche sicherlich nicht so schnell – wenn überhaupt – wieder den Anschluß an die Welt-Elite finden können. Das Besondere dieser Methode: Schon kurz nach der Operation erlaubt sie das beschwerdefreie Trainieren geschwächter Muskeln bei gleichzeitiger Schonung des operierten oder schmerzhaften Gelenkes. Das ist überaus wichtig. Denn nach einer Verletzung versucht der Körper in einer Schutzreaktion die Bewegungsabläufe auf die gesunden Muskelregionen zu verlagern. Mit meist fatalen Folgen für den Sportler: Falsche Bewegungsmuster schleichen sich ein, sie werden automatisiert, im Gehirn gespeichert und sind immer schwieriger zu korrigieren. Das kann bis zum Vergessen des physiologisch korrekten Bewegungsablaufs gehen.

Und so sah die »PNF« bei Stephen Roche aus: Über die diagonale Muskelkette rechter Arm – schräge Bauchmuskulatur – linkes Bein wurde, ohne das verletzte Knie zu belasten, die Beinmuskulatur durch isometrische, aber auch isotonische Kontraktionen trainiert, und somit wurden die Bewegungsabläufe neu koordiniert, konditioniert und ökonomisiert. Ganz konkret: Der Patient liegt ausgestreckt auf dem Rücken, und er bringt unter Aufrichtung und Drehung des Oberkörpers den rechten Arm gestreckt nach vorn zum linken Bein. Dieser Bewegungsablauf, der zum Erlernen zunächst sehr behutsam ausgeführt wird, erfolgt gegen den Widerstand zum Beispiel der Hand des Therapeuten.

Das führt zu einer kräftigen Anspannung der Bauchmuskulatur und zu einem automatischen Abheben des Beines.

Der richtige Trainingseffekt entsteht, wenn man diese Übung in Serien mit verschiedenen Geschwindigkeiten gegen unterschiedlich intensive Widerstände ausführt – stets abgestimmt auf die sportartspezifischen Anforderungen des Patienten.

Schwimmen – auf den Spuren von Odysseus

Herausforderung und Annehmlichkeit zugleich: Schwimmen ist ein idealer Sport, bei dem die Lunge in ihrem gesamten Volumen beansprucht, die Atmung aktiviert und rhythmisiert sowie die Wirbelsäule entlastet und die Rückenmuskulatur gestärkt wird. Schwierigkeiten gibt es allenfalls im Hochleistungssport: Hier gehört die Schulter zu den Problemzonen.

Schwimmen ist der gesündeste Sport überhaupt! Das liegt zuerst einmal daran, *wo* es stattfindet: Durch den Auftrieb befreit das Wasser den Menschen weitestgehend von der Last der Schwerkraft, alle Bewegungsabläufe werden darin verlangsamt und lassen sich in jeder Phase kontrollieren. Selbst eine Saltowende ist im Vergleich zu explosiven Bewegungsabläufen anderer Sportarten noch eine Zeitlupenaktion. Darum gibt es bei Schwimmern zum Beispiel kaum Muskelverletzungen und so gut wie keinen Muskelfaserriß.

Schwimmen erfaßt und stimuliert den ganzen Körper. Es fördert insgesamt Lockerheit, Geschmeidigkeit, Koordination. Bei zu niedrigem Blutdruck wird der Kreislauf positiv beeinflußt, die gesamten Pumpsysteme werden aktiviert. Der Herzschlag steigt um 20 Prozent. Hände und Füße wirken wie Pumprelais und fördern den Rückfluß des Blutes zum Herzen.

Schwimmen – egal ob Brust, Kraul, Rücken oder Delphin –

findet anders als alle anderen Sportarten im »Liegen« statt und verlangt eine aktive Vollstreckung des gesamten Körpers. Darum, und weil alle Bewegungsabläufe beidseitig und gleichmäßig erfolgen, werden die Lunge in ihrem gesamten Volumen beansprucht, die Atmung aktiviert und rhythmisiert, die Wirbelsäule entlastet, die Rückenmuskulatur gestärkt. Es ist bezeichnend, daß Schwimmer im allgemeinen die ausgeglichensten, harmonischsten Figuren haben – als wären da griechische Bildhauer am Werk gewesen.

Rekonvaleszenten werden mit Schwimmtherapie behandelt, Babys werden im Wasser geboren – und sie beherrschen in den ersten Tagen ihres Lebens bereits einen Krabbel-Schwimm-Stil . . .

Eine der ältesten sportlichen Aktivitäten

Die Bewegung im Wasser hat die Menschen schon immer begeistert. Sie ist eine der ältesten sportlichen Aktivitäten überhaupt. Eine Felsmalerei aus vorägyptischer Zeit, 4000 v. Chr. entstanden, zeigt Schwimmer. Vor 2700 Jahren entstand die erste große, dramatische Reportage von einem Langstreckenschwimmen über drei Tage und Nächte in offener See: Der »Eisenmann«, der diese Leistung vollbrachte, war ein Athlet im Alter von etwa 40 Jahren. Er wollte auf einem Floß das Mittelmeer überqueren, doch ein Orkan zwang ihn, sein Floß zu verlassen. Er fürchtete, zwischen den Balken zerschmettert zu werden, und »stürzte sich Kopf voran ins Meer, mit gebreiteten Händen, und drangvoll wollte er schwimmen«. Im aufgewühlten Meer »trieb er im Wogenprall zwei Nächte und Tage. Oftmals sah sein Herz der Vernichtung bereits in die Augen.« In der Morgendämmerung des dritten Tages legte sich endlich der Sturm. Wenn die Wogen ihn hochtrugen, sah der Schwimmer Land. »Stürmisch schwamm er los, daß die Füße aufs Festland träten.«

Die Brandung an den Riffen verursachte großes Getöse: keine Chance, an Land zu gehen. »Rauschend brausten gewaltige Wogen ans Trockene des Festlands, schrecklich spritzten sie hoch, daß der Salzschaum alles verhüllte. Nichts als Riffe und Klippen und Felsen, woran sich das Meer bricht.« Der Schwimmer versuchte, sich an einem Felsen festzuklammern, aber eine zurückflutende große Welle riß ihn wieder hinaus aufs Meer. Dann jedoch fand er eine Flußmündung. Die Strömung des Flusses drängte die brechenden Meereswellen zurück – der Schwimmer konnte sich an Land retten.

Der »Reporter« dieser bewundernswerten Ausdauerleistung im Schwimmen war Homer, sein Schwimmer der Held Odysseus.

Schwimmen war für die Menschen Herausforderung und Annehmlichkeit zugleich. Die gewaltigen Thermen der Römer mit ihren bis zu 70 Meter langen geheizten Schwimmbecken haben Schwimmen zum sozialen Volkssport, zum gesellschaftlichen Ereignis, zur idealen Körperpflege und Hygiene gemacht. Die Germanen veranstalteten Langstreckenschwimmen über fünf Tage und Nächte in voller Rüstung, um sich fit zu machen. Sie übten dabei auch Transportschwimmen, Tauchen, Ringen im Wasser – alles in voller Montur.

Die Schultern und Kniegelenke als Problemzonen der Schwimmer

Der ideale Sport, elementare »Körper-Kultur«, so scheint es. Aber wie immer, wenn aus Sport Höchstleistung wird, gibt es auch Schattenseiten. Die Schwimmer in allen vier Stilarten bewegen sich vor allem durch den Zug der Schultern vorwärts. »Flieg, Albatros, flieg« lauteten Schlagzeilen bei

Olympia und Weltmeisterschaften, wenn die Armzüge von Michael Groß die Sport-Fans in einen Goldrausch versetzten. Der »Albatros« schien mit der Kraft seiner Schultern über dem Wasser abzuheben. Der Beinschlag dient dagegen mehr der Stabilisierung.

Ein Spitzenschwimmer muß mit seinen Schultergelenken mehr als 10 000 kreisförmige Bewegungen pro Woche absolvieren. Ausgerechnet mit jenem Gelenk, das das schwächste Glied in der Kette der Gelenke ist! Darum sind die Schultern auch die Problemzone der Schwimmer. Zwei Drittel aller Verletzungen, Beschwerden, Überlastungssyndrome treten im Schulterbereich auf. Hinzu kommt, daß ja nicht nur im Wasser trainiert wird, sondern auch im Trockenen: Krafttraining, Stretching, extreme Dehnübungen.

Dieses intensive Überdehnen birgt Risiken in sich. Wichtige Bänder und Sehnen des Schultergelenks laufen über die Knochenenden, die das Gelenk bilden. Das führt mitunter zu einer Reizung oder gar Entzündung der Bänder, Sehnen, Gelenkkapseln und Schleimbeutel. Häufig ist ein tiefliegender, ziehender Schmerz in der vorderen oder auch hinteren Schulter, der dem Zahnschmerz ähnelt. Es handelt sich dabei um eine Art Ausstrahlung, ein Nervenziehen in Verbindung mit einer Störung oder einem Schaden im Bereich der unteren Halswirbelsäule. Er steht im Zusammenhang mit einer erheblich verhärteten Nacken-Schultermuskulatur, die einen Druck auf den zur Schulter und zum Arm ziehenden Nervenstrang ausübt – eine Nervenkompression, die zu einem schwer zu lokalisierenden, schwer faßbaren Schmerz führen kann.

Das sogenannte Brustschwimmer-Knie

Ähnlich ist es beim Knie. Wir erinnern uns, daß bedeutende Schwimmer und Schwimmerinnen wie Mark Spitz, Roland

Matthes, Shane Gould, Cornelia Ender, David Wilkie, John Naber und Matt Biondi leichte »Säbelbeine« hatten – weil ihre Beine in den Kniegelenken überstreckt waren. Der große Druck, den die Kniegelenke immer wieder überwinden müssen – durchaus auch mit einer seitlichen Drehung – kann zu Entzündungen, zum »Brustschwimmer-Knie« führen. Der Knieschmerz ist in der Regel ein Innenbandschmerz, der bei unsauberer Beinschlagtechnik auftritt. Dadurch gerät eine enorme Last auf das Innenband – und es beginnt zu schmerzen. Aber auch zermürbte, aufgefaserte Meniskusvorderhörner verursachen therapieresistente Beschwerden und müssen arthroskopisch entfernt werden. Die Leistungssportler schwimmen heute pro Tag bis zu 30 Kilometer. Das bedeutet eine immense Belastung.

Belastungen der Wirbelsäule, Verschleißerscheinungen

Schwimmen in extremer Form kann auch Schäden an der Wirbelsäule verursachen. Man hat bei Jugendlichen beobachtet, daß die unteren Lendenwirbel hypermobil werden – besonders beim Delphinstil. Es werden so extreme Bewegungsrichtungen gefordert, daß es zu einer Lockerung der letzten zwei, drei Wirbelsegmente kommt. Das geht hin bis zum Ermüdungsbruch etwa des letzten Lendenwirbelbogens, wobei hier ursächlich auch eine angeborene Schwachstelle vermutet werden kann.

Wer im Wasser Rekorde und Titel jagt, muß sich mit späteren Verschleißprozessen abfinden: Flüssigkeits- und Elastizitätsverlust an den Gelenkkapseln, Bändern, Sehnen, der Muskulatur, Reizungen, Entzündungsrückstände, Ablagerungen.

Was der Freizeitsportler beachten sollte

Aber das alles ändert nichts daran, daß Schwimmen als Freizeitsport von höchstem Wert ist. Im Idealfall sollte man bei einer Wassertemperatur von 24 bis 28 Grad schwimmen, um Auskühlung, Blasenbeschwerden, einen Hexenschuß zu vermeiden. Wichtig ist, daß man das Wasser verläßt, wenn einem kalt wird; daß man sich danach mit einem dicken Frotteetuch gründlich trocken reibt und die nasse Badehose sofort auszieht.

Vernünftig ausgeübt ist Schwimmen ein Sport ohne Altersgrenzen – eine Lifetime-Sportart. Das planschende Kind, das vor Vergnügen kreischt, und der ältere Mensch, der bedächtig seine Bahnen zieht: Schwimmen ist ein Sport fürs ganze Leben und alle Jahreszeiten (wenn man an die abgehärteten Männer und Frauen denkt, die sogar das Eis aufhacken, um im Winter zu schwimmen).

Regeneration und Wohlbefinden

Schwimmen bringt den größtmöglichen Nutzen für Körper und Gesundheit und bedarf keiner großen finanziellen Investitionen. Deutschlands Stadtväter haben vielerorts stolze »Schwimmopern« errichtet – es gibt fast überall hinreichend Gelegenheit zum Schwimmen.

Merkwürdigerweise ermüdet bei vielen Erwachsenen, die als Kinder voller Begeisterung stundenlang im Wasser herumtobten, später irgendwann der Elan, schwimmen zu gehen. In meiner Praxis habe ich versucht herauszubekommen, warum manche Patienten eine Aversion gegen das Schwimmen haben. Offenbar kostet es sie Übeerwindung, ins Wasser zu gehen – übrigens Männer mehr als Frauen. Ein rationales Motiv konnte ich nicht herausfinden.

Der therapeutische Effekt des Schwimmens ist so groß,

daß ich immer wieder dafür werben möchte. Welchen enormen Wert hat es im Rahmen der Rehabilitation nach Operationen oder Verletzungen! Und welches unvergleichliche körperliche Wohlbefinden vermittelt einem zum Beispiel die Wassergymnastik nach Margot Zeitvogel: Sie stärkt den ganzen Körper, schont Sehnen und Gelenke, der Kreislauf kommt in Schwung, die Atmung auf Touren. Oder – ich erlebe es ja im Trainingslager des »FC Bayern« oder wenn ich Boris Becker bei einem großen Turnier betreue: Nach dem härtesten Training, dem schärfsten Match ist es das beste, ins Wasser zu gehen. Durch die Schwimmbewegungen im Entmüdungsbecken erholen sich die Sportler viel schneller, als wenn sie sich irgendwo langlegen. Sie schwimmen nur ein paar Minuten: Der Körper reguliert dabei wieder seine Temperatur, die Überhitzung wird abgeleitet – und schon beginnt eine aktive Regeneration.

Darum haben wir auch in fast allen Bundesliga-Stadien Entmüdungsbecken (wenngleich sie nicht überall groß genug und oft nur einen halben Meter tief sind). Das reicht nicht für richtiges Schwimmen, aber schon ein leichtes Bewegen im Wasser führt zu einem guten Körpergefühl und zu schnellerer Regeneration.

Rudern – Ausdauersport für Körper und Seele

Erst Anfang des achtzehnten Jahrhunderts wurde aus der »Sklavenarbeit« des Ruderns ein Sport. Durch die »unnatürliche« Sitzhaltung des Ruderers werden dabei vor allem die Bandscheiben besonders belastet, die sich bei jedem Zug für die Dauer der Belastung um einen Millimeter zusammenpressen. Für den Freizeitsportler jedoch gilt: Rudern stärkt den ganzen Menschen.

Es war, als würde ein riesiger Wasserläufer mit seinen zwei dünnen, langen Beinen schnurgerade über den spiegelblanken See von Banyoles nordöstlich von Barcelona huschen – immerhin mit einer Durchschnittsgeschwindigkeit von 17,5 km/h. Als er 1000 Meter zurückgelegt hatte, erhöhte er die Frequenz seiner »Schritte« auf 33 pro Minute. Es sah so natürlich, so leicht und schwerelos aus, daß man meinte, er würde gleich flach übers Wasser fliegen . . .

Der »Wasserläufer« war ein Ausnahmeathlet, und er verrichtete gerade Schwerstarbeit: Thomas Lange, der 28 Jahre alte Medizinstudent aus Halle, 1,93m groß, zuvor schon Olympiasieger und Weltmeister, fuhr an diesem 1. August 1992 in einem grandiosen Finale dem Gold von Barcelona im Einer entgegen.

Etwa drei Viertel der gesamten Muskulatur werden beim Rudern beansprucht

Rudern im Wettkampf ist Galeeren-Fron. Kein Zufall, daß Ruderer beispielsweise in der Statistik des maximalen Sauerstoff-Aufnahmevermögens und des Herzvolumens mit an der Spitze aller Sportarten liegen: mit Durchschnittswerten bis zu 6500 Milliliter Sauerstoff pro Minute und mehr beziehungsweise 1400 Milliliter Herzvolumen und darüber. Ruderer erkennt man auch im Jackett, wegen ihrer oft gewaltig ausgeprägten Schultern, egal ob sie beidarmig »skullen« oder den Riemen einarmig durchziehen. Bei dieser Ausdauersportart wird vor allem Armkraft gefordert, dazu Rückenkraft und Beinarbeit. Insgesamt werden bei dieser Sportart etwa drei Viertel der gesamten Muskulatur beansprucht.

Ein Ruderer hat über eine Distanz von 2000 Meter seine Skulls oder den Riemen 220- bis 250mal durchzuziehen, mit einer Kraft von jeweils 40 bis 100 Kilopond (abhängig von Körpergewicht und Geschlecht) – und das in einer »unnatürlich« sitzenden, gebeugten Haltung. Die Füße sind ja auf einem Stemmbrett fixiert, der Körper pendelt auf dem Rollsitz vor und zurück und muß seine Kraft aus Armzügen, Beinstößen und Rumpfschwingungen mobilisieren. Der Rücken darf sozusagen nicht »mitrudern«, er ist mehr eine fixierte Halteeinheit, an dem die Arme ansetzen und die Hauptlast der Leistung zu tragen haben.

Hohe Anforderungen an Technik und Kondition

Die Bewegungsabläufe, die Technik, die Konditionsanforderungen beim Rudern sind so extrem und kompliziert, daß es inzwischen umfangreiche wissenschaftliche Arbeiten gibt – etwa von dem großen Ruder-Professor Karl Adam und von Professor Dr. Hans Lenk, Olympiasieger, Welt- und Europameister im Vierer und Achter –, die sich mit all ihren »Wattleistungs«-Tabellen und -Kurven, vielerlei Meßdaten und Statlstlken ausnehmen wie voluminöse Lehrbücher der Physik. Professor Lenk hat darüber hinaus tiefgreifende Untersuchungen über die »Sozialpsychologie« von Bootsmannschaften durchgeführt – da geht es unter anderem um den Zusammenhang zwischen Leistung und Wohnsituation oder Cliquenbildung der Ruderer in verschiedenen berühmten Achtern. Das alles wirkt sich entscheidend auf die späteren Erfolge oder Mißerfolge aus – denn Rudern ist meistens auch ein Mannschaftssport, die Athleten sitzen physisch und psychisch buchstäblich »in einem Boot«.

Von der Sklavenarbeit zum Sport

Ein existentieller, ein elementarer Sport. Ohne die Entwicklung der Fortbewegung mit Rudern auf dem Wasser hätte es wohl keine menschliche Besiedlung der Welt gegeben, wären die Aborigines nicht nach Australien gekommen, die Ränder des Mittelmeers nicht besiedelt worden. Pharaonen bekamen ein besonders schönes Ruderboot zur Fahrt ins Jenseits in die Grabstätten gestellt, die Seeschlachten der Antike waren Gefechte mit gigantischen Ruder-Schiffen, die Galeeren unentbehrliche Transportmittel des frühen Welthandels. Die Wikinger erruderten sich Amerika, Venedig ohne Gondeln wäre undenkbar – und es gab in der Lagunen- und Kanal-Metropole schon im Mittelalter Ruderrennen. Indianische Naturvölker im Gebiet des Orinoko und Amazonas leben auch heute noch überwiegend in ihren Booten.

Aus der Sklavenarbeit des Ruderns wurde erst Anfang des achtzehnten Jahrhunderts ein Spaß, ein Sport: Flußschiffer auf der Themse veranstalteten erste Rennen – aus denen sich später (1829) das legendäre jährliche Duell Oxford-Cambridge entwickelte. Mitte des neunzehnten Jahrhunderts begann in den Vereinigten Staaten das prestigeträchtige Wettrennen der Universitäts-Achter von Yale und Harvard. Der erste deutsche Ruderclub wurde 1836 in Hamburg gegründet, und seit den Olympischen Spielen des Jahres 1900 in Paris steht Rudern im olympischen Programm – für Frauen erst seit 1976 in Montreal.

Die traditionellen Verletzungen im Rudersport

Die Ruder-Experten betonen gern, wie vorteilhaft dieser Sport in vielen Aspekten ist. Er schult und verbessert Balancegefühl und Koordination. Da keine Stoßbelastungen der Hüft-, Knie- und Sprunggelenke durch das eigene Körpergewicht vorkommen und ein Umknicken im Bereich der Sprunggelenke so gut wie ausgeschlossen ist, gibt es kaum Bänderzerrungen, -dehnungen oder -risse an Knie- und Sprunggelenken oder Achillessehnenrupturen.

Dagegenhalten muß man jedoch, daß die »unnatürliche« Sitzhaltung bei einem Ruderrennen zu einer enormen Bandscheibenbelastung führt. Die nur wenige Millimeter dicke Bandscheibe wird bei jedem Zug einem Druck ausgesetzt, der sie um einen Millimeter zusammenpreßt; danach öffnet sich die Bandscheibe wieder. Dieser Vorgang, an die 250 Mal innerhalb weniger Minuten wiederholt, und das mit voller Power, bisweilen auch unter dem Antrieb der Kommandos eines Steuermanns, mutet der Bandscheibe viel zu. Ein Ruderer arbeitet ja stets mit einer Art gebeugter Hüfte, in einem Anstellwinkel des Beckens, der für die Wirbelsäule nicht günstig ist. Das muß man als Sportarzt zumindest ansprechen. Freizeit-Ruderer allerdings, die ruhig ihre Bahn ziehen, sind von dieser Gefährdung der Wirbelsäule kaum betroffen.

Außerdem kommt es beim Rudern oft zu Muskelverhärtungen, Entzündungen der Nieren- und Harnwege – zum Beispiel durch Unterkühlung, den Kontakt mit kaltem Wasser und kalter Luft, ungenugenden Schutz. Relativ haufig sind auch Sehnenreizungen und Sehnenscheidenentzündungen. Wettkampfmäßiges Rudern provoziert die Gefahr einer degenerativen Knorpelveränderung im Kniegelenk, denn das Knie wird nie ganz durchgestreckt, bewegt sich immer in einem ungünstigen Bewegungswinkel – darum ist das Gelenk nie vollständig stabil.

Zu den traditionellen Verletzungen im Rudersport gehören Quetschungen, Riß- und Platzwunden, Fingernagel-Verletzungen und Abschürfungen – alles durch den Kontakt mit diversen Teilen des Ruderbootes. Ein »stumpfes Bauchtrauma« entsteht, wenn der Ruderer sich den Riemen versehentlich in den Unterleib drückt. Blasen und Schwielen an den Händen, Scheuerstellen an den verschiedensten gefährdeten Punkten sind »normal«.

Das »Karpaltunnel-Syndrom« tritt verhältnismäßig häufig auf und ist schwierig zu behandeln: Durch eine Kompression des sogenannten *nervus medianus*, der auf der Höhe des Handgelenkes quasi durch einen Engpaß hindurch muß, kommt es zu einer Überreizung und zu einem Schmerz, der bis über den ganzen Arm zur Schulter ausstrahlen kann.

Wer eine Herzkrankheit überstanden hat oder unter hohem Blutdruck, Schädigungen der Wirbelsäule, schweren Knie- und Gelenkschäden leidet, sollte auf keinen Fall mit voller Belastung rudern.

Leistungsbereitschaft, Nachdenklichkeit und Phantasie

Dennoch stärkt das Rudern, auf einer anderen Ebene, den ganzen Menschen. Es ist kein Zufall, daß vor allem Studenten gerne wettkampfmäßig rudern. Sie erleben an Leib und

Seele, daß dieser Sport ihre Leistungsbereitschaft, ihre Nachdenklichkeit und Phantasie in einsamen Trainingsstunden, zugleich aber auch ihre Loyalität zu einer Gruppe – vor allem im Vierer und Achter – stärkt. Dabei ergibt sich ein psychologischer »Trainingseffekt«, der weit über den Sport hinaus ins berufliche Leben reichen kann.

Surfen – »sitting on top of the world«

Surfen gehört zu den schönsten – aber aus sportmedizinischer Sicht nicht ganz ungefährlichen – Freizeitvergnügen: Finger-, Hand- und Fußverletzungen kommen am häufigsten vor. Auch das Herz/Kreislauf-System wird dabei enorm beansprucht. Durch eine entsprechende Vorbereitung, eine angemessene Ausrüstung läßt sich das Risiko aber deutlich mindern.

»Catch a wave and you'll be sitting on top of the world«, sangen die »Beach Boys«, und ihre deutschen Nach-Fahrer, die »Strandjungs«, trällerten: »Sie warten auf den Sommer und wollen die Sonne sehen. / Sie haben alle ein Surfbrett in der Garage stehen. / Sie wollen keinen Regen, sie mögen keinen Schnee, / denn sie wollen surfen auf'm Baggersee ...«

Es gibt Witz-Bücher und Cartoon-Bände über das Surfen. Werbetexter klopfen Surf-Sprüche wie: »Neuen Freiraum erobern. Die ganze Lust am schnellen Gleiten erleben: Wahnsinns-Speed und Ultra-Feeling . . .«

Surfen – egal, ob Wellen- oder Wind-Surfen – ist zum weltweiten Kult, zur Lebensphilosophie, zum Traumbild von Individualität und Freiheit geworden. Es gibt Meisterschaften bis hinauf zum Welt-Championat, ein globaler Profi-Zirkus ernährt Stars wie die Geschwister Britt und Björn Dunkerbeck und den legendären Robby Nash, und in der Bugwelle der Bretter schäumen Werbe-Millionen. Vom Walchensee bis Waikiki, von Westerland bis Malibu, vom Bagger- bis zum Gardasee triumphiert das Gleiten und Reiten auf freier Wasserfläche. Frühmorgens sieht man in deutschen Flughäfen junge Charter-Paxe auf ihren Brettern dem griechischen Wind entgegenträumen.

Auch mich hat die Surf-Begeisterung früh gepackt. Als sechzehnjähriger Schüler fing ich an, in jedem Sommer nach Biarritz in Südwestfrankreich zu trampen, mir dort ein Brett zu leihen und mich von den wunderbar gleichmäßig laufenden Wellen zum breiten Strand und in ein alternatives Lebensgefühl tragen zu lassen.

Bodysurfen – vielleicht die schönste Spielart dieses Sports

Vor kurzem habe ich die vielleicht schönste Spielart dieses Sports kennengelernt: das Bodysurfen. Ein befreundeter Arzt lud mich zu sich nach Südafrika ein, in einen Ort südlich von Durban. Dort habe ich gelernt, meinen Körper zum Brett zu machen und in rasender Geschwindigkeit strandwärts zu schießen.

Dabei kam es zu einem Erlebnis, das kitschig klingen mag, aber für den, der dabei war, unvergeßlich ist. Bei einem Wellenritt tauchten neben mir zwei Delphine auf, die das Spiel des Bodysurfens sofort verstanden hatten und offenbar begeistert mitmachten. Meine Frau ist Zeuge, daß das kein Surfer-Garn ist . . .

Die typischen Surf-Verletzungen

Als Arzt konfrontiert mich der Surf-Sport immer wieder mit typischen Verletzungen: Schlüsselbeinbruch von Weltmeister Björn Schrader, Fußverletzung der Weltmeisterin im Wellenreiten, Natalie Siebel.

Beim Segelsurfen wird vor allem der Rücken in hohem Maße belastet. Die gebeugte Haltung führt zum Rundrücken, die stundenlange Belastung ist ausgesprochen unphysiologisch. Besonders die Bereiche der Hals- und Lendenwirbelsäule werden stark strapaziert, und das führt oft zu einer Gegenreaktion: Verspannung im Nacken-Schulter-Rücken-Bereich, chronische Reizungen. Dagegen helfen jedoch die neuen ergonomischen Stütztrapeze. Die Muskulatur wird beim Windsurfen durch die recht statische Beanspruchung oft starr. Es gibt Übermüdungsreaktionen in der Nacken-, Schulter-, Armmuskulatur.

Da der Windsurfer stets in einer leichten Beugestellung auf dem Brett steht, die Kniegelenke kaum einmal streckt, werden Sprunggelenke wie Kniegelenke stark belastet. Das Abrutschen vom Brett – wenn etwas Sonnenöl oder Creme darauf ist – gehört zu den klassischen Unfällen beim Windsurfen, auch wenn es noch so gute Spezialschuhe gibt. Bei Weltmeisterin Natalie Siebel kam es durch ein solches Abrutschen zu einem Kapselbandriß an einem Mittelfußgelenk. Das hätte sofort für einige Tage absolut ruhiggestellt werden müssen, aber sie wollte in Hawaii weiter trainieren und handelte sich dadurch eine bedenkliche Instabilität des Gelenks ein. Es dauerte, bis dieser Schaden behoben war.

Vorsicht bei zu hohem Blutdruck

Das Surfen beansprucht in hohem Maße das Herz-Kreislauf-System: Pulsfrequenzen bis zu 200 Herzschlägen pro Minute und mehr wurden gemessen, Surfer mit nicht erkanntem Herzfehler gerieten in Angina-pectoris-Zustände, und es gab auch einige Fälle von plötzlichem Herztod beim Surfen. Menschen mit zu hohem Blutdruck und Diabetiker sollten Surfen nicht als Leistungssport ausüben. Bei fiebrigen Infektionskrankheiten verbietet sich dieser Sport.

Deutsche Sportmediziner haben die Häufigkeit von Verletzungen beim Surfen statistisch dingfest gemacht: 27% Finger und Hand, 4% Kopf, 8% Schulter, Oberarm, Unterarm, 3% Wirbelsäule, 8% Oberschenkel, 5% Knie, 16,5% Unterschenkel, 9% Sprunggelenk,17,5% Fuß.

Durch Auskühlung kommt es relativ häufig zu Blasen- und Nierenbeckenentzündungen, der Windsurfer sollte auf jeden Fall den gesamten Lenden-Bereich mit einer gut wärmeisolierenden Gummiweste, zum Beispiel aus Neopren, schützen.

Die Wellensurfer leiden vor allem unter Fuß- und Bein-Verletzungen, Prellungen, Schürfungen, die sich durch das salzige Wasser ieicht entzünden.

Den Bodysurfern sei wegen des hohen Verletzungsrisikos gesagt: Schürfungen und Prellungen sind das geringste Übel. Nasenbeinbrüche, Schulterverletzungen, Gehirnerschütterungen, Brüche und nicht zuletzt Rückenmarksverletzungen vor allem aufgrund von leichtsinnigem Verhalten und rauher See werden in einer speziellen Krankenhausstatistik von Hawaii aufgeführt. Also: eine Welle nicht zu Ende reiten, rechtzeitig mit einer geschickten Rolle abtauchen, damit man nicht auf den Boden geschleudert wird. Sich zuvor eine gute Kenntnis des Kräftespiels des Meeres, seiner Strömungen, Tiefen und Bodenverhältnisse im Surfbereich verschaffen.

Die richtige Vorbereitung mindert das Risiko

Das mag alles ziemlich dramatisch und abschreckend klingen, soll es aber nicht sein. Auch beim Surfen gilt, wie bei so vielen anderen Sportarten: Die richtige Vorbereitung, die angemessene Ausrüstung mindern das Risiko. Surfer sollten sich durch Krafttraining, Gymnastik, Stretching (siehe Seite 296 f.) gezielt fit machen, sich vor Dauer-Überlastungen hüten, ihren Kopf vor allzu intensiver Sonneneinstrahlung, die Ohren mit Watte oder anderem Material vor kräftigem Wind schützen.

Wer vernünftig surft, erlebt einen der schönsten Ausnahmezustände menschlicher Bewegung. Für ihn erfüllt sich ein Ausspruch des alten Reeders Aristoteles Onassis: »Surfen ist die originellste, sportlichste und einzig wahre Möglichkeit, bei jedem Wind und Wetter baden zu gehen.«

Leichtathletik – der ideale Einstieg in intensive Bewegungsformen

Der Weg ist das Ziel: Die Freude an der Bewegung, an den Möglichkeiten des eigenen Körpers muß im Vordergrund stehen. Für Kinder ist Leichtathletik ideal, und auf »normalem« Niveau sind Verletzungen in diesem Sport eher selten: Laufen ist im Prinzip ungefährlich. Das Fixiertsein auf immer neue Bestleistungen und Rekorde allerdings zeigt verhängnisvolle Folgen . . .

»In meiner Welt gibt es zwei Arten von Menschen: die Tal-Menschen und die Berg-Menschen.« Mit diesem Satz beginnt Frank Dick, der wohl beste Leichtathletik- und Fitneß-Trainer der Welt, Cheftrainer der Briten bei vier Olympischen Spielen, sein Buch »Winning«. Er fährt fort: »Die Tal-Menschen suchen eine ruhige und bequeme Basis von Schutz und Sicherheit. Ihr Leistungskonzept ist ›nicht verlieren‹, also glauben sie, daß ein Auf-unentschieden-Spielen alles ist, was sie brauchen. Es sind Menschen, die ihre Sätze mit Formeln wie ›ich würde . . .‹, ›ich könnte . . .‹, ›ich sollte . . .‹ beginnen. Sie reden über das Risiko des Verlierens, und schon sind sie Verlierer – sie wissen es nur nicht. Die Berg-Menschen aber haben entschieden, daß das Leben im Tal nichts für sie ist, und sie versuchen ihren Ehrgeiz bei den härtesten Kletterpartien zu testen. Sie wissen, daß es eine große Befriedigung ist, den Gipfel zu erreichen, und daß sie kämpfen müssen, um dort hinzukommen. Sie gehen das Risiko zu siegen ein, weil es für sie kein Risiko des Verlierens gibt.«

Einer der extremsten Gipfel-Typen des modernen Sports war Daley Thompson – zweifacher Goldmedaillen-Gewinner im Zehnkampf (1980 in Moskau und 1984 in Los Angeles), vierfacher Weltrekordmann in der schwersten aller Disziplinen der Leichtathletik. Der Sohn eines schottischen Vaters und einer afrikanischen Mutter aus ärmlichen Verhältnissen im Londoner Vorort Soho ist für mich aus jahrelanger persönlicher Kenntnis die Symbolfigur schlechthin für alles, was Leichtathletik bedeutet.

Frank Dick erzählt über diesen Gipfel-Menschen eine bezeichnende Anekdote: »Ich trainierte Daley Thompson in Kalifornien im April 1986. Am Ende eines langen, sonnengebadeten Tages hatte ich es mir in einem Stuhl bequem gemacht, um den Sonnenuntergang in Daley Thompsons Haus am Capistrano-Strand zu genießen. Es war wunderbar dort auf der Veranda. Ich nippte an einem sehr kalten Bier, sah zu, wie die Pelikane flach über das Wasser nach Süden in Richtung San Diego flogen. Ich hörte auf das Planschen der Delphine, die nahe dem Strand spielten. Da erschien Daley und stellte aus heiterem Himmel eine seiner typischen Fragen. ›Frankie, wer ist der größte Athlet, den du je gesehen hast?‹ Mir jagten die Namen von großen Sportlern durch den Kopf, die ich live erlebt oder im Fernsehen gesehen hatte. Daley ließ mich sieben oder acht Namen zitieren, dann stoppte er mich: ›Vergiß es, Kumpel! Der größte Athlet steht vor dir!‹«

Daley Thompson – »Mister 100 Prozent«

Man hat Daley Thompson wegen seines überwältigenden Selbstbewußtseins ein »Großmaul« und den »Muhammad Ali des Zehnkampfs« genannt. Oberflächlich betrachtet war er das auch: Mit einem scheinbar arroganten Spruch konnte er seine Konkurrenten – wie unseren Jürgen Hingsen – völlig aus der Fassung bringen. Beurteilt man Thompson aber etwas tiefgründiger, muß man sagen: Hier war ein Athlet, dessen Motivation und Leistungsbereitschaft rund um die Uhr und rund um das Jahr immer bei 100 Prozent lagen. Der totale Athlet. Der Ganztags-Sieger. Der Schwerarbeiter, der zum Triumphator wird.

Ich erinnere mich noch sehr plastisch an unsere erste Begegnung, irgendwann zwischen den Olympischen Spielen von Los Angeles und Seoul. Frank Dick rief mich an: »Daley hat eine Muskelverletzung, es sind die Adduktoren, wir sitzen fest.« Ob ich helfen könnte. Die Wettkämpfe des Sommers standen bevor. Die ganze Aufbauarbeit des Winterhalbjahres war in Gefahr. Es sei sehr dringend. »Daley soll sich in die nächste Maschine setzen und noch am Abend nach München kommen«, sagte ich. Ich schickte eine Arzthelferin zum Flughafen, um ihn abzuholen – er kannte ja München noch nicht. Die Maschine sollte gegen 22.00 Uhr landen, hatte aber starke Verspätung und kam erst eine Stunde vor Mitternacht. Um viertel vor zwölf war Daley Thompson in der Praxis. »Was!« staunte er, »ihr seid jetzt noch alle hier – das habe ich nie erwartet.« Es gefiel ihm offensichtlich, daß auch andere – und nicht nur der Arzt, sondern alle in der Praxis – bereit waren, Leistung zu bringen, ohne auf die Uhr zu schauen. Wir haben mit der Behandlung begonnen und waren um viertel nach eins mit der ersten Sitzung fertig. Im Gespräch lernte ich den wahren Daley Thompson kennen. Es war seine Philosophie, nur in Notfällen einen Arzt zu beanspruchen. Er lebte aus sich selbst heraus. Er glaubte, daß der Körper sich selbst repariert und letztlich auch ohne medizinische Hilfen auskommen kann. Er war gegen den Einsatz von Medikamenten. Seit dieser Begegnung bin ich überzeugt, daß Daley Thompson zu keiner Zeit irgendwelche leistungsfördernden Präparate genommen hat, wie so viele andere Zehnkämpfer. Der Mann war sauber. Allerdings erreichte er seine 100 Prozent nur durch gnadenloses hartes Training, mit drei Trainingseinheiten pro Tag, vormittags, nachmittags, abends – sozusagen ein Ganztags-Training. Außerdem war Daley mit einem enorm großen Regenerationsvermögen begabt. Hinzu kam die optimale Trainingsführung durch Frank Dick. Nur so konnte Thompson sich über ein Jahrzehnt hin (seit seiner Junioren-Europameisterschaft 1977) in der Weltspitze jener unvorstellbaren Strapazen-Sportart halten, die wir Zehnkampf nennen: eine Zwei-Tage-Tortur von 100-m-Lauf, Weitsprung, Kugelstoßen, Hochsprung, 400-m-Lauf, 110 m Hürden, Diskus, Stabhochsprung, Speerwurf, 1500-m-Lauf.

Durch Veranlagung und Trainings-Arbeit hatte Daley Thompson den absoluten Modell-Körper: 1,84 m groß, 88 kg schwer, sehr breite Schultern, kräftige Arme und Schenkel, alles bis ins letzte ausmodelliert. In der Leichtathletik ist ja alles – nimmt man die Langstrecken aus – auf Schnellkraft aufgebaut: beim Sprint, beim Sprung, beim Wurf, beim Stoß. Dafür war Daley Thompson ideal gerüstet. Leichtathletik – und speziell der Zehnkampf – bedeutet Schwerarbeit für die Muskulatur des ganzen Körpers.

Die typischen Verletzungen der Leichtathleten

Selbst ein idealer Athlet wie Daley Thompson mußte seinen Tribut für die umfassende Belastung durch die Leichtathletik zahlen: Muskelverletzungen, Überlastungsprobleme an der Kniescheibe, am Sprunggelenk, Probleme im Bereich der Lendenwirbelsäule. Das sind für die Leichtathletik typische Schäden. Übermüdungen, Überlastungen, Überreizungen sind meistens an allem, was in der Leichtathletik passiert, schuld. Sie münden dann in Verletzungen. Die hohen Trainings- und Wettkampfbelastungen in Verbindung mit nicht ausreichenden Pausen und mangelhafter medizinischer Pflege führen beispielsweise zu unverhältnismäßig häufigen Sehnenproblemen, speziell an der Kniescheibensehne, der Achillessehne und an der Fußsohle. Es gibt sogar Ermüdungsbrüche im Bereich der Unterschenkel. Knochenhautentzündungen kommen weit über dem normalen Standard des Leistungssports vor. In den Sprungdisziplinen sind die Sprunggelenke und die Gelenke im Bereich der Fußwurzel sowie im Mittelfußbereich sehr gefährdet. Die technischen Disziplinen wie Diskus, Kugel, Hammerwurf gefährden den Bereich der Lendenwirbelsäule.

Die Leichtathleten haben es längst nicht so gut wie die Profifußballer von heute. Beim »FC Bayern« sind inzwischen drei hauptberufliche Masseure tätig, und der »Doc« wird hinzugezogen, wenn auch nur das kleinste Zipperlein auftritt. Die Kommunikation zwischen Trainer, Masseur und Arzt hat zu funktionieren – und sie funktioniert! Ein Fußballprofi hat bei uns gar keine Chance, nicht zum Arzt gehen zu können. Die Überwachung ist lückenlos. Plagt ihn beispielsweise eine Erkältung, sitzt er auch schon beim Internisten oder beim Hals-Nasen-Ohren-Arzt. Ein Leichtathlet hat diese Versorgung nicht, denn: Für eine solche Betreuung ist einfach kein Geld da. Beim »FC Bayern« werden 20 Spieler mit einem Jahresetat von einer Million Mark für die medizinische Abteilung betreut. Eine vergleichbare sportmedizinische Betreuung für Leichtathleten gab es nicht einmal in der DDR. Ich weiß das von einigen Sportlern, die ich jetzt behandle: Wer dort verletzt war und nicht wieder auf die Beine kam, war unter Umständen einfach »weg vom Fenster«. Die vermeintliche Spreu wurde grausam vom Weizen getrennt. Man hatte ja ein großes Potential.

Nehmen wir einmal eine klassische Leichtathletik-Disziplin heraus: den Speerwurf. Er gehörte schon in der Antike zum Pentathlon. Diese Disziplin ist im Hochleistungssport besonders verletzungsträchtig. Gute Werfer müssen den Speer extrem beschleunigen und die enorme Dynamik beim Abwurf über das Stemmbein entwickeln, um dann nach dem Abwurf umzuspringen und die Restbewegungsenergie mit dem anderen Bein abzufangen. Das bedeutet: Der ganze Schub geht ins Kreuz. Dabei verdreht sich auch noch der Körper. Der Schub trifft eine verdrehte Lende – Höchstbelastung für die Lendenwirbelsäule. Das übersteht nur ein Sportler mit sehr gut durchgebildeter Rücken-, Rumpf-, Becken- und Beinmuskulatur schadlos.

Bei fehlerhafter Technik ist auch der Arm verletzungsanfällig. In dem Augenblick, in dem der Speer zu weit seitlich gehalten wird, kommt eine Unregelmäßigkeit in den Bewegungsablauf, die sofort zu Lasten der Schulter und des Ellbogens geht. Wer bei Tausenden von Würfen immer wieder einen kleinen Fehler macht, hat in der Endabrechnung unweigerlich Schäden an den Sehnen. Da gibt es kleine Mikro-Risse, und aus diesen Mikro-Schäden wird dann der Makro-Schaden. Solche kleinsten Risse mit ihren minimalen Blutungen führen am Ende auch sehr leicht zur Verkalkung, und das bedeutet einen ewigen Unruheherd. Über 80 Prozent aller Speerwerfer haben röntgenologisch diese Verkalkung am Ellbogen. Es gibt auch Speerwerfer, deren Bizeps durch das intensive Training derartige Kräfte entwickelt, daß der Muskelzug in der Abwurfphase zum Bruch des Oberarms führte. Wir sehen: Leichtathletik am Limit ist ein hartes Geschäft.

Schlummernde Talente wecken

Zugleich aber muß man feststellen: Leichtathletik ist auch der ideale Sport überhaupt, wenn man einen Einstieg in intensive Bewegungsformen finden will. Für Kinder ist Leichtathletik *der* Sport schlechthin. Das Laufen beispielsweise ist für den Menschen das Natürlichste von der Welt.

Wenn jemand talentiert ist, hat er einfach Freude daran, schneller als die anderen zu sein. Es liegt in der Natur des Menschen, das zu genießen. Darum gibt es in der Leichtathletik auf dem »normalen« Niveau auch kaum Verletzungen. Laufen ist im Prinzip ungefährlich, und man muß ja nicht gleich mit Stabhochsprung beginnen. Wer »auf den Punkt«, also ökonomisch läuft und seine Energie harmonisch umsetzt, kann in der Leichtathletik wirklich glücklich werden.

Das gilt auch für die älteren Semester. Ich habe ein paar Patienten, die an den Senioren-Wettbewerben – da gibt es sogar Europa- und Weltmeisterschaften – teilnehmen. Ich bewundere, mit welcher Energie sie das tun. Wir alle kennen die Übertragungen von den großen Städte-Marathons. Sie sind zum modernen Volkssport geworden. Es spielt für viele ältere Teilnehmer keine Rolle, ob sie eine oder zwei Stunden nach dem Sieger durchs Ziel gehen. Hauptsache, sie waren dabei und haben sich selbst und ihre Leistungsfähigkeit ausgekostet.

Ich hatte eine Patientin, die als Jugendliche keine Leichtathletik betrieb. Erst mit 30 begann sie zu laufen. Das Talent war da, hatte nur geschlummert. Heute fährt diese bemerkenswerte Sportlerin zu den Leichtathletik-Weltmeisterschaften der Senioren – und liegt immer im Vorderfeld.

Leichtathletik ist auch ein Gebiet, in dem gerade Frauen in den letzten Jahren bewiesen haben, daß sie sich gegenüber den Männern nicht verstecken müssen. Ein schlagendes Beispiel: Die Siegerin im Berlin-Marathon von 1992, Uta Pippig, absolvierte die klassische Langstrecke in zweieinhalb Stunden. Damit wäre sie 1936 im Marathon-Lauf der Männer bei den Olympischen Spielen in Berlin eine heiße Anwärterin auf die Goldmedaille gewesen – denn der damalige Sieger Kitei Son lief 2:29:19,2 Stunden. Unglaublich, wie Frauen gegenüber den Männern aufgeholt haben, was Ausdauer-Leistungen betrifft. Dabei muß man bedenken, daß es erst

1972, bei den Olympischen Spielen von München, die 1500 m als längste Strecke für Frauen gab. Die »Sozialisation« in diesem sportlichen Bereich ist also noch ganz jung. Selbst im Sprint über die 100 m beträgt die Zeitdifferenz zwischen Männern und Frauen schon heute weniger als eine Sekunde.

Gibt es eine Zukunft ohne Doping?

Dennoch bleibt die Frage, ob die Leichtathletik in unserer Massen- und Mediengesellschaft eine Zukunft hat. Das hat komplexe Gründe. Wenn es gelingt, die Leichtathletik dopingsauber zu bekommen, wird es erst einmal eine lange Durststrecke in den Spitzenleistungen geben. Spitzenleistungen aber waren immer ein Anreiz für die Nachfolgenden.

Die Jugend von heute sucht im Sport Spaß, will aber zugleich effektiv sein und dabei möglichst viel Geld verdienen. Nur leider investieren hierzulande wenige – zu wenige – Sponsoren Geld in die Leichtathletik. Denn andere Sportarten sind für die Zuschauer, speziell am Fernsehschirm, oft attraktiver. Die Werbetreibenden sehen nur auf die Einschaltquoten. Diese sind in der Leichtathletik, sieht man einmal vom Multimediaspektakel der Olympischen Spiele ab, relativ gering, durch die Kürze der Wettkämpfe – und auch durch die Langatmigkeit, in der sich große Sportveranstaltungen abwickeln. Das Warten auf den nächsten Lauf ist das große Handicap der Leichtathletik gegenüber Fußball, Eishockey, Tennis, Basketball.

Ich hoffe darauf, daß das gewandelte Gesundheits-Bewußtsein viele Eltern dennoch dazu bringt, ihre Kinder an die Leichtathletik heranzuführen. Man soll ihnen nicht einreden, daß nur das Beispiel des Stabhochspringers Sergej Bubka das Ziel aller Träume wäre – der clevere Russe steigert seine Weltrekordmarken seit fünf Jahren scheibchenweise um nur einen Zentimeter, kassiert für jeden neuen Rekord um die 50 000 Dollar. Da er es auf bisher 32 Weltrekorde gebracht hat, sackte er über 1,5 Millionen Dollar ein.

Nein, das Ziel muß die Freude an der Bewegung, an den Möglichkeiten des eigenen Körpers sein. Das bedeutet dann auch »gewinnen« im Sinne von Frank Dick – denn alle Menschen haben einen »Competition-Sense«. Ein Berg-Mensch kann man auch sein, wenn man nicht auf dem Goldmedaillen-Treppchen steht.

SEPTEMBER *Seit wenigen Tagen werden wieder die »US Open« ausgetragen, das letzte Grand-Slam-Turnier des Jahres.*

Ich fliege nach New York: Routineuntersuchung Boris Becker Ich habe keine Zeit, mir ein Match richtig anzusehen, laufe ein bißchen herum, bin unter Zeitdruck. Boris zeigt mir die Umkleidekabine der Top-Spieler. Sie ist wahnsinnig eng. Lendl und Boris sitzen mit dem Rücken gegeneinander auf einer Bank und ziehen sich die Schuhe an. Auf dieser Bank haben überhaupt nur vier Leute Platz. Unglaublich. Es gibt zwar eine Dusche, aber der Massageraum liegt woanders. Unmöglich! Diese Umkleidekabine ist so eng, daß man die Aufregung, die Anspannung, den Atem der Kontrahenten hautnah spürt.

Vor einem Jahr bildete ich mir ein, während dieser Zeit ein paar Tage Ferien mit meiner Familie machen zu können. Wir flogen auf die Karibik-Insel Antigua. Ein normaler Urlaub, auch nur für zwei Wochen, ist für mich als Sportarzt ohnehin unerreichbarer Luxus.

Am zweiten Tag rief Boris an. Er wußte die Telefonnummer unseres Hotels. Es war für mich hart, meiner Familie zu sagen: Ich muß jetzt für zwei Tage weg. Der Ausflug zu den »US Open« wurde zu einer Gewaltaktion. Ich habe Boris untersucht, dann eine Stunde geschlafen, bin um drei Uhr früh aufgestanden, um vier Uhr wieder zum Flughafen gefahren, damit ich trotz der beginnenden New Yorker Rush-Hour die 6-Uhr-Maschine zurück nach Antigua bekam.

Als ich wieder in meinem Ferienhotel war, rief Uli Hoeneß vom »FC Bayern« an. Diesmal wollte ich hart bleiben. Ich sagte: »Ich kann nicht kommen. Es ist unmöglich, daß ich meinen Urlaub abbreche.« Aber ich hatte die Rechnung ohne den »Bayern«-Manager gemacht – ein Phänomen an Zähigkeit und Durchsetzungswillen. Die Karriere des schwer am Knie verletzten Raimond Aumann stand auf dem Spiel! Ob ich das denn verantworten könne . . . Zuletzt wäre ich mir richtig mies vorgekommen, wenn ich weiter in den Ferien geblieben wäre. Insgesamt war ich nur zwei Tage auf Antigua.

Zurück nach München via New York, und bei einer solchen Hetzerei geht natürlich immer etwas schief: Ein Sturm in New York schleudert einen Container auf die Tragfläche meines Lufthansa-Jets. Raus aus der Maschine. Über Düsseldorf nach München. Unausgeschlafen, gestreßt, fahre ich direkt in die Praxis, der Alltag empfängt mich.

Tennis – Ausdauer und Konzentration, Eigenverantwortung und Kampfgeist

Tennis erfordert immer wieder blitzartige Reflexe, abrupte Richtungsänderungen, Veränderungen der Körperhaltung – und in diesen Momenten ist die Verletzungsgefahr, vor allem der Muskeln, am größten. Am besten begegnet man dieser Gefahr durch ein geeignetes Aufwärmtraining: Auch Freizeitspieler sollten niemals »kalt« auf den Platz gehen.

Time! Aufschlag Becker. Mit gesenktem Kopf geht er zur Grundlinie, tippt wie traumverloren den Ball mit dem Schläger neben sich auf den Boden. Er bleibt stehen, sammelt sich, baut sich geradezu artig und korrekt hinter der Grundlinie auf, sieht kurz hinüber zum Gegner, und dann beginnt ein Ritual: Er hält Schläger und Ball vor sich, fast als wolle er die Hände zum Gebet falten; läßt den rechten Arm mit dem Schläger sinken, trumpft mit der linken Hand den Ball einmal auf. Dabei ist die linke Hand tief unten, unterhalb des Kniegelenks, während der rechte Arm hinter dem Körper sich bereits über der Schulterhöhe befindet. Der rechte Arm pendelt nach vorn, berührt vor dem Körper fast die linke Hand mit dem Ball. Beide Arme gehen noch etwas höher, bis zur Brust. Jetzt kommt der entscheidende Blick ins gegnerische Aufschlagfeld. In diesem Moment fällt die Entscheidung, ob Boris Becker den Aufschlag kurz die T-Linie hinunterknallt oder mit Schnitt nach außen ins lange Eck des Aufschlagfeldes setzt. Der rechte Arm geht zurück, die linke Hand mit dem Ball befindet sich am Schlägerherz. Rechter und linker Arm pendeln etwas nach vorn. Dann trennen sie sich. Der rechte Arm schwingt rund nach hinten, die linke Hand wirft den Ball. Der Ball verläßt die Hand, wenn sie sich in Kopfhöhe befindet. In diesem Augenblick ist der Schläger bereits hinter dem Körper über dem Kopf. Die Kniegelenke werden stark gebeugt, der Körper biegt sich wie ein Flitzbogen zurück. Der Ball ist jetzt fast vier Meter hoch in der Luft. Arm hocherhoben, rechter Arm angewinkelt – und nun kommt die Explosion. Der rechte Arm beschreibt mit enormer Beschleunigung einen weiten Bogen, der linke Arm wird nach unten gedrückt, als habe er die Funktion eines Pumpenschwengels. Der ganze Körper wird aus der extremen Kniebeuge nach oben katapultiert. Boris springt mit gestreckten, fast geschlossenen Beinen 30 bis 40 Zentimeter hoch, der Körper beschreibt dabei eine halbe Schraube. Dann trifft der Schläger den Ball mit so ungeheurer Wucht, daß die Filzkugel auf über 200 km/h beschleunigt wird. Mit der ganzen Masse seines beschleunigten Körpers fällt Boris Becker ins rechte Knie, bremst ab, stoppt, startet wieder durch: kurze Schritte, erneute Vollbremsung: Wohin kommt der Return? Ist es ein Passierschlag die Linie herunter, ein Croß, ein Topspin-Lob? Gespanntes Federn auf den Füßen . . . Und wieder Start – nach rechts oder links zum Volley, rückwärts zum Schmetterball . . .

Der Aufschlag – eine Kunstfigur, die Muskeln und Sehnen extrem beansprucht

In diesem Vorgang, den Tennisfans Tausende von Malen im Fernsehen beobachtet haben, liegt bereits die Essenz des Tennisspiels: Dieser Sport besteht vor allem aus Beschleunigung und Bremsen, aus Automatisation der wichtigsten

Grundschläge, aus Reflexen und wohlüberlegter Taktik. Ein komplizierter, ein komplexer Sport. Allein der Aufschlag ist eine Kunst-Figur, ein Bewegungsablauf, den es in dieser Schwierigkeit vielleicht nur beim Stabhochsprung gibt.

Ein extremer Vorgang wie das »serve and volley« kostet sehr viel Kraft und beansprucht Muskeln und Sehnen extrem.

Eine gut trainierte Schulter- und Rückenmuskulatur ist wichtig

Bei den Spitzenspielern ist die Schulter des Aufschlagarms weit stärker ausgebildet als die der anderen Seite. Durch die einseitige Beanspruchung ergeben sich Dysbalancen in Schultergürtel und Rückenmuskulatur, so daß es nahezu immer auch zu seitlichen »Verbiegungen« (Skoliosen) vor allem der Brustwirbelsäule kommt.

Die Schulter ist für eine so extreme Belastung wie den Aufschlag eigentlich gar nicht »konstruiert«. Im alltäglichen Leben wird die Schulter nicht sonderlich genutzt, gefordert, trainiert. Die Freizeit-Tennis-Spieler haben fast alle unterentwickelte Schultern.

Die Schulter ist eine anatomisch nicht perfekt durchgebildete Funktionseinheit. In meiner Praxis sehe ich immer wieder Sportler mit instabilen Schultern, die ein viel zu großes Bewegungsspiel haben. Es fehlt die fixe Bindung; Gelenkkapsel und Bänder sind oft von Haus aus lax, meist erbbedingt. Nur eine gut ausgebildete Muskulatur, eine Art Muskelmanschette um das Gelenk herum, kann der Schulter zu einer guten Funktion verhelfen. Das bedeutet: Die Schultermuskulatur muß trainiert werden.

Aber man soll nun nicht einfach zwei Kurz-Hanteln kaufen und ein wildes Training beginnen. Ich kann auch niemandem empfehlen, sich eine Kraftmaschine anzuschaffen, um in Eigenregie seine Schulter zu trainieren. Werden die Bewegungen, speziell die Überkopfübungen, nicht ganz korrekt ausgeführt, entstehen Überbelastungen an der Schulter. Darum sollte sich jeder Tennisspieler, der Probleme mit der Schulter hat, von einem Sport-Orthopäden untersuchen lassen und dann unter dessen Aufsicht oder der Kontrolle von qualifizierten Sportphysiotherapeuten die Schultermuskulatur auftrainieren.

Kommen wir zur Wirbelsäule. Tennis ist für sie nicht gerade die ideale Belastung. Die Beugungen und Verwringungen dieses Sportes erfordern eine gut trainierte Rückenmuskulatur, sonst kann es zu beträchtlichen Schäden kommen.

Wir sitzen zuviel: im Auto, am Arbeitsplatz, vor dem Fernseher, beim Lesen, beim Essen. Dabei leben die Bandscheiben eigentlich von der Bewegung. Eine Bandscheibe ist viel länger gesund und vital, wenn sie immer wieder unter wechselnden Druck gesetzt wird. Durch diese Druckverschiebung, diese »Pufferung« kommt es zu der lebensnotwendigen Durchsaftung der Bandscheibe, zu einer besseren Nährstoffversorgung, einer ständigen Revitalisierung. Beim Sitzen aber wird eine Bandscheibe quasi ausgequetscht. Sie verliert Wasser und Elastizität, wird faserig.

In diesem Zustand gehen wir »Sitzriesen« dann auf den Tennisplatz und starten gleich voll durch von Null auf Hundert. Die Bandscheibe ist schlecht darauf vorbereitet, die Muskulatur ebenfalls, eine Elastizität noch gar nicht vorhanden. Da reicht dann ein leichtes Ballaufheben – und die »Bandscheibe springt raus«: der berühmte »Vorfall«. Dabei springt nicht wirklich die Bandscheibe heraus, sondern die Gallertmasse aus dem Zentrum der Bandscheibe drängt durch den geschwächten Faserring nach außen.

Um das zu vermeiden, empfehle ich immer wieder: soviel Bewegung wie möglich, gezieltes Training der Rückenmuskulatur, möglichst unter Anleitung eines Sportphysiotherapeuten oder in einem Fitneß-Institut mit gelernten Fachkräften. Es ist von größter Wichtigkeit, daß man die Übungen gezielt in den richtigen Ebenen durchführt.

Es muß nicht immer gleich der Bandscheibenvorfall sein. Viel häufiger sind Funktionsstörungen an den kleinen Wirbelgelenken, die auftreten können, wenn zum Beispiel ein Spieler den Ball aus vollem Lauf heraus schlägt und den Schlag verreißt, weil er keinen guten Stand hat. Diese »überdrehen« in eine sogenannte Endstellung, können dort blockieren und dann nicht mehr in die Mittelstellung zurück. Ähnlich verhält es sich mit den Kreuzbein-Darmbeingelenken. In der Folge kann es zu weiteren Störungen kommen, zum Beispiel im Bereich der Gelenkkapseln, Bänder, Muskulatur oder auch benachbarter Gelenke. Das alles realisiert der Patient aber manchmal überhaupt nicht – er kompensiert die Funktionsstörungen mit einer Überbeanspruchung anderer Bewegungseinheiten, bis eine Dekompensation eintritt und es vor Schmerzen dann gar nicht mehr weitergeht.

Problemzone Kniegelenk

Eine besondere Krisenregion ist die Patellasehne, unterhalb der Kniescheibe. Wenn zum Beispiel Boris Becker beim Aufschlag hochsteigt, dann handelt es sich noch um einen geordneten Vorgang, tausendmal und täglich geübt, fast einprogrammiert.

Kritisch wird immer erst die Landung. Sie verschiebt sich stets um ein paar Winkelgrade. Um die dabei auftretenden Schübe abzufangen, braucht es eine exzentrisch auf die Kniescheibe wirkende Kraft, die kokontraktiv das Knie stabil hält und die Kraft genau über die Mitte der Sehne entwickelt.

Die Kniescheibe wird von dem *Musculus Quadrizeps*, einem vierteiligen Muskel, geführt. Wenn der äußere Muskel mehr Kraft entwickelt als der innere, verzieht es die

Kniescheibe – sie weicht von ihrer idealen Gleitbahn ab, legt sich zu sehr nach außen. Das führt zu einem Streß sowohl am Knorpel wie auch an der Sehne, welche die Oberschenkelkraft auf den Unterschenkel überträgt.

Mit gezieltem Muskeltraining gelingt es, diese Dysbalance zurückzuentwickeln. Entscheidend ist meistens die Stärkung des inneren Oberschenkelmuskels.

Aber auch der Rücken muß in diesem Zusammenhang untersucht, behandelt, gestärkt werden, denn die Steuerung der Muskelarbeit im Oberschenkel läuft über Nervenwurzeln, die auf Höhe der Lendenwirbelsäule aus der Wirbelsäule austreten, sich verzweigen und in den verschiedenen Muskeln die notwendigen Impulse für die Ruhe-Spannung, aber auch die Leistungsspannung (Kraftentwicklung) geben. In der Folge von Mobilitätsstörungen einzelner oder mehrerer Bewegungssegmente, bei Fehlbelastungen – zum Beispiel Wirbelsäulenverbiegungen –, bei Beckenschiefstand oder gar bei Bandscheibenschäden kann es zu Innervationsstörungen an der Muskulatur kommen – und dies oft unbemerkt. Feuert zum Beispiel ein gereizter Nerv zu viele Impulse in den Muskel, steigt der Ruhetonus, also die normale Muskelgrundspannung. Diese ist dann als Muskelverhärtung zu ertasten.

Wird diesem Muskel nun Leistung abverlangt, gleitet er früher als zu erwarten in eine Ermüdung ab und verliert von Minute zu Minute an Elastizität. Die Folge: Das Bewegungsverhalten, die Koordination, das Zusammenwirken der verschiedenen unterschiedlich innervierten Muskeln ist gestört – das Verletzungsrisiko steigt ungemein.

Grundregeln des Stretchings

Stretching heißt nichts anderes als: die Muskeln dehnen, die Beweglichkeit zwischen Muskelfasern und Bindegewebe verbessern. Das macht Energie im Körper frei und beugt Verletzungen vor – gut gedehnte Muskeln sind im Wettkampf kaum noch zu schädigen. Doch Stretching muß gelernt sein: Nur ein Trainer, Physiotherapeut oder ein Sportarzt kann Ihnen sagen, wie ein Muskel »zieht« und wie stark er ziehen darf.

Stretching ist ein sanftes Übungsprogramm und hat nichts mit der alten Hauruck-Gymnastik und ihren »abgehackten« Bewegungen zu tun. Es stimmt den Körper auf die kommenden Aufgaben ein, mehr noch: Nach einem stressigen Arbeitstag wirkt es – richtig gemacht – fast so entspannend wie Yoga.

- Beim Stretchen der Muskeln braucht man kaum Kraft, man federt beim Dehnen auch nicht nach.
- Die Muskeln dürfen nicht zu lange und zu oft gedehnt werden (viele Spitzensportler machen genau das in ihrem Übereifer immer noch falsch), sonst geht die Muskelgrundspannung verloren, die man im Wettkampf so dringend braucht. Ein Muskel kann übrigens seine Maximalkraft nur dann entfalten, wenn er vor dem Wettkampf deutlich über seine Ruhelänge hinaus gedehnt wurde. Und das heißt: Ziehen muß es im gedehnten Muskel, aber es darf nicht weh tun – schon gar nicht in den Gelenken.
- Also: Richtige Ausgangsstellung einnehmen und jene Muskeln dehnen, die man im Spiel beansprucht. Sieben Sekunden anspannen, sieben Sekunden dehnen – dreimal pro Muskel wiederholen.
- Und nach dem Wettkampf: »Cool down« mit Stretching! Dehnen Sie die belasteten Muskeln rund 60 (!) Sekunden lang, aber sanft und sacht. Auf diese Weise gibt es keine schmerzenden Verspannungen und auch keinen lästigen Muskelkater.

Neue Spielsituationen verlangen ein blitzschnelles Reaktionsvermögen

Es ist typisch für das Tennisspiel, daß blitzschnell immer wieder neue, unerwartete Situationen und Erfordernisse auftreten. Denken wir nur an das Spiel am Netz. Dort sind vom Spieler meistens reflexartige Maßnahmen, abrupte Richtungsänderungen, Veränderungen der Körperhaltung gefordert. In diesen Momenten ist die Verletzungsgefahr am größten, gerade für die Muskeln. Im Grunde sind sie für eine bestimmte Aktion programmiert – und dann wird blitzartig etwas völlig Neues von ihnen verlangt. Das Resultat: Zerrungen oder sogar Muskelfaserrisse.

Ich erinnere mich noch plastisch an einen besonders spektakulären Fall. Ende 1990 erlitt Boris Becker bei einem Turnier in Paris einen Muskelfaserriß – ausgerechnet zehn Tage vor der ATP-Weltmeisterschaft in Frankfurt. Damals hatte Boris Becker die große Hoffnung, die Nummer eins der Weltrangliste werden zu können. Er lag gerade gegen Edberg in Führung, als er sich verletzte. Es war eine Katastrophe: Boris konnte sich nicht mehr bewegen.

Als ich seinen linken Oberschenkel abtastete – gegen das Widerlager Knochen –, konnte ich in einem Muskelstrang eine Faserunterbrechung, eine Lücke, mit den Fingerspitzen fühlen. Kein Zweifel, es war ein größerer Muskelfaserriß.

Um den Patienten rechtzeitig wieder fit zu bekommen, mußten alle Beteiligten – Physiotherapeut Hans-Jürgen Montag, Boris Becker und ich – zehn Tage Knochenarbeit leisten. Wir haben Tag für Tag viele Stunden lang gearbeitet. Vitamine, Elektrolyte, Spurenelemente, Enzyme, Actovegin®, Bienenhonigextrakt, Elektrotherapie, Laser, Lymphdrainage, dem jeweiligen Zustand angepaßte Massage, Entspannung–Anspannung, gezielter Aufbau der Muskulatur. Ein ganzes Paket von Maßnahmen, deren Wirksamkeit wir in nahezu zwei Jahrzehnten praktischer Arbeit getestet haben. Und: keine Schmerzmittel, kein Cortison!

Zur »Entlastung« der verletzten Muskelfasern haben wir die Muskulatur um die gerissenen Muskelfasern herum gezielt und so planmäßig aufgebaut, daß die gesunden Stränge die Funktion des verletzten übernehmen konnten (siehe auch das Kapitel »Die Muskulatur«). Der Muskelstrang mit der Verletzung wurde durch unsere Maßnahme so extrem gelockert, daß er nicht mehr »mitarbeiten« konnte, außer Funktion geriet und damit vor einer erneuten Verletzung geschützt war.

Lauftraining und Stretching als geeignete Vorbereitung

Zerrungen und auch Muskelverletzungen sind in letzter Zeit glücklicherweise seltener geworden, weil es das Stretching gibt. Auch jeder Freizeit-Tennisspieler sollte sich vor einem Match durch Lauftraining aufwärmen und Stretchingübungen machen. Immer mehr Sportler begreifen, wie wichtig eine solche Vorbereitung ist. Der mündige Tennisspieler weiß, daß er seinen Körper auf kommende Belastungen sportgerecht vorbereiten muß. Ähnliches gilt für die »Ausrüstung« der Füße. Viele Tennisspieler scheuen sich noch vor dem Begriff »Einlage«. Aber oft ist eine solche »Einlage« nötig, um dem Fuß ein ideales Bett zu geben und ein Durchtreten oder womöglich ein Einknicken zu verhindern.

Die »Einlagen« von heute sind ja aus flexiblen Materialien, die dem Fuß nach genauen Messungen anmodelliert werden. Der Fuß wird nicht verformt, er wird nur – speziell für die Phasen der Ermüdung – unterstützt. Die Amerikaner sprechen (und das klingt viel besser als »Einlage«) von einer »Innenbesohlung«. Sie ist eine Wohltat für den Fuß. Man sollte sich also durchaus von einem Arzt oder auch einem orthopädischen Schuhmacher beraten lassen. Es gibt so viele verschiedene Fußformen, daß ein Konfektionsschuh nicht unbedingt ideal sein muß. Wir haben den Spreizfuß, den Hohlfuß, den Senkfuß, den Plattfuß und andere Formen mehr (siehe Seite 194 ff.). Bei falschem Schuhwerk kann es zu Reizungen, Entzündungen, großen Schmerzen von Gelenken, Sehnen, Bändern und Muskeln kommen. Darum ist Vorsorge besser als Nachlässigkeit.

Überlastungsschäden vermeiden

Die Verletzungen beim Tennis sind überwiegend Überlastungsschäden. Überlastung führt zu Verschleiß oder auch zur echten Verletzung. Gerade Freizeitspieler neigen dazu, bis ins Aschgraue auf dem Platz zu kämpfen. Sie wollen wohl Boris Becker und John McEnroe nacheifern, die in ihrem legendären Daviscup-Match in Hartford einen Fight von mehr als sechs Stunden Dauer austrugen.

Das ist in jedem Falle falsch. Den Muskelkater, den man danach bekommt – und der vielleicht zwei Tage lang sehr schmerzhaft ist –, muß man nicht allzu tragisch nehmen. Ein Muskelkater hat keine langanhaltenden Konsequenzen. Aber: Mit der Ermüdung der Muskeln kommt es zu Koordinations-Störungen. Man stolpert vor Erschöpfung über seine eigenen Beine, knickt um, stürzt. Das ist auch die Ursache der hohen Verletzungsquote. Und – Bänder sind ohne die gelenkstabilisierende Wirkung der Muskeln sehr verletzungsanfällig und reißen schnell.

Wer schlecht trainiert, nicht ausreichend gedehnt und kraftlos auf den Platz geht, riskiert in den Schläger-Sportarten zuviel. Es genügt ein Ausfallschritt, der nicht korrekt ausgeführt wird. Dieser muß über die Wirbelsäule kompensiert werden, und das bedeutet: Die Technik leidet, und die

Wirbelsäule wird mit einer Drehbewegung und einer zusätzlichen Restbewegung, die nicht mehr abzubremsen ist, noch mehr belastet als ohnehin schon.

Bei einem müden Spieler wird auch der Kopf müde. Boris Becker ist beispielsweise der Meinung, daß man ein Tennismatch zu 90 Prozent mit dem Kopf gewinnt. Läßt die Konzentration aber allmählich nach, ist das Risiko einer Verletzung sehr groß.

Besonders gefährdet ist das Sprunggelenk. Man tritt auf einen Ball, knickt nach außen über, Bänder zerreißen. Das ist dann eine langwierige Verletzung.

Zu den Überlastungsschäden gehört auch die Knochenhautentzündung am Schienbein. Sie wird vor allem durch falsches Schuhwerk und durch übermüdete Muskeln verursacht. Die tiefe Wadenmuskulatur, die hinter dem Schienbein liegt, ist dabei meist verspannt, wird nicht entmüdet und kann nicht regenerieren.

Knochenhautentzündungen können so schmerzhaft sein, daß ein Training ausgeschlossen ist.

Aktive und passive Entmüdung

Um Verletzungen vorzubeugen, sollten Tennisspieler nach einem erschöpfenden Match aktive und passive »Entmüdung« betreiben. Zehn bis fünfzehn Minuten in warmem Wasser schwimmen, ohne Kraft, mit wohligem Gefühl. Und zwanzig Minuten auf dem Fahrradergometer austrudeln. Nach der Entmüdung im Wasser und auf dem Fahrrad ist eine Entmüdungsmassage angesagt. Sie muß mit großer Ruhe und der richtigen Intensität ausgeführt werden, damit nicht die ganze Spannung aus dem Muskel genommen wird, sondern eine Grundspannung erhalten bleibt. Sie darf auch nicht zu kurz sein, denn dann fühlt der Spieler sich am nächsten Morgen unbehaglich. Die Dosierung ist eine Frage des

Fingerspitzengefühls, und der Masseur muß ein erfahrener Mann sein.

Mineralwasser statt Elektrolytgetränke

Das Thema Trinken beim Tennis wird in letzter Zeit immer höher gespielt. Ich bin der Meinung: Ein Spieler, der gesund lebt, braucht während des Spieles nicht unbedingt Elektrolyte zu sich zu nehmen. Unter Umständen ist ein kohlensäurearmes oder kohlensäurefreies Mineralwasser besser. Nicht zu kalt trinken! Und immer in kleinen Portionen! Wenn ein Turnierspiel in großer Hitze mehr als drei Stunden lang dauert, kann es durchaus sein, daß der Spieler bis zu drei Liter Flüssigkeit ersetzen muß. Dabei geht es nicht im wesentlichen um das Ersetzen von Mineralien und Spurenelementen, sondern in erster Linie um die Flüssigkeit und die Erfrischung. Aus meiner Erfahrung, auch im Fußball, ist neben Wasser zur Abwechslung auch ein sehr schwach gesüßtes Teegetränk mit Zitrone empfehlenswert.

Auf die Temperaturen achten!

Viele Freizeit-Tennisspieler achten nicht auf die Temperaturen. Sie gehen im Hemd auf den Platz und legen los. Dabei wäre es besser, beim Einschlagen oder während der ersten Aufschlagspiele noch einen Pullunder zu tragen, der den Rücken warm hält.

Das ist auch bei sonnigem Wetter richtig, denn der Rücken befindet sich oft im Schatten, es geht vielleicht auch ein Wind, und der Rücken wird »eiskalt«. Die Verdunstungswärme, die ein Mensch abgibt, ist beträchtlich und kann zu sehr niedrigen Temperaturen auf der Schattenseite führen. Bei kaltem Wetter wäre eine Angora- oder gar eine Neopren-Leibbinde, wie sie auch Fußballprofis unter dem Jersey tragen, nützlich. Auch der Pullunder erfüllt aber seinen Zweck, denn die Arme brauchen nicht gewärmt zu werden – durch ihre aktive Leistung sind sie sehr schnell auf »Betriebstemperatur«.

In kurzen Pausen, etwa beim Seitenwechsel, sollte man sich ein dickes Frotteehandtuch umlegen, um Auskühlung zu vermeiden.

Eine der häufigsten Tennisverletzungen ist der »Tennisarm«, ausgelöst durch Überlastung, falsche Schlagtechnik, falsche Schläger, Spielen auf unterschiedlichen Belägen. Da dieses Problem aber nicht nur Tennisspieler betrifft, sondern im Sport und Alltag weit verbreitet ist, haben wir es im Kapitel »Ellbogen« behandelt (und dabei auch die Wahl des richtigen Schlägers berücksichtigt).

Behutsame Nachwuchsförderung ist notwendig

Manche Eltern träumen davon, aus ihrem Kind einen zweiten Boris Becker, Michael Stich oder eine neue Steffi Graf zu machen – mit all den Millionengagen im Blick. Wenn sie ihren Sohn zum Beispiel schon mit 13 auf eine »Tennisfarm« in Florida schicken, wird seine gesamte körperliche, schulische und psychologische Entwicklung rigoros dem Tennis geopfert. Als Arzt kann ich das nicht gutheißen.

Ein Franz Beckenbauer hat immer – auch im Hinblick auf seine drei Söhne – Fußball als ideales Jugend-Spiel propagiert. Da lernt man, in einer Gemeinschaft zurechtzukommen, sich einzuordnen, soziale Regeln zu beachten.

Es mag sein, daß Tennis dagegen einen jungen Menschen psychologisch isoliert. Dabei kommt es aber sicher auf den Einzelfall an – und auf das elterliche Umfeld. Für die Psyche hat Tennis auch positive Auswirkungen: Es schult in besonderem Maße die Konzentrationsfähigkeit, die Ausdauerleistung, die Eigenverantwortung, den Kampfgeist.

Auch in dieser Beziehung ist Boris Becker ein ungewöhnliches Vorbild. Wenn die Jungen sehen, wie »ihr« Boris im fünften Satz ein schon verloren geglaubtes Match noch zu seinen Gunsten wendet, dann lernen sie letztlich fürs Leben: Gib nicht auf, kämpfe für deine Sache bis zur letzten Chance, laß dich nicht hängen, zieh dich am eigenen Schopf aus dem Dreck . . .

Ich kenne einen Mann von Mitte 50, der mir nach einem Becker-Match sagte: »Ich bin mehr als doppelt so alt wie dieser Boris. Dennoch habe ich von diesem Burschen enorm viel gelernt – auch für kritische Phasen im Beruf. Die Lektion, die ich von Boris bekommen habe, lautet: Es ist nie zu spät! Glaube an dich!«

Volleyball – vom Strandspiel zum Millionen-Dollar-Spektakel

Volleyball »boomt«: Weltweit sind heute rund 170 Millionen Aktive in 163 Verbänden organisiert. Gerade das, was diesen Sport für viele so faszinierend macht, birgt aber auch gesundheitliche Risiken: Die »klassischen« Verletzungen im Volleyball erfolgen an den Händen, da bei den blitzschnellen Ballwechseln die Finger oft »falsch« getroffen werden.

Ich stand am Strand von Copacabana und sah verblüfft – Tribünen! Stahlrohrtribünen für ein paar hundert Leute! Hat der Fußball-Fanatismus der Jungs von Rio, dachte ich, inzwischen diesen herrlichen Strand in eine Kicker-Arena verwandelt? Aber da gab es keine Tore, keine Fußballer; der Strand war in ungezählte Rechtecke aufgeteilt, und Athleten in grellem Dreß tobten sich mit weißen Bällen aus. Sie schmetterten und hechteten, sprangen und blockten, baggerten und pritschten – immer zwei gegen zwei: *Beach-Volleyball.* Die Dribbelkünste der Sand-Fußballer waren verdrängt worden von einem neuen Massensport. Später sah ich Floridas Strände im Rechteckmuster der neun mal achtzehn Meter großen Volleyballfelder – und auf Sylt, Langeoog oder am Lido von Venedig war es genauso. Volleyball ist inzwischen nach Schätzungen von Sportexperten zum Sport Nummer eins auf dem Erdball geworden.

Weltweit der Sport Nummer eins

Auf amerikanischen Fernsehkanälen kann man jeden Tag Volleyball sehen, und auch bei uns findet man, dank Kabel und Schüssel, jede Woche Matches dieses begeisternden Sports. Eine positive Epidemie. Vor den Olympischen Spielen von München 1972 klatschten in Deutschland nicht einmal 100 000 organisierte Volleyballer die Bälle über die 2,35 Meter hohen Netze. Dann kam das begeisternde Olympia-Turnier mit seinen spannenden Fernsehübertragungen (Japan holte damals Gold,1992 in Barcelona gewannen die Brasilianer). Heute stehen wir bei einer halben Million, aber die »Dunkelziffer« der Freizeit-Spieler, die sich irgendwo einen »claim« abstecken und ein Netz spannen, liegt um ein vielfaches höher.

Was ist das Faszinierende an diesem Sport? Sicher der blitzartige Wechsel von Situationen und Leistungs-Beanspruchungen, die Mischung aus sportlichem Streß, Spaß und Geselligkeit, der spannende Zwang zu raffinierter Technik und Taktik, die Einbindung jedes Spielers in ein gemeinsames Raumgefühl – und der Zeitdruck.

Die »klassischen« Verletzungen beim Volleyball

Für den Sportmediziner ist Volleyball allerdings oft ein Problemfall. Durch die Intensität des Spiels treten häufig Überbelastungen auf, die zu Verletzungen führen.

Konzentrieren wir uns zuerst auf die Überbelastungen. Die Patella-Sehne unterhalb der Kniescheibe wird durch die ungezählten Sprünge und das immer wiederholte Ins-Knie-Fallen auf harten Böden enorm beansprucht. Daraus können sich Reizungen, Entzündungen, sogar Risse ergeben.

Viele Volleyballspieler leiden an Überlastungen im Schulterbereich: Sehnen- und Bänderreizungen, Schleimbeutelentzündungen, Entzündung der Gelenkkapsel, »Auskugeln« des Oberarmkopfes aus der Schultergelenkspfanne, Kapseleinrisse und Bänderrisse nach häufiger Traumatisierung des Schultergelenks, Muskelfaserrisse nach Übermüdung und Übersäuerung der Muskulatur.

Die klassischen und häufigsten Verletzungen im Volleyball ergeben sich an den Händen, insbesondere an den Fingergelenken. Bei den blitzschnellen Ballwechseln werden die Finger oft »falsch« getroffen, Gelenke ausgerenkt, Gelenkkapseln und Bänder gedehnt. In diesem Bereich sind die sonst so inspirierenden Überraschungen des Volleyballs eher negativ. Das typische Bild des Volleyballspielers läßt sich leicht zeichnen: Endgelenke der Finger *getaped*, die Mittelgelenke auch, teilweise sogar die Grundgelenke. Es sind oft schon regelrechte Verbände, die den Spieler überhaupt erst einsatzfähig machen.

Eine besondere Schwachstelle ist das Handgelenk. Wenn ein Spieler den Ball im letzten Augenblick noch wegbaggert und dann unglücklich auf die Hand fällt, ergeben sich manchmal schwere Verletzungen am Handgelenk.

Volleyballspieler versuchen sich zu schützen: mit Ellbogenpolstern, Kniepolstern, Bandagen der Sprunggelenke. Dennoch hilft das oft nichts. Meniskusschäden, Außen- und Innenbandverletzungen sind an der Tagesordnung. Selbst Kreuzbandverletzungen kommen vor.

Als Arzt kann ich nur dringend folgendes raten: gründliches Auftrainieren der Muskulatur im Schulter-, Arm- und Beinbereich, sorgfältiges Aufwärmen durch Stretching und Gymnastik. Und nicht ohne Not stundenlang spielen!

Wie alles anfing: Die Idee mit dem Netz . . .

Es ist erstaunlich, daß Volleyball trotz seiner hohen Beanspruchungen und Risiken eine derartige Magie auf die Menschen ausübt. Schließlich ist dieser Sport sozusagen ein Spiel aus der Retorte. Der Sportlehrer William G. Morgan aus Lockport/New York, Jahrgang 1870, kam als 25jähriger an ein Institut des »Christlichen Vereins Junger Männer« in Holyoke/Massachusetts. Dort sollte er Geschäftsleute sportlich auf Trab bringen. Lassen wir ihn selbst zu Wort kommen:

»Als die Arbeit dort voranschritt und die Klasse der Geschäftsleute immer größer und enthusiastischer wurde, erkannte ich die Notwendigkeit, für sie eine Art Erholung zu finden. Basketball schien mir für jüngere Männer ideal zu sein. Aber es mußte auch etwas für ältere Männer geben, was nicht so hart war. Bei der Suche nach einem neuen Spiel dachte ich zuerst an Tennis, aber dazu brauchte man einen Schläger, Bälle, ein Netz und weitere Ausrüstung, so daß ich davon abkam. Die Idee mit dem Netz blieb jedoch haften...«

William G. Morgan ließ zwei Gruppen von Männern einen Ball über ein etwa zwei Meter hohes Netz hin- und herspielen. Zuerst probierte er es mit der Blase eines Basketballs, aber die war zu leicht und flog zu langsam. Der eigentliche Basketball war zu groß und zu schwer. Schließlich bat er eine große Sportausrüsterfirma, einen speziellen Ball aus weichem Kalbsleder anzufertigen. Das war die ideale »Pille«. Es kam zu den ersten Wettspielen im »Mintonette«, wie Morgan sein Spiel zuerst nannte. Doch dann hatte ein College-Lehrer die zündende Idee: Da der Ball in diesem Spiel ständig im Flug (englisch: *volley*) gehalten werden mußte, sollte dieses Spiel doch besser »Volleyball« genannt werden. Es war der 7. Juli 1885, an dem diese »Taufe« stattfand.

Die Regeln, die Maße für das Netz und den Ball, Spielfeldgröße und Zählweise entwickelten sich immer weiter, Techniken wie das Blocken wurden eingeführt (1930), taktische Maßnahmen (Angriffslinie, Zweier-Block, Sicht-Block, Auszeit, Auswechslungen und anderes) kamen im Lauf der Jahre hinzu. 1948 gab es in Rom die ersten Europameisterschaften, 1952 die erste Frauen-Weltmeisterschaft, und 1957 erklärte das Internationale Olympische Komitee Volleyball zur olympischen Sportart.

Der Selfmade-Sport machte rund um die Welt Furore, auf Hinterhöfen, Parkplätzen, umgewandelten Tennis-Courts, in Turnhallen, Schulen, auf Stränden.

Nach dem Ende des Zweiten Weltkrieges begann auf den leeren Stränden Südkaliforniens das »Beach-Volleyball«. Die Matches zwei gegen zwei paßten ideal zum kalifornischen Lebensstil. Schnell entwickelten sich spezielle Stars, denen andere nacheiferten. Es kam zu Turnieren, Meisterschaften, Konkurrenzen sogar um den Titel eines »World-Champion«. Sehr schnell floß auch Geld. 1977 konnte man bei einem Beach-Volleyball-Turnier gerade erst 5000 Dollar gewinnen – 1988 waren bereits Preisgelder in Höhe von über 600 000 Dollar ausgesetzt. Spieler wurden Profis – und die ganz großen Stars verdienen heute bis zu einer Million Dollar im Jahr. Denn inzwischen hat das Fernsehen diesen Sport entdeckt, und mit dem Fernsehen kamen die Sponsoren. Es gibt im Westen der USA Beach-Volleyball-Übertragungen, die in der »prime time« bis zu siebeneinhalb Millionen Haushalte erreichen.

Der Boom hat sich inzwischen derart ausgeweitet, daß an den Stränden von Kalifornien, Florida und Texas von März bis Oktober Feld an Feld Beach-Volleyball für gutes Geld gespielt wird. Es gibt kaum noch ein freies Wochenende für neue Turniere. Eine enorme Belastung für die Profis – wenn man bedenkt, daß sie unter Umständen innerhalb von 36 Stunden sieben harte Matches zu spielen haben. Die Sportärzte haben alle Hände voll zu tun . . .

Basketball – von Dream Teams und Magiern

Was ursprünglich als eine – mit einem Minimum an Regeln und Beschränkungen zu spielende – Freizeitbeschäftigung begann und 1891 in einem Freizeitcamp des YMCA (Christlicher Verein Junger Männer) erfunden wurde, wird inzwischen überall auf der Welt gespielt. Zu den gefährdeten Regionen des Basketballspielers gehört vor allem die Schulter.

Zu den glanzvollsten Höhepunkten der Olympischen Spiele 1992 in Barcelona gehörten die Auftritte des »Dream Team«: Amerikas Basketballauswahl riß das Publikum im mit 12500 Zuschauern regelmäßig ausverkauften Palau d'Esports oder zu Hause vor den Fernsehschirmen zu Begeisterungsstürmen hin und deklassierte ihre Gegner im Durchschnitt um knapp 50 Punkte. Für den Sport-Informations-Dienst (sid) boten die zwölf amerikanischen Superstars – mit den unvergleichlichen Earvin »Magic« Johnson und Michael »Air« Jordan – »die große Show der Spiele schlechthin«.

Die Spiele der amerikanischen Profiliga NBA gehören zu den großen Medienereignissen der Vereinigten Staaten – aber auch hierzulande gewinnt Basketball immer mehr Anhänger.

Die häufigsten Verletzungen beim Basketball

Verglichen mit dem Volleyball ist Basketball langsamer und in seinen Bewegungsabläufen kontrollierter. Dennoch lassen sich auch hierbei Verletzungen nicht vermeiden.

Die Krisenregion ist vor allem die Schulter: Man bleibt beim Wurf mit dem Arm hängen, wird abgeblockt oder gefoult – Zerrungen, Risse sind die Folge. Haken- und »Dumpingwürfe« sowie Dribblings in Serie können zu Schleimbeutel-Entzündungen führen.

Basketballspieler sind in der Regel überdurchschnittlich groß: Von den zwölf Stars des amerikanischen Dream Team sind nur drei weniger als zwei Meter groß – der Größte, Dave Robinson, bringt es auf stolze zwei Meter fünfzehn. Übrigens ist auch Detlef Schrempf, der einzige deutsche Spieler, der sich in der amerikanischen Profiliga durchsetzen konnte, ein »kleiner Riese«: zwei Meter acht.

Die langen Hebel speziell der Ober- und Unterschenkel entwickeln besondere Kräfte, wodurch die Sehnen in ungewöhnlichem Maß belastet werden. Sprünge und das Abfangen bei der Landung gehen immer zu Lasten der Sehnen im Bereich der Fußsohle, Ferse und auch zu Lasten der zum Schutz der Sehnen geschaffenen Schleimbeutel. Aber auch viele Verschleißschäden und Knieverletzungen resultieren daraus.

Hinzu kommt, daß Basketballspieler oft mit gebeugten Kniegelenken, in geduckter Stellung spielen und immer wieder abrupt beschleunigen und abbremsen müssen. Das ist Gift für die Kniegelenke.

Wieder einmal gilt, daß eine gründliche muskuläre Vorbereitung, das richtige Aufwärmen und ein vernünftig dosiertes Training vor vielen Verletzungen schützen kann. Nicht umsonst ist Basketball – in der richtigen Dosierung – zu einer der beliebtesten Schulsportarten geworden.

OKTOBER *Der Monat, in dem ich sehr viele Muskelverletzungen und Faserrisse zu behandeln habe. Die Menschen haben die Umstellung vom Urlaub zum alltäglichen Sport daheim oft nicht gut bewältigt. Die Zeit der Hallen-Sportarten beginnt – mit allen Konsequenzen, die durch harte Böden verursacht werden. Schlechtes Wetter setzt auch den Fußballprofis zu. Viele Jogger treten zum Endspurt durch die Natur an – wobei sie bisweilen des Guten zuviel machen, sich Muskelverhärtungen und Zerrungen holen. Ein goldener Oktober schließlich bedeutet die Hoch-Zeit für Bergwanderer.*

Joggen – Meditation und Ekstase

Joggen ist die billigste und populärste Sportart der Welt. Es erfrischt, regt den Stoffwechsel an und fördert die Durchblutung aller Hirnareale, es trainiert das Herz-Kreislauf-System, belebt die Funktion der Gelenke, »massiert« die Bandscheiben und verbessert das Muskel-Sehnen-Spiel. Allerdings gilt es dabei einige wichtige Grundregeln zu beachten.

Sie düsen, traben, zuckeln noch immer durch den Tiergarten in Berlin, den Bois de Boulogne in Paris, den Hyde Park in London oder den Central Park in New York. Aber der Dampf der achtziger Jahre ist raus: Joggen stagniert.

Da ich selbst ein begeisterter Jogger bin, suche ich nach Erklärungen, warum diese große sportliche Zeiterscheinung ein bißchen außer Puste geraten ist: Viele wollen/können sich offenbar auf Dauer nicht alleine quälen. Sie brauchen einen Partner, der sie fordert, anspornt, in Gang hält, trimmt. Joggen aber ist oft ein Single-Sport. Die Einsamkeit des Langstreckenläufers auf der schier endlosen Strecke . . .

Hinzu kommt: Man muß sich beim Joggen konzentrieren – auf sein Tempo, Knieführung, Schrittlänge, das richtige Abrollen der Füße, den Atemrhythmus. Man läuft beim Joggen immer wieder gegen die Zeit, die man sich selbst gesetzt hat.

Joggen oder Walking?

Das alles ist eher Askese als Spaß – und wenn Jogger dann lesen, wieviel schöner (und bequemer) »Walking« ist, was man dabei alles sieht, fühlt, erlebt, daß man dabei auch erhebliche Kalorienmengen verbrennt – dann liegt es nahe, daß mancher aufgibt und von nun an zügig, mit sieben bis acht km/h, durch die Gegend schreitet, kontrolliert auf seinen Pulsmesser schaut und sich freut, daß er sich bei dieser »Briefträger-Sportart« viel Gutes und bestimmt nichts Schlechtes antut.

Joggen ist nicht »out«, aber es ist auch nicht mehr »in«. Vergangen die Zeiten, in der der weltberühmte Zeichner Sempe folgenden Cartoon für den »New Yorker« lieferte: Männlein und Weiblein joggen kreuz und quer durch den Central Park in New York. Nur ein Ehepaar geht ganz normal auf dem Bürgersteig spazieren. Worauf es von einem Polizisten gefragt wird: »Irgend etwas nicht in Ordnung?«

»Jogging« war in den achtziger Jahren eine moderne Volksbewegung für alle Erdteile, Jahreszeiten und Generationen. Mit gutem Grund. Wer richtig joggt, ist Beanspruchungen in allen Lebenslagen besser gewachsen und lebt gesünder.

Joggen gegen Krebs?

Ein maßvolles Joggen behindert die Ausbreitung von Krebszellen – hat das Kölner Institut für Sportwissenschaften belegt. Der Blutfettspiegel wird günstig beeinflußt. Die Selbstdisziplin, das Gesundheitsbewußtsein werden gesteigert. Beim Joggen läuft man mit aufgerichteter, gestreckter Brustwirbelsäule, mit geöffnetem Thorax – das ist gut für die Haltung und zugleich aktive Atem-Gymnastik, die man sonst nur in der krankengymnastischen Abteilung macht, um über richtiges Atmen die Haltung zu korrigieren. – Herz, was willst du mehr?

Sucht oder Segen?

Und doch ist Joggen ein zwiespältiges Phänomen. Ich habe das selbst erlebt. Als ich bei den »US Open« 1990 in Flushing Meadow war, bin ich morgens oder auch abends gejoggt – im Central Park, auf der Park Avenue. Ich habe gesehen, wie Hunderte von Joggern aus den feinsten Hausportalen und Hotelhallen im lässigen Dreß herausstürmten und auf den extra gekennzeichneten Jogging-Pfaden ihrem Übergewicht davon und ihrer Gesundheit entgegenliefen. Einige hatten dabei einen starren Blick – Männer wie Frauen, alte wie junge. Es war der Blick von Süchtigen. Ich hatte den bedrängenden Eindruck: Die sind voll drauf – als wär's die Nadel ...

Joggen kann ein Segen sein, aber auch eine Sucht. Da liegt das Dilemma. Ein Jogger, der drei- oder viermal die Woche in einen Erschöpfungszustand hineinläuft und nicht ausreichend regeneriert, wird auf die Dauer süchtig. Denn durch diese Beanspruchungen werden im Gehirn sogenannte Rezeptoren aufgebaut, Andockstellen für morphiumähnliche Derivate: Endorphin. Der Körper gewöhnt sich an das selbstproduzierte »Rauschgift« und braucht Nachschub. Bekommt er ihn nicht, können Entziehungssymptome auftreten: körperliches Unwohlsein, Depressionen – ein richtiger »turkey«; der Süchtige muß weiterhetzen . . .

Noch zwei Punkte, die demonstrieren, daß Jogging mit Vorsicht zu genießen ist: Einer der Erfinder dieser billigsten und populärsten Sportart der modernen Menschheit, der Amerikaner Dr. James Fixx, brach im Alter von 52 Jahren beim Jogging tot zusammen. Der Zwei-Zentner-Mann und Kettenraucher hatte einen nicht erkannten Herzfehler.

Erika Dienstl erklärte als Vizepräsidentin des Deutschen

Sportbundes: »Wer eine halbe Stunde im New Yorker Central Park joggt, nimmt genauso viel Schadstoff auf, als wenn er zu Hause im Sessel 20 Zigaretten raucht.«

Darum appelliere ich mit aller Dringlichkeit: Joggt – aber joggt vernünftig!

Die zwölf Gebote für Jogger

- *Erstens:* Bevor Sie losjoggen, müssen Sie sich sportärztlich, internistisch und orthopädisch gründlich untersuchen lassen. Also: mit Laufband und Fahrradergometer. Das Herz-Kreislauf-System muß unter Belastung gecheckt werden. Von großer Wichtigkeit – das wissen wir heute besser denn je – ist eine gründliche Untersuchung des Haushalts der Elektrolyte, der Spurenelemente und Aminosäuren, der Harnsäure und wenn möglich der Schadstoffe – etwa Blei. Ebenso wichtig ist es, den Zustand Ihres Bewegungsapparates, vor allem der Wirbelsäule, untersuchen zu lassen.
- *Zweitens:* Man kann diesen Sport nicht von heute auf morgen exzessiv betreiben. Man muß seine Leistungsfähigkeit allmählich aufbauen. Ein ungeübter Jogger sollte so beginnen: 20 bis 30 Minuten lang eine Art Intervall-Training – zwei Minuten joggen, eine Minute gehen, zwei Minuten joggen, eine Minute gehen . . . Allmählich kann man während der Gehphasen in einen leichten Trab verfallen. Nach langsamer Steigerung der Laufintensität kann man dann nach rund sechs Wochen einigermaßen zügig eine halbe Stunde joggen.
- *Drittens:* Rauchen und Alkohol vorher und nachher vertragen sich überhaupt nicht mit Joggen.
- *Viertens:* Ich empfehle ein zügiges Tempo – aber nie bis zur Erschöpfung. Und: Wer mehr als 25 km in der Woche läuft, tut das nicht mehr für seine Gesundheit. Eine Wochenstrecke von 20 bis 25 km, aufgeteilt in vier Läufe

zu 20 bis 30 Minuten, reicht völlig, um fit zu sein und auch zu bleiben. Ich würde dieses Programm allmählich auf eine Dreiviertelstunde ausdehnen. Aber nicht mehr!

- *Fünftens:* Suchen Sie zum Joggen möglichst natürliche, federnde Wege, am besten sind über Jahrzehnte »gewachsene« Waldwege. Harter Asphalt ist Gift, gewölbte Straßen sind gefährlich. Auch Strände haben oft eine Neigung, die sich negativ auf die Sprunggelenke sowie auf die Hüftstellung und damit auf die Wirbelsäule auswirkt.
- *Sechstens:* Glauben Sie ja nicht, daß Joggen eine Funktion als »Appetitzügler« hat. Sie können nicht einerseits »Ihrem Bauch davonlaufen«, um dann andererseits »in einen Schweinebraten hineinzulaufen . . .« Eine Banane danach ist wesentlich besser, und füllen Sie Ihre Schweißverluste durch elektrolythaltige Getränke oder kohlensäurearme Mineralwasser auf.
- *Siebtens:* Achten Sie auf einen richtigen Laufstil: Der Oberkörper ist leicht nach vorn geneigt, der Kopf schaut nach vorne und nach unten, damit man den Boden wahrnehmen kann. Der Fuß soll möglichst am vorderen Mittelfuß aufgesetzt werden, leicht abfedern, sich dann nach vorne entwickeln – ich sehe es nicht gerne, wenn man über die Ferse läuft, weil dann der Stauchungseffekt auf Sprung-, Knie-, Hüftgelenk und Wirbelsäule wesentlich größer ist. Die Kniegelenke werden streng nach vorn geführt und gut angehoben, die Arme sind im Ellbogengelenk rechtwinklig gebeugt und schwingen im Laufrhythmus mit. Versuchen Sie, den Schritt leicht überlang zu machen, damit Sie ein gewisses Ziehen hineinbringen – das ergibt den guten Laufstil. Sie müssen dabei auch nicht nur durch die Nase atmen, wie manche glauben.
- *Achtens:* Laufen Sie langsam an, bis Sie Ihren eigenen harmonischen Rhythmus, Ihren »runden« Laufstil gefunden haben.

- *Neuntens:* Machen Sie nicht abrupt Schluß – sondern trudeln Sie allmählich aus. Die Zeit unmittelbar nach dem Joggen birgt die größte Infarktgefahr.
- *Zehntens:* Sie können unterwegs Dehnübungen machen – aber viele Übungen entlang der Trimmpfade sind Gift, wegen hoher Verletzungsgefahr.
- *Elftens:* Versuchen Sie beim Joggen nie, gegen einen Partner zu »gewinnen«.
- *Zwölftens:* Arrangieren Sie Gruppen, die gemeinsam laufen. Das spornt an, verscheucht das »Single-Askese-Gefühl«, ist unterhaltsam.

Das Geheimnis des Joggens

Ein Jogger hat mir mal gesagt: »Erst wenn in meinem Mund ein Geschmack entsteht, als hätte ich einen Kupferpfennig auf der Zunge, habe ich richtig gejoggt.«

Das ist mit Sicherheit falsch. Wir haben eine Erklärung für diesen metallischen Geschmack – und er weist auf eines der elementaren Geheimnisse des Joggens hin.

Wenn sehr scharf und sehr lange gelaufen wird, erhöht sich die Temperatur des Darmes auf über 40 Grad. Dann gibt der Körper Aminosäuren (Eiweißbausteine, Spurenelemente und Elektrolyte) in den Darm ab. Er »schwitzt« also nicht nur über die Haut, sondern auch in den Darm hinein. So kommt es zu einer Verschiebung vor allem im Elektrolythaushalt, man läuft in Mangelsituationen hinein. Dann muß man unbedingt pausieren und den Elektrolythaushalt wieder regulieren.

Beim Joggen verbraucht man sehr viel Zink und Magnesium. Diese Stoffe sind entscheidend bei der Synthese von Eiweiß-Substanzen, für den Energie-Haushalt und die Regeneration.

Durch den gesteigerten Verbrauch der Spurenelemente

aufgrund der erhöhten Stoffwechsel-Aktivität führt verschärftes Joggen zu einer entzündungsähnlichen Akutphase Reaktion, die das Immunsystem belastet. Sogenannte Mediatorstoffe aus weißen Blutkörperchen werden freigesetzt – die Interleukine eins und vier –, die dann zu einer Umverteilung der Spurenelemente Eisen und Zink führen.

Das Resultat kann eine Abwehrschwäche sein, durch die die Muskelregeneration beeinträchtigt wird. Darum fordern wir, die Elektrolyte, Mineralien und Spurenelemente im Körperhaushalt nicht nur isoliert, sondern auch in ihrem Zusammenspiel vor dem Joggen von einem Fachmann kontrollieren zu lassen.

Wir Sportärzte sind möglicherweise die ersten, die die besondere Bedeutung des Spurenelements Zink erkannt haben. Wir wissen: Jeder Sportler muß Zink ersetzen. Das geht oft nicht mehr allein mit der normalen Nahrungsaufnahme – wir brauchen Ergänzungspillen. Der tägliche Zinkbedarf von Ausdauersportlern liegt etwa bei 100 mg. Ernährt man sich »normal«, kann dieser Bedarf um bis zu 40 Prozent unterschritten werden. Ähnlich verhält es sich mit dem Magnesium.

»Meditase« – Meditation und Ekstase zugleich

Ich will niemandem das Joggen madig machen. Ich weiß von mir selbst, wie man durch Joggen Spannungen und Streß abbaut und zu einer fast verklärten Grundstimmung kommt – die Amerikaner nennen es »runner's high«. Ich bevorzuge die Wortschöpfung »Meditase«, also eine Mischung von Meditation und Ekstase.

Beim Joggen fühle ich mich wie ein Tagträumer. Ich denke an Musik, höre Musik, erinnere mich an Gespräche, bin manchmal gar nicht im Wald, sondern ganz woanders auf der Welt. Komme ich heim, fühle ich mich wie ein neuer

Mensch: weniger gereizt, weniger aggressiv, ausgeglichener und offener für die Familie. Millionen Jogger haben ebenfalls diese Erlebnisse. Und das hat seine Gründe.

Joggen hat einen günstigen Einfluß auf den Stoffwechsel, fördert die Durchblutung aller Hirnareale und erfrischt. Jogging trainiert das Herz-Kreislauf-System, verringert die Herzfrequenz, was zu einer Schonung des Herzmuskels führt, und senkt den Blutdruck. Das Herz hat also mehr Zeit, sich zu entspannen und wird folglich besser durchblutet. Jogging belebt die Funktion der Gelenke, des Knies, der Hüfte, »massiert« bei richtiger Laufhaltung wohltuend die Bandscheiben, verbessert das Muskel-Sehnen-Spiel.

Hier zeigt sich: Der Mensch ist zum Laufen geboren. Laufen förderte die Ausbildung des menschlichen Gehirns, machte die Gewinnung hochwertiger Nahrung möglich, förderte die Geschicklichkeit der Hände, das räumliche Sehen. Mit dem Aufrechtlaufen entwickelte sich das Kühlungssystem der Schweißdrüsen, das die anderen Primaten nicht haben, und damit eine unvergleichliche Anpassungsfähigkeit an die Umwelt.

Also ist es das Natürlichste von der Welt, wenn Menschen laufen. Aber: Sie dürfen dabei ihre Natur nicht selbst überholen. Wer exzessiv läuft, verändert unter anderem seinen Cortisol-Spiegel und den Spiegel der Sexualhormone. Das bedeutet: Der »Jogger-Freak« – männlich oder weiblich – schwächt seine Libido: Und da er inzwischen süchtig ist, läuft er unter Umständen mitten hinein in eine psycho-physische Isolation.

Die richtigen Joggingschuhe

Joggen im falschen Stil und mit falschem Schuhwerk ist gefährlich. Darum empfehle ich einen ausgesprochenen Joggingschuh mit sehr guter Fersenführung. Bloß nicht die alten Latschen aus dem Keller holen oder die strapazierten Tennisschuhe nehmen! Die Ferse muß für die besondere Beanspruchung im Schuh sicher sitzen.

Ganz wichtig ist eine gute Schnürung um den Mittelfuß. Achtung vor Abschnüreffekten, der Schuh sollte im Bereich des Mittelfußes über circa acht Schnürungen bündig sitzen. Vorn soll der Schuh so rund und geräumig sein, daß die Zehen sich bewegen und greifen können. Ich empfehle auch flexible Einlagen aus modernen Materialien, die die Bewegung des Fußes mitmachen, aber trotzdem ein Absinken des Fußgewölbes verhindern, wenn der Fuß ermüdet.

Die häufigsten Verletzungen beim Joggen

Wer das nicht ernst nimmt, muß mit Verletzungen rechnen. Die häufigsten sind: Kapsel-, Bänder-, Sehnenreizungen und -entzündungen, schmerzhafte Muskelverhärtungen, -zerrungen, -faserrisse, Schleimbeutel- und Knochenhautentzündungen, Ermüdungsbrüche am Unterschenkel oder am Fuß. Die Achillessehne oder die Sehnen an der Kniescheibe, der Knorpel an der Rückseite der Patella und die angrenzende Kapsel können in einen Reizzustand gelangen, der leicht chronisch wird.

Also Vorsicht! Schrägstellungen beim Laufen (gewölbte Straßen, Strand) können zu ganz massiven Gelenk- und Sehnenentzündungen führen, und die Auswirkungen reichen unter Umständen bis zur Wirbelsäule hinauf – etwa in die Lenden-Kreuzbein-Becken-Region, die sowieso die Problemzone Nummer eins im Sport ist. Von hier können wiederum Störungen und Verspannungen ausgehen, deren Ursprung sich zunächst gar nicht so recht lokalisieren läßt. Da klettern zum Beispiel Schmerzen an der Wirbelsäule hinauf bis zum Kopf – und dabei sitzt der Teufel unentdeckt im Detail »Fußverpackung«.

Also: Schon beim ersten Schmerz nicht darüber hinwegtraben, sondern zum Arzt gehen. Ich fordere den Vernunft-Jogger. Dann haben die amerikanischen Konzerne recht, wenn sie ihren Managern das Joggen auf die Arbeitszeit anrechnen.

Die Füße leisten beim Joggen Schwerstarbeit und müssen deshalb optimal gebettet sein. Doch immer wieder werden die Füße überfordert, besonders wenn sie von der Idealform abweichen – was bei fast 80 Prozent aller Jogger der Fall ist. Richtiges Schuhwerk wählen! Aufgrund des breiten Angebots ist für jeden Fuß der passende Schuh erhältlich.

- »Hohlfüßler« belasten den Vorfuß besonders stark. Sie sollten nicht länger als 45 Minuten in Folge laufen. Wenn sie ermüden, knicken sie leicht im Sprunggelenksbereich um. Weitere Folgen von Überlastung: Muskelprobleme, Achillessehnenschmerzen, Längsgewölbe- und Ristschmerzen.
  Wichtig: Fußbett tragen.
- »Plattfüßler« haben Schwierigkeiten, die Fußspitze richtig anzuheben. Außerdem stellen sie beim Laufen die Fußspitzen nach außen. Bei übertriebeneni Joggen kann das Kniegelenk überlastet werden, da sich der Unter- gegen den Oberschenkel unphysiologisch verdreht.
  Wichtig: Die Füße immer ganz bewußt parallel aufsetzen.
- »Knickfüßler« knicken beim Laufen mit dem Fersenbein stark nach innen. Diese Fehlstellung führt leicht zu Muskelverspannungen, kann aber auch venöse Störungen auslösen.
  Wichtig: Mit eineim gut modellierten Fußbett und einer guten Schnürung der Schuhe läßt sich die Fehlhaltung korrigieren; Schuhe mit enger Fersenführung wählen.
- Spreizfüßler leiden häufig unter Schwielenbildung und Sohlenbrennen, da der Vorfuß bei seinem abgeflachten

Quergewölbe besonders belastet wird. Außerdem müssen sie auf die Schuhnähte achten: Diese können am Grundgelenk der Großzehe Schleimbeutelentzündungen auslösen. *Wichtig:* Unbedingt mit Einlagen laufen.

Bergwandern – ein Sport für die Seele

Körper-Erlebnis, Naturerfahrung und Fitneß-Training in einem – sowie eine Seelenmassage gegen den Alltagsstreß: Bergwandern ist ein rundum gesund machender Sport. Entscheidend ist dabei die richtige Ausrüstung und daß man sich selbst nicht überfordert – ein eher mäßiges Wandertempo hat einen besonders guten Trainingseffekt auf den Körper.

Ich sehe alles noch vor mir wie einen wunderschönen Film: Es war ein herrlicher Oktobertag. Ich saß als junger Medizinstudent in Innsbruck in einer Vorlesung. Die Berge lockten. Das Hafelekar schien so nah . . . Da habe ich mich einfach mit ein paar Freunden – alles gute Sportler – aus der Vorlesung verdrückt. Wir sind wie die Irren bergauf gelaufen. Keine richtigen Schuhe, keine angemessene Kleidung, und das völlig falsche Tempo. Aber wir fühlten uns herrlich. Erst als wir oben waren, hatten wir Beine wie Stelzen. Wir hatten alles falsch gemacht, was man beim Bergwandern nur falsch machen kann – aber die Erinnerung ist fürs Leben geblieben: an einen leuchtenden Tag. Seitdem glaube ich: Bergwandern ist vor allem ein Sport für die Seele. Aber da ich selbst kaum Zeit zu solchen Ausflügen finde, verabredete ich mich mit zwei typischen Bergwanderern zu einem gemütlichen Gespräch. Der eine war Gottfried Schölderle, 53 – ein ganz normaler Bergwanderer aus dem Süden von München –, der andere war Georg Kirner, 56, aus Baldham – ein Mann, der das Bergwandern auf seinen vielen Expeditionen in aller Welt geradezu professionell ausgeübt hat. Ich fragte beide, was für sie beim Bergwandern das Schönste ist.

Gottfried Schölderle: »Am Wochenende stehe ich schon in aller Frühe auf. Ich will den Sonnenaufgang mitten in der Natur, in der frischen Luft der Berge erleben. Das beeinflußt meine Psyche sehr stark. Schritt für Schritt spüre ich, daß es auf der Welt noch etwas anderes gibt als Beruf, Probleme, Hektik. Ich mache Bergwanderungen sechs bis acht Stunden lang, bis in 2000 Meter Höhe. Ich gehe möglichst einsame Strecken. Wo keine Hütte ist, wo keine Menschen sind. Nach zwei Stunden habe ich völlig ab- und umgeschaltet und bekomme das Gefühl: Jetzt bin ich wieder ich selbst. Das ist mehr als ein Vergnügen. Das ist Glück – totales Glück.«

Wir redeten über eine der faszinierendsten Freizeitgestaltungen, die es heute gibt: Bergwandern. Das ist ein ganz besonderer Sport. Zweckfreies Erleben abseits der Massen, Trimm dich in der Natur. Bergwandern – ein bißchen pathetisch vielleicht, aber zutreffend ausgedrückt – tut dem ganzen Körper und der Seele gut.

Wer am Samstag oder Sonntag erst um zehn Uhr aufsteht, verpaßt ein Erlebnis-Abenteuer, das es trotz aller Zivilisation immer noch gibt: das andere Atmen, das andere Riechen, das andere Fühlen von Wärme und Kälte, das Bewußtsein, in Harmonie mit der Natur zu sein.

Der Aufstieg zum Gipfel – zunächst über schmale Sträßchen mit zahlreichen Spitzkehren, dann über steile Geröllfelder, am Rande des Abgrunds. Jeder Schritt erfordert Disziplin, auch Gelassenheit, jeder Schritt fordert heraus und strengt an.

Georg Kirner sagte: »Ich bin einmal ein halbes Jahr lang mit einer Yak-Karawane zu Fuß durch den Himalaya gezogen, von Kaschmir bis Tibet, mindestens 1200 Kilometer. Ich werde dieses Erlebnis nie vergessen. Ich habe mich von geriebener Gerste mit Zucker und Wasser ernährt, habe die

Steine und die Erde gesehen, Vogelstimmen und Wasserfälle gehört – alles war ganz nah, ganz konkret. Meine Uhr war die Sonne, ich bin langsam gegangen wie die Yaks und ihre Treiber. Ich war ein Teil von Regen, Schnee, Hagel und Sturm. Immer wieder wechselten die Umstände, das Gelände, das Wetter – es war wie eine Massage durch die vielen Überraschungen, und sie belebten meine Seele.«

Das sind Erfahrungen, die letztlich jeder Bergwanderer macht, egal, ob er am Brauneck bei Lenggries oder in Tibet auf die Berge steigt.

Wer langsam wandert, hat mehr davon

Wer der Alltagshast entfliehen will, darf beim Bergwandern nicht hetzen. Wandern Sie ohne Eile: Selbst die hochspezialisierten Skilangläufer trainieren heute langsamer als früher, sie reduzieren bewußt das Tempo. Der Organismus paßt sich so den Anforderungen viel besser an, er ist so trainingsbereiter und auch besser belastbar.

Wer langsam und besonnen bergwandert, hat mehr Spaß und Genuß. Den Blick in die Nachbarschaft des Gipfels, Variationen in Fels, Schnee und Eis.

Ich bin zwar auch gegen das Bummeln, das bloße »Spazierengehen« in den Bergen – doch noch mehr bin ich gegen übertriebene Eile und Hast: Man bekommt nur einen roten Kopf, der Atem wird knapp, man schwitzt – und das muß nicht sein.

Nichts gegen Schweiß. Aber zuviel Schweiß ist ein Zeichen von überhöhter Verbrennung, das heißt: Der Körper überwärmt so stark, daß die Temperatur nur über Verdunstung und Wärmeverlust gehalten werden kann – und das ist beim Wandern extrem lästig. Bleibt man aber knapp unter der Grenze des starken Schwitzens, ist es angenehm und auch am ökonomischsten für den Organismus.

Also: Das mäßige Tempo hat einen besonders guten Trainingseffekt auf den Körper. Herz und Kreislauf, die Muskeln und alle Stoffwechselfunktionen profitieren davon.

Wenn ich jede Woche zwei- oder dreimal bergwandere, steigere ich meine Leistungsfähigkeit beträchtlich. Das Herz hält dann größeren Belastungen stand. Und auch im Kopf stellt sich eine größere geistige Frische ein.

Ich habe von Wanderern gehört, daß sie unterwegs allmählich in einen »milden Rausch« geraten. Erklärung: Wie beim Joggen schüttet der Körper auch beim Bergwandern Endorphin aus, eine morphiumähnliche Substanz. Damit schützt der Organismus sich vor Schmerzen und dämpft die Folgen von Strapazen und Mühen.

Das Gehen über Berg und Tal gehört zu den ältesten Erbschaften der Menschheit. Schon vor zweieinhalb Millionen Jahren mußte die Gattung Mensch geländegängig und ausdauernd sein: um zu sammeln, zu jagen, den Standort zu wechseln, um zu überleben.

Die Vorfahren der Indianer haben die gigantische Strecke von der Beringstraße bis nach Feuerland zurückgelegt – und dabei gelebt, gejagt, gegessen, Kinder gezeugt. Die Beständigkeit ihrer bergwanderischen Dauerleistung ließ sie Distanzen bewältigen, vor denen wir Autofahrer kapitulieren.

Worauf Sie beim Bergwandern achten sollten

Da der Körper beim Bergwandern auf höhere Touren kommt, mehr verbrennt und mehr verdunstet, ist die Flüssigkeitszufuhr besonders wichtig. Was soll man trinken? Ich weiß, daß viele heute auf die modernen Mineralgetränke schwören. Ich weiß aber auch, besonders aus meinen Erfahrungen als Fußballarzt, daß schwarzer Tee mit Zitrone eine überaus belebende und erfrischende Wirkung hat. Der Körper nimmt dieses Getränk besonders gut an, wenn es ganz mild und schwach gesüßt ist. Lauwarm hat es die besten Effekte.

Wandern kann jeder, der einigermaßen gut auf den Beinen ist – es ist ein billiges Freizeitvergnügen.

Doch beim Schuhkauf sollten Sie nicht auf den Pfennig achten – sonst vergeht Ihnen ganz schnell der Wanderspaß. Ein gutes Sohlenprofil sollten Ihre Stiefel haben, halbhoch müssen sie sein. Entscheidend ist eine feste Fersenführung. Ist der Fersenhalt zu weich, kann es zu einer chronischen Überreizung von Gelenkkapseln, Bändern und Sehnen kommen – im besonderen der Achillessehne. Wichtig ist auch, daß Ihr Fuß abrollen und vorn »greifen«, kann: also keine starre Sohle.

Und noch etwas: Der Absatz, sagen Profis wie der Vielwanderer Georg Kirner, darf auf keinen Fall hart sein. Genau da, wo das Gewicht zuerst aufkommt, muß der Schuh mit weichem Gummi oder durch Luftkammern gefedert sein: Ihre Knie- und Hüftgelenke und Ihr Kreuz werden Ihnen für die Vorsorge danken!

Noch ein Rat: Schnüren Sie die Schuhe sorgfältig! Der Mittelfuß muß fest geschnürt sein. Erst dadurch bekommt Ihr Fuß die nötige Bindung zum Schuh. Darum ist auch ein Wanderschuh mit nur drei Ösen nicht empfehlenswert. Ideal sind hingegen Schuhe, die sich über den ganzen Mittelfuß mit sieben oder acht Ösen gut schnüren lassen. Dann klebt der Schuh, wie's sein muß, am Fuß.

Überhaupt die Kleidung: Sie ist das A und O beim Bergwandern. Unterwerfen Sie sich keinem Modediktat! Funktional muß alles sein. Ein Schutz gegen Wind, Regen und Sonne.

Sie brauchen: ein Stirnband gegen den Schweiß. Eine Mütze oder einen Hut gegen die in den Bergen oft hohe Sonneneinstrahlung. Eine Hose, die locker sitzt, ganz praktisch sind die kurzen Kniehosen. Eine Jacke, die sich vorn öffnen läßt – so kommt's zu keinem Hitzestau. Und falls Sie doch anfangen zu schwitzen – ziehen Sie die Jacke ja nicht aus, öffnen Sie sie einfach! Dann bleibt der Rücken geschützt, man dunstet nach vorne aus und ist in fünf Minuten wieder auf einer normalen Körpertemperatur. Ein kalter Rücken kann verheerende Folgen haben.

Und noch etwas gehört zu einer vernünftigen Ausrüstung: ein Regenumhang oder ein kleiner Schirm. Für kritische Situationen – falls Sie es gern extremer haben – empfiehlt sich die sogenannte Reep-Schnur, mit der man sich an einen Baum oder Felsen festmachen und dann schwierige Stellen überwinden kann. Manche Bergwanderer raten auch zu einem kleinen Biwaksack. Er schützt, wenn man in schlechtes Wetter gerät oder sogar mal in freier Natur übernachten muß. Für solche Fälle – oder wenn Sie sich verirrt haben – ist es auch gut, eine ganz einfache Trillerpfeife bei sich zu haben: Sie ist das effektivste Signal-Instrument, nicht nur beim Schiedsrichter auf dem Fußballplatz.

Das wichtigste Utensil beim Bergwandern aber – ob Sie es glauben oder nicht – sind die richtigen Strümpfe.

Gottfried Schöderle sagt aus langer Erfahrung: »Ich nehme nur Kniestrümpfe aus bester, reiner Naturbaumwolle. Wolle ist deswegen nicht so günstig, weil sich beim Waschen kleine Knoten in der Faserstruktur bilden, die man zwar nicht sieht, die aber minimale Druckstellen auf der Haut erzeugen.«

Mein Rat: Tragen Sie auf jeden Fall noch Hirschtalg auf die Haut oder auch auf den Strumpf auf! Das verhindert jede unangenehme Reibung. So gibt's nicht so schnell Blasen an den Füßen.

Dennoch: So gut Sie sich auch vorbereiten, die Haut am Fuß ist sehr empfindlich – Blasen sind verdammt schnell da. Was tun? Bloß nicht mit der Schere rangehen, bloß nicht aufschneiden oder gar aufreißen! Am besten öffnet ein Arzt die Blase mit einer sterilen Nadel, so daß das Sekret abfließen kann, die Haut aber erhalten bleibt, bis sie trocken geworden ist und sich selbst abstößt. Das ist der beste Schutz für die sich entwickelnde neue Haut. Bei den Fußballern kleben wir sogar die alte Haut mit Tape fest.

Das Gute beim Wandern ist, daß man sich nicht so schnell überfordert. Dennoch geht das Marschieren bergauf, bergab an die Substanz. Der Abstieg schafft einen viel mehr als der Aufstieg. Der Abbrems-Vorgang, die anstrengende Halte-Arbeit beim Bergabgehen ist für die Muskeln das große Problem.

Wir wissen heute, durch Untersuchungen mit dem Elektronenmikroskop, daß »Muskelkater« Mikro-Traumata in den Muskelfasern sind. Es sind Verletzungen, die man nicht fühlen und mit dem Auge nicht wahrnehmen kann. Sie verursachen die Schmerzen.

Die alten Bergbauern haben das instinktiv erkannt und sich beim Abstieg mit einem langen Stock abgestützt. Heute empfehle ich, bei jeder Wanderung in den Bergen zwei leichte, lange Stöcke mitzunehmen. Es gibt ja besonders praktische Produkte, die sich trageleicht zusammenschieben lassen.

Die Stöcke sind eine wirkliche Hilfe: Sie helfen gegen eine übermäßige Belastung der Kniegelenke und der Wirbelsäule. Bergab bekommen Sie bei jedem Schritt sozusagen einen Schlag ins Kreuz – wer da ohnehin Probleme hat, sollte mit dem Bergwandern besonders vorsichtig sein. Als Arzt sage ich in diesem Fall: Bergwanderung aufwärts – nur zu. Aber bergab: Nehmen Sie die Gondel!

Dann hat man ein Ziel, auf das man sich freut, und damit eine gute Motivation. Auch wenn für das Bergwandern generell gilt: Der Weg ist das Ziel.

Der Weg ist dann das schönste Ziel, wenn man sich nicht überfordert, sondern sich selbst in der Bewegung durch die Natur genießt.

Badminton – Spielwitz und Inspiration

Ein besonders schneller Sport, bei dem alle Gelenke und Muskeln des menschlichen Körpers beansprucht werden: Angriff und Verteidigung, Vorwärtsdrang und Rückwärtsbewegung, Lauf und Sprung, »Smash« und »Dropshot« gehen beim Badminton ineinander über. Gegen die Gefahr einer Verletzung helfen die richtige Ausrüstung und eine gründliche Vorbereitung.

Wenn Malaysia gegen Indonesien um die Weltmeisterschaft im Badminton spielt, ist der Staatspräsident da, die Riesenhalle »kocht«, Millionen Fans sitzen vor den Fernsehschirmen. Wir Europäer kennen selbst im ärgsten Fußballtaumel eine derartige Begeisterung kaum. Badminton ist eine schier endlose Kettenreaktion körperlicher Explosionen: Immer wieder Sprünge, Schmetterschläge mit Kraft und Witz aus einem schier unerschöpflichen Reservoir von Kondition. Sicher ist es die anstrengendste aller Schlagsportarten – denn im Tennis hat man immer noch relativ lange Wege zwischen den Schlägen, es gibt häufige Pausen zwischen den Punkten und Games. Squash ist sicher auch sehr anstrengend, ein schnelles Spiel – aber man kann die Strapazen reduzieren, wenn man ein kluges Stellungsspiel gelernt hat, und man nimmt beim Squash die Schnelligkeit des von der Wand zurückprallenden Balles mit in den nächsten Schlag, während die Federkugel des Badminton immer wieder von Null extrem beschleunigt werden muß.

Für mich persönlich war Badminton lange Zeit eine Randsportart – bis mich ein familiäres Schlüsselerlebnis von meinen Vorurteilen kurierte.

»Papi, komm in den Garten, wir spielen Badminton!« Freunde hatten meinem Sohn Kilian zum neunten Geburtstag eine komplette Badminton-Ausrüstung geschenkt. Mit Schläger, Netz, auslegbarer Linienbanderole. Und jetzt wollte er natürlich mit mir spielen. Ich dachte: O je, Federball! Da habe ich zum letzten Mal vor 30 Jahren den Schläger in der Hand gehabt . . . Dieses Kaffeetanten-Spiel, bei dem die Bälle wie Fallschirme herunterschweben, nein danke! Aber andererseits war es ein wunderschöner Sommertag, Platz und Netz waren schnell fixiert – und schon ging es los.

Bereits nach wenigen Minuten hatte mich das Spiel völlig im Griff; ich fightete wie ein Besessener, war total dabei. »Ist das fetzig!« rief mein Sohn immer wieder völlig begeistert.

Das Wort »fetzig« trifft diesen Federspiel-Spaß genau: Man kann mit aller Kraft drauflosfetzen, aber es ist ein *kontrolliertes* Draufdreschen, bei dem man sich voll verausgabt – selbst als Endvierziger gegen einen Neunjährigen.

Viel höhere Schlaggeschwindigkeiten als selbst beim härtesten Tennis-Aufschlag

Seit diesem Sommertag bin ich ein überzeugter Badminton-Fan. Ich habe einen Sport für mich entdeckt, der sich geradezu heimlich – und unheimlich rasant – in die Spiellust der Menschen geschlichen hat. Ein harter Sport, der alle Gelenke und Muskeln fordert und beansprucht. Ein besonders schneller Sport, bei dem man mit einem Schmetterball (»smash«) weitaus höhere Geschwindigkeiten als beim härtesten Tennis-Aufschlag erzielt: über 300 km/h. Ein läuferischer Sport, bei dem man in einem 90-Minuten-Match im statistischen

Durchschnitt 7,3 km weit laufen muß – im Gegensatz zum Tennis, wo man in der gleichen Zeit nur 3,7 km zurücklegt. Ein schöner Sport, der einfach fasziniert und völlig zu Unrecht noch manchmal belächelt wird. Badminton – das ist Spaß und Schweiß, Rasanz und Anstrengung. Sich vor Erschöpfung kaum mehr auf den Beinen halten können, um dann zu erfahren, wie – irgendwie! – der Wille den schwitzenden Körper noch mal dazu bringt, den Ball übers Netz zu schmettern – oder sanft zu returnieren, den Ball zu schlenzen; ihn mit Gefühl in die freie Ecke droppen . . .

Wend-Uwe Boeck-Behrens, Ausbilder der A-Trainer im Deutschen Badminton-Verband, hat diesen Sport in seinem Buch »Badminton heute« am besten charakterisiert: »Der Badminton-Spieler benötigt das Konzentrationsvermögen eines Schachspielers, die Reflexe eines Tischtennisspielers, die Schnelligkeit eines Sprinters, die Wurfkraft eines Speerwerfers, die Kraftausdauer eines Eisschnelläufers, die Ausdauer eines 1000-m-Läufers sowie Wendigkeit, Spielwitz und technisches Können . . .«

Dennoch handelt es sich um ein Wettkampfspiel für alle Jahreszeiten und Altersklassen. Man kann es in der Halle, auf der Wiese, am Strand spielen. Die Ehefrau besiegt den Ehemann, der Opa den Enkel – weil bei aller Leistungsanforderung Badminton ein Sport der Inspiration, des Spielwitzes, der Taktik, der Finte ist. Man braucht nur Schläger und Ball, das »Outfit« unterliegt keinem gesellschaftlichen Reglement.

Badminton boomt: in mehr als 70 Ländern der Erde

Inzwischen ist Badminton in über 70 Ländern der Erde zum Volkssport geworden. An die 200 Millionen Spieler schwingen die etwa 100 Gramm schweren Schläger mit den 22 Längs- und 24 Quersaiten. Sie »fetzen« die gefiederten

Bälle, die nicht schwerer sind als ein Brief (nämlich 5 g), über das 13,40 x 5,18 m große Feld; bei Duellen, in denen der Ball durchschnittlich 13,5mal hin- und hergeht (im Tennis nur 3,5mal).

Badminton wurde 1992 in Barcelona zum erstenmal olympische Disziplin und ist bereits heute eine der wichtigsten Sportarten in Deutschland: Die Zahl der aktiven Badmintonspieler schnellte hierzulande auf 4,2 Millionen. Davon spielen 1,4 Millionen regelmäßig in Vereins- und kommerziellen Anlagen – mehr als bei so populären Sportarten wie Basketball, Hockey, Fechten und Rudern zusammengenommen. Die deutschen Badminton-Spieler rangieren, zumindest von der Zahl her, deutlich vor den leistungsstärksten Badminton-Nationen China, Indonesien und England – und werden zahlenmäßig nur von den Russen und Dänen übertroffen.

Bei diesem Sport gehen Angriff und Verteidigung, Vorwärtsdrang und Rückwärtsbewegung, Lauf und Sprung, Smash und Dropshot ohne Bruch ineinander über. – Das ist das eigentliche Geheimnis für den beispiellosen Boom dieses Sports. Inzwischen ist Badminton auch ein mächtiger Wirtschaftsfaktor geworden: Vier Badminton-Felder passen auf einen Tennisplatz – da rüsten viele Platzherren um. Badminton hat zudem den Vorteil, von der Käfig-Situation des Squash frei zu sein.

Badminton aus sportmedizinischer Sicht

Als Sportarzt begeistert mich die komplexe Beanspruchung von Körper und Geist, die Herausforderung zu Hochleistung und Kreativität, dazu die soziale Ausgeglichenheit. Das ist wirklich ein Sport für jedermann, im Weltmaßstab.

Eine wissenschaftliche Untersuchung am Hochschulärztlichen Institut, Abteilung Sportmedizin, der Rheinisch-Westfälischen Technischen Hochschule Aachens ergab, daß Badminton-Spieler zwischen 20 und 25 Jahren Herzfrequenzen bis zu 236 Schläge pro Minute erreichten – während es beim Tennis »nur« 210 Schläge pro Minute waren.

Natürlich ist es für diesen – wie für jeden! – Sport notwendig, sich ordentlich vorzubereiten: Bevor man auf den Court geht, muß der Körper warm sein. Der Puls muß in seiner Ruhefrequenz, also bei etwa 60 Schlägen pro Minute, durch leichtes Laufen – wenn möglich auf Laufbändern – in die richtige »Betriebsbereitschaft« gebracht werden. Topspieler laufen mehrmals um das Feld herum, dann spielen sie auch noch »Schattenbadminton«: Minutenlang imitieren sie ohne Ball – langsam, aber möglichst exakt – die Schläge und Ausfallschritte. So werden die Muskeln, die später gefordert werden, richtig warm und auch elastisch. Ich rate ebenso zu gymnastischen Übungen und vor allem zum Stretching.

Badminton fordert den ganzen Körper und den gesamten Organismus, und so kann es, wie bei jedem Sport, zu Verletzungen kommen. Besonders gefährdet sind die Achillessehne, das Sprung- und Kniegelenk; auch Schulter und Wirbelsäule können überlastet werden. Um so wichtiger ist deshalb neben der gründlichen Vorbereitung die richtige Ausrüstung: Der Schläger darf nicht zu schwer sein, sollte jedenfalls nicht mehr als 120 Gramm wiegen; die Schuhe müssen fachmännisch – am besten vom Orthopäden – angepaßt sein, um beim Abbremsen, Beschleunigen, Drehen und Wenden ein Umknicken zu verhindern. In den Sportgeschäften gibt es spezielle Badminton-Schuhe – der normale Turnschuh reicht einfach nicht. Achten Sie beim Kauf auf eine rutschfeste Sohle, ein gepolstertes Fußbett, Achillessehnenschutz und eine abriebfeste Kappenverstärkung.

Wie Sie sich auch vorbereiten: Verletzungen können immer wieder passieren, gerade auch austrainierten Profis. Die zehnfache deutsche Meisterin Birgit Schilling aus Regensburg kam mit einem Schulterkapselriß in meine Praxis und mußte operiert werden. Denn die Belastungen des scheinbar so leichten Spiels sind enorm. Ein Beispiel nur: Der gesamte Bewegungsablauf beim Schmetterball läuft in weniger als einer Zehntelsekunde ab. Enorme Kräfte werden im Schultergelenk freigesetzt, und die müssen verkraftet werden.

Gemeinsam Spaß haben

Für Freizeitsportler rate ich deshalb zu einem, sagen wir mal: »maßvollen« Badminton. Es ist ja schließlich auch ein Spiel fürs Köpfchen, das sollte man nicht vergessen – ein Spiel mit einer langen Tradition: 2000 Jahre alte indische Höhlenzeichnungen zeigen bereits Federballspieler. Aus uralten Zeiten hat sich in Japan das Federballspiel »Oibane« erhalten, das über Neujahr von Frauen und Mädchen gespielt wird. Auch die Azteken und Inkas waren von diesem Sport fasziniert. Und in der Renaissance, als der Sport in Europa zum Freizeitvergnügen für die Adligen avancierte, spielte man Federball in den Schlössern, auf der Picknick-Wiese und sogar auf den Decks von Segelschiffen. Die Französische Revolution von 1789 hat das Federballspiel demokratisiert und es zu einem Sonntagsvergnügen der breiten Masse werden lassen. Englische Offiziere schließlich brachten das indische Federballspiel »Poona« um 1870 nach Großbritannien. Dort bekam es auch seinen heutigen Namen »Badminton«: weil der Herzog von Beaufort seinen noblen Gästen das filigrane Spiel auf seinem Landsitz Badminton erstmals vorführte.

Nun ist Badminton längst ein Weltsport – mit Internationalen Meisterschaften, Europa- und Weltmeisterschaften, Damen- und Herren-Cups nach dem Vorbild des Tennis-Davis-Cups. Jede Woche spielen in Großbritannien sechsmal so viele Menschen Badminton, wie in die Fußballstadien gehen.

Der Badminton-Boom, da bin ich mir sicher, wird anhalten. Einfach weil dieser Sport für Berufsqestreßte eine ebenso willkommene wie naheliegende Möglichkeit zu intensiver Entspannung und vollkommener Ablenkung ist.

Ich werde bald wieder mit meinem Sohn Kilian spielen. Nicht einfach den Federball über das 1,524 Meter hohe Netz dreschen. Sondern mit der überall erhältlichen Banderole die richtigen Platzmaße auslegen – um richtig herumfetzen und herumtoben zu können: um gemeinsam Spaß zu haben.

Worauf Sie bei der Ausrüstung achten sollten

- Der Badminton-Dreß muß so geschnitten sein, daß extreme Bewegungen möglich sind. Ideal sind T-Shirts aus Kunstfaserprodukten, Polyamiden: Sie lassen Luft an den Körper heran, nehmen den Schweiß auf und lassen ihn langsam verdunsten.
- Wichtig sind die richtigen Schuhe. Achten Sie beim Kauf auf rutschfeste, dämpfende Sohlen, gepolstertes Fußbett, Achillessehnenschutz und abriebfeste Kappenverstärkung. Spezielle Badminton-Schuhe kosten 70 bis 180 DM.
- Empfehlenswert sind Schläger mit Alurahmen und Carbonschaft: Ihre hohe Elastizität erlaubt ein schnelles Spiel. Die Preise liegen zwischen 40 und 200 DM.
- In mehr als 1900 Vereinen – Monatsbeitrag 20 bis 40 DM – kann man in der Bundesrepublik Badminton spielen. Außerdem in vielen Freizeit-Centern für 15 bis 25 DM pro Stunde.

NOVEMBER *Der Grippemonat quer durch alle Sportarten, Altersklassen und sozialen Schichten. Für alle möglichen »Opfer« der Grippe ist es sicher interessant zu erfahren, wie wir beim »FC Bayern« versuchen, die Spieler vor Grippe-Anfällen zu schützen. Bei uns gibt es keine Grippe-Schutzimpfung, denn sie beinhaltet auch ein gewisses Risiko: Durch eine Impfung kann durchaus einmal eine Grippe erst induziert werden.*

Unsere Maßnahmen: regelmäßige Blutkontrollen, das tägliche Ersetzen von allem, was fehlt – Vitamine, Spurenelemente, Zink, Eisen, Magnesium, dazu Gelée Royal und Ginseng-Präparate.

Die Spieler bekommen also nur das, was für ihren Aufbau und ihre Regeneration nützlich ist.

Diese Problematik setzt sich natürlich bis in den Dezember fort, und nun erscheinen immer mehr Wintersportler in der Praxis. Die ersten alpinen Rennen beginnen. Da gibt es Überlastungsschäden, die ersten gebrochenen Knöchel, Meniskusschäden; die Zahl der Kreuzbandrisse hat enorm zugenommen.

Vielleicht müßte man noch einmal grundsätzlich über die Konstruktion der gängigen Skischuhe nachdenken. Nach meiner Auffassung sind sie zu hoch und zu starr. Sie müßten umkonstruiert werden, um die Vielzahl von Verletzungen zu senken. Möglicherweise wäre auch eine neue Art der Skibindung vorteilhaft. Sie müßte wie bei den Radrennfahrern mitten unter dem Fuß angebracht sein. Das würde den Zehen Bewegungsfreiheit lassen und nicht wie ein Schraubstock wirken, der sicher ungesund ist.

Aber gerade in diesem Monat beginnt auch eine Sportart, die ich nur als überaus gesund empfehlen kann: der Skilanglauf.

Skilanglauf – Harmonie im Einklang mit der Natur

Ein »Sesam, öffne dich!« für neue Lebenserfahrungen: Skilanglauf mobilisiert alle Sinne und ermöglicht ungeahnte Natur-Erlebnisse. Wer regelmäßig läuft, »entfettet« seinen Körper und bringt zugleich seinen Cholesterin-Haushalt wieder in Ordnung. Damit sinkt zum Beispiel auch die Gefahr, an Arteriosklerose oder an einer Herzkranz-Verfettung zu erkranken.

Heute fliegen sie schnell wie Vögel durch die Wälder, huschen wie Phantome über die Schnee-Ebenen, schwärmen wie Winter-Heuschrecken bei Volksläufen über die weißen Flächen . . .

Sie alle jagen einem großen romantischen Traum nach – dem Traum vom Skilanglauf, den der norwegische Dichter Trygve Gulbranssen vor über 50 Jahren in »Das Erbe von Björndal« so beschrieben hatte: »Dag hatte im letzten Herbst hier oben ein paar Skier liegen lassen, als er nach seinen Vogelschlingen sah. Er fand die Stelle und fand die Skier wieder und schnallte sie an. Sie waren von Wind und Wetter verzogen, aber sie trugen doch auf dem Schnee.

Die Hochheide dehnte sich wie ein gefrorenes Meer mit scharfen Harschkanten und rauchendem Schnee. Gedankenlos schob er die Skier vorwärts. Sie prasselten über den Harsch. Wie von einer unwiderstehlichen Macht gezwungen, glitt er über die Fläche weiter . . .«

Die Mitteleuropäer lasen es mit romantischen Schauern. Langlauf à la Gulbranssen gehörte für sie zum Bereich der schriftstellerischen Phantasie. In Norwegen aber war der Skilanglauf längst zur Realität neuer Möglichkeiten geworden.

Das bewies im Jahr 1888 eines der sensationellsten Unternehmen der Polarforschung – ein wahres Himmelfahrts-Kommando: nur Gletscherspalten, Eisrisse, Schneeverwehungen – mehr als 560 Kilometer lang. Und doch wagte der norwegische Polarforscher Fridtjof Nansen, damals 27 Jahre alt, den dramatischen »Langlauf«. Denn er vertraute auf eine rund 4000 Jahre alte Technologie, die ihm von Kindesbeinen an vertraut war: die »Schneeschuhe«.

Er wollte von der abweisenden Ostküste das menschenfeindliche Inland-Eis von Grönland bis zur bewohnten Westküste durchqueren – als erster Mensch überhaupt. Und – er schaffte es, in 40 Tagen, mit einem Tagesdurchschnitt von 14 Kilometern! Die Welt hielt den Atem an: der erste große Triumph für die Langlaufski.

Von da an wurde das Gerät der Norweger, Finnen, Lappen, Eskimos zu einem unersetzlichen Utensil im Kampf um die Eroberung der Pole: Nansen wagte im Jahr 1895 auf Skiern den Vorstoß über das Chaos des Packeises hin zum Nordpol und kam bis auf 86 Grad 13 Minuten 36 Sekunden. Robert E. Peary erreichte mit Skiern 1909 den Nordpol, Roald Amundsen 1911 den Südpol.

Eine sanfte Revolution auf Skiern

Die Langlaufski sind zum unentbehrlichen Freizeitzubehör von Millionen Menschen geworden. Denn Langlauf hat sich als einzigartige Sportart entpuppt: zugänglich für Arm und Reich, Kind und Greis, Einzelgänger und Gruppe, Leistungsbesessene und Bedächtige. Daß Langlauf so fasziniert, wundert mich nicht – schließlich braucht man doch dafür so herrlich wenig: Skier, ein bißchen Schnee, eine Loipe, und los geht's. Wo man sein Auto hinstellt, beginnt der Sport, die Bewegung, das Erlebnis.

Der Langlauf hat zudem eine wichtige soziale Komponente, die zum Glücksgefühl und Wohlbefinden beiträgt: Obwohl es sich dabei um einen Massensport handelt, bleibt man beim Langlauf immer ein Individuum, wird nicht Teil einer »sportlichen Vermassung«. Man setzt sich »menschliche« Ziele, ganz nach eigenem Gusto: das kleine Gasthaus mit dem heißen Kaffee, die Hügelkuppe mit der schönen Aussicht.

Langlauf ist das »Sesam, öffne dich!« für Lebenserfahrungen geworden, die dem modernen Menschen im Getto der Automation, Bewegungsarmut, Erlebnis-Leere, Totalorganisation sonst verschlossen bleiben.

Langlauf führt in ein neues Natur-Erlebnis, schafft eine neue Mobilisierung der Sinne – ein neues Körpergefühl, eine sonst nie gekannte mentale Harmonie.

Der ganze Körper profitiert davon

Salopp gesagt: Langlauf tut dem ganzen Körper gut. Herz und Kreislauf, auch die Atmung und der Stoffwechsel profitieren davon. Und Langlauf schafft neue Kräfte: trainiert die Muskeln, stärkt die Kondition und fördert die Koordination. Außerdem ist dieser Sport optimal für die Gelenke – die von der Bewegung und nicht von der Ruhigstellung leben! Die rhythmisch-dynamische Ganzkörperbewegung, die für den Langlauf so charakteristisch ist, übt Reize aus, die für die Ernährung von Schleimhäuten und Kapseln sowie der Gelenkknorpel ungemein positiv sind. Und noch etwas: Wer regelmäßig Langlauf macht, »entfettet« seinen Körper und bringt ganz en passant seinen Cholesterin-Haushalt wieder in Ordnung. Damit sinkt auch die Gefahr, an typischen Zivilisationskrankheiten, etwa der Arteriosklerose, oder an Herzkranzgefäß-Verfettung zu erkranken.

Wer beispielsweise dreimal in der Woche für 20 Minuten seinen Puls auf 130 beschleunigt, mindert das Risiko eines Herzinfarktes wesentlich.

Das besonders Gute am Langlauf aber ist, daß man die Tempobelastung nicht so überziehen kann wie beim Joggen; daß sich selbst die Ehrgeizigsten nicht so einfach überfordern können – weil die »Bretter« zu heftige und zu spritzige Bewegungen kaum zulassen. Außerdem gibt es beim Langlauf keine so extremen Herz/Kreislauf-Belastungsspitzen wie beim alpinen Skilauf, wo bei steilen Abfahrten die Pulszahl schon mal auf über 200 Schläge pro Minute hochschnellen kann. Und was noch viel zu wenige wissen: Auch für die Wirbelsäule und ebenso für die Schulter- und Armmuskulatur ist der Langlauf gut, ganz hervorragend sogar für die Rückenmuskulatur. Gerade wir Orthopäden wissen ja zur Genüge, daß Rückenbeschwerden längst zu einer richtigen Volkskrankheit geworden sind – weil sich die Menschen einfach viel zuwenig bewegen, viel zuviel sitzen (und das auch noch in der falschen Körperhaltung).

Beim Langlauf wird nun der Rücken mit jeder Bewegung gestreckt. Ich kenne kaum einen anderen Sport, der eine ähnlich positive Wirkung auf die Wirbelsäule hat – allenfalls noch das Rückenschwimmen.

Ein Ausnahmezustand mit Rückwirkung auf die seelische Befindlichkeit

Kommen wir zur »Seele«. Auch sie wird durch Langlauf »trainiert«. Die rhythmische Bewegung im freien Raum öffnet den Körper sehr bald für ein neues Atmen, eine neue Fähigkeit, Gerüche und Temperaturen sensibel wahrzunehmen. Das wiederum vermittelt ein Glücksgefühl, das noch keiner beim Autofahren erleben durfte.

Der durch den Langlauf sensibilisierte Körper, der sich in gleichmäßigen, fließenden Abläufen über die Schneeflächen bewegt, nimmt jeden äußeren Reiz intensiver auf: den Baum am Rand der Loipe, die Bergkulisse am Horizont, das klare Licht, den Schwung sanfter Hügel, die märchenhafte Romantik des dichten Waldes.

Auf den Zivilisationsmenschen übt das einen positiven Effekt aus, den man in der Therapie von Herz/Kreislauf-Leiden das »Risiko-Erlebnis« nennt. Dr. Peter Beckmann, Sohn des Malers Max Beckmann, hat in seine »Ohlstädter Kur« dieses »Risiko-Erlebnis« als ein wesentliches Mittel bei der Rehabilitation von Herzinfarktkranken integriert: Ausflüge in die freie Natur, Abreiben des Oberkörpers mit Schnee ... ein »Risiko«, das der Großstadt-Mensch sonst nicht eingeht.

Dieser körperliche Ausnahmezustand wirkt nun auf die Seele zurück: Freude, Stolz, Selbstbestätigung, innere Harmonie stellen sich ein. Man kann das auch einfach »die Überwindung des inneren Schweinehundes« nennen: Ich kann es ja noch! Ich habe erlebt, daß es nach fünf Kilometern noch weiterging, ich habe 20 Kilometer geschafft, Hindernisse überwunden, kleine Abfahrten bewältigt, ich bin richtig angekommen ...

Das verbesserte Selbstgefühl gibt einem ein größeres Vertrauen in den eigenen Körper. In einer Zeit, die immer schnelllebiger und bewegungsärmer wird, hilft Langlauf, aus all den vorgegebenen Schemata von Leben und Beruf auszubrechen, dem völlig fixierten Leben zu entkommen – wenigstens für einige kurze, sehr wertvolle Momente.

Der Langsamste bestimmt das Tempo

Das Glücksgefühl, das der Langlauf stiftet, wird durch Hormonausschüttungen gesteigert, die bis zu einem sanften, milden »Rausch« führen können.

Und noch etwas: Ich kenne keine andere Sportart, die so familienfreundlich ist wie der Langlauf. Ein Kind, das gehen kann und ein Bewegungsgefühl entwickelt hat, kann auch Langlaufen. Ein Mann oder eine Frau mit 70 sind für den Langlauf nicht zu alt.

Vom Großvater bis zum Enkel darf jeder dabei sein. Was die Kinder betrifft, so rate ich: Sie sollten nicht gezwungen werden, dem Papa hinterherzuhetzen. Viel besser ist es, wenn sie mit Gleichaltrigen laufen. Im übrigen sollte es wie beim guten alten Familien-Spaziergang der Jahrhundertwende sein: Der Langsamste bestimmt das Tempo. Oder es werden Pausen gemacht, die jedem sein eigenes Lauftempo gestatten.

Auch in dieser Sportart ist natürlich Vorbereitung wichtig. Schon im Sommer kann man für gut funktionierende Muskeln sorgen: durch mäßiges (aber regelmäßiges) Joggen, Radfahren, das Üben mit den » Rollerskis«, zügige Spaziergänge.

Denn auch beim Langlauf drohen Verletzungen: Gefährdet sind vor allem die Sprunggelenke und deren Bänder. Relativ häufig sind Brüche im Unterarm-Bereich, meist in der Nähe des Handgelenks. Es gibt die »Ski-Daumen-Verletzung«: Bei einem Sturz kommt man nicht aus der Stockschlaufe heraus, der Stockgriff wirkt als Bruchhebel zwischen Daumen und Mittelhand. Bei gutem körperlichen Zustand sind solche Verletzungen aber recht selten; alpiner Skilauf ist weitaus gefährlicher.

Ausdauer und Kraft

Mit dem Skilanglauf trainiert man Ausdauer und Kraft – dadurch wird dieser »natürliche« Bewegungsablauf zu einem idealen Ausgleichssport für andere Disziplinen. Der Radfahrer holt sich hier Kondition, Schnelligkeit, Beweglichkeit. Tennisspieler, Boxer, Fußballspieler, sogar Schwimmer haben beim Skilanglauf eine ideale Chance, sich für ihren Sport in Form zu halten. Selbst Ruderer profitieren davon: Die Stockarbeit kräftigt die Schultermuskulatur.

Ich weiß, daß Franz Beckenbauer als Teamchef der deutschen Fußball-Nationalmannschaft jedem Profi nahelegte: »Mach Skilanglauf in der Winterpause!« Die aktive Regeneration ist auch in solchen Zeiten wichtig, in denen der Sportler aus Witterungsgründen in seiner Disziplin nichts tun kann. Wer Winterpause mit Ruhepause verwechselt, fällt tief.

Der Skilanglauf ist als Ausgleichssport auch darum so ideal, weil allein schon die Struktur der Landschaft ein natürliches Intervall-Training zur Folge hat. Es gibt ja fast nirgends nur flache Strecken – es geht mal bergauf, mal bergab, man kommt außer Atem, entspannt sich, strengt sich erneut an. Dieser stete Wechsel belastet den Körper optimal.

Weil Skilanglauf in freier Natur stattfindet, ist dieser Ausgleichssport für jeden Athleten auch psychologisch reizvoll. Der Hochleistungssportler, der seinen eigentlichen Sport nicht ausüben kann, spürt bereits nach wenigen Tagen eine innere Unruhe. Diese Unruhe kann man im Kraftraum nur relativ unbefriedigend abbauen. Das Erleben einer schneebedeckten Ebene, eines Hügelkurses, der Bergwelt eignet sich dagegen zum »Austoben« in befreiender Weise.

Was Sie bei der Ausrüstung beachten sollten

Aus ärztlicher Sicht sind die »modischen« Anforderungen an den Skilanglauf vergleichsweise einfach. Da soll die Kleidung des Langläufers nur ihre Funktion erfüllen: möglichst regen-, wind- und schneeundurchlässig sein. Dennoch muß sie eine Transpiration von innen nach außen ermöglichen, es darf kein Hitzestau entstehen. Die Sportbekleidungsindustrie kennt heute moderne Materialien, die diese Anforderungen durchaus erfüllen. Das bedeutet aber nicht, daß man beim Skilanglauf in »Sack und Asche« herumrennen soll. Es gibt ein weitgefächertes Spektrum attraktiver Möglichkeiten, die eigene Persönlichkeit, das individuelle Temperament in der Kleidung auszudrücken – auch das trägt zur befreienden Wirkung dieser Sportart bei.

Ich kann und will nicht einzelne Marken von Langlaufskiern beurteilen oder empfehlen. Aber ich kann sagen, welche Qualitäten ein Langlaufski vom Standpunkt der Medizin haben sollte. Die Bretter, die heute längst nicht mehr wie zu Nansens Zeiten nur aus Holz sind, dürfen nicht zu schmal sein – vor allem nicht für Anfänger. Sie sollten eine hohe Elastizität sowie eine gute Dämpfung garantieren und – ganz wichtig – ein kraftsparendes Abstoßen und Gleiten ermöglichen.

Eine Faustregel: Wenn Sie die Ski ausprobieren, dürfen diese nicht gleich platt auf dem Boden liegen. Es muß zunächst eine gewisse Spannung da sein, die den Schlag von Bodenwellen dämpft und so die vielen kleinen Stauchungen der Gelenke vermeidet. Langlaufski sollten auch nicht zu lang sein – der Anfänger gerät sonst schon bei kleinsten Abfahrten in die Gefahr eines Drehsturzes mit schweren Verletzungen.

Besonders wichtig ist auch die Wahl der richtigen Bindung. Lassen Sie sich von einem Fachmann beraten. Aus sportmedizinischer Sicht ist dabei unbedingt zu berücksichtigen: Eine Bindung sollte die physiologische Abrollbewegung des Fußes ermöglichen, denn der Fuß muß sich »entwickeln« können. Nur dann fühlt er sich wohl, und nur dann fühlen Sie sich wohl.

Wenn nun alles stimmt – Bindung, Ski, Schnee und Wetter –, »entwickelt« sich auch der Mensch.

Ich wage zu behaupten: Langläufer leben länger . . .

DEZEMBER *Weihnachten und Silvester sind für mich als Arzt keine Fest- und Ferienzeit. Das Telefon klingelt permanent. Die Fußballspieler müssen ihre Verletzungen aus der ersten Hälfte der Saison auskurieren, und es beginnen ja auch schon wieder die Hallenturniere, die eine Fülle von Verletzungen provozieren – durch die harten Böden und die Problematik der richtigen Gleiteigenschaften der Schuhsohlen: Kein Hallenturnier ohne Bänderriß, am häufigsten ist der Außenbandriß am Sprunggelenk. Gelenkstauchungen, -schwellungen, -schmerzen sind »normal« – die Gelenke passen sich erst im Laufe von etwa 14 Tagen an die neuartigen Belastungen an. Am besten wäre aus sportärztlicher Sicht die Maßgabe eines einheitlichen Bodenbelags für alle Hallenturniere und die Entwicklung einer dafür ideal geeigneten Sohle. Aber die Veranstalter wollen sich diesen Luxus oft nicht leisten, also wird auf Parkett, Linoleum, Beton oder sogar auf nur notdürftig abgedeckten Eisflächen gekickt. Das ist Gift, speziell für die Muskulatur, für Sprunggelenke, Achillessehnen, Kniegelenke, für die Leiste und auch für die Wirbelsäule.*

Jetzt haben auch die Eisläufer Hochsaison . . .

Eislaufen – Ikarus über gefrorenem Wasser

Dem Eiskunstläufer werden vielleicht die schwierigsten Bewegungsabläufe überhaupt abverlangt, die es im Sport gibt – darüber hinaus wird von ihm auch noch die höchste künstlerische Ausdruckskraft gefordert. Eislaufen an sich ist ein ideales Ausgleichstraining, während Eishockey die dynamischste Form des Eislaufens darstellt.

Als die Eistänzerin Isabelle Duchesnay, Weltmeisterin von 1991, im Herbst desselben Jahres ganz normal eine Straße überqueren wollte, knickte sie um und brach sich den Mittelfußknochen – für sie eine Katastrophe: Ihre Teilnahme an den Olympischen Spielen 1992 in Albertville war aufs höchste gefährdet, nach bisherigen sportmedizinischen Erfahrungen fast schon unmöglich. Der Bruch war an einer besonders unglücklichen Stelle erfolgt, an der immer Zug und Unruhe auf die Fraktur kommen und die Heilung behindern.

Gab es dennoch eine Chance für Olympia? Die konventionelle Behandlung – langfristige Gipsruhigstellung oder Operation und Gips – schied wegen des Zeitdrucks aus. Statt dessen wurde eine Mikro-Verschraubung vorgenommen und der Fuß danach nur mit Tape-Verbänden sowie einem Spezialschuh plus Fußbett gestützt. Entscheidend war, daß die geschädigte Struktur nicht falsch belastet wurde. Gips wäre in solchen Fällen keine gute Lösung. Denn eines darf nicht geschehen: daß eingeschliffene Bewegungsmuster – gerade in der so komplizierten Sportart des Eistanzes – verlorengehen. Durch Gips stillgelegt, geht nicht nur die Muskelkraft sehr schnell verloren, sondern es können auch neue, »falsche« Bewegungsabläufe die alten verdrängen. Dann wird es schwer, das neu »Eingespeicherte« wieder herauszubekommen, die alten Muster wieder einzuführen.

Bei Isabelle Duchesnay zeigte sich bald der Vorteil der neuartigen Behandlung. Schon nach 14 Tagen konnte mit leichtem Training begonnen werden. Dadurch ging die außergewöhnliche Koordination der Eistänzerin nicht verloren, sie nahm – den Umständen entsprechend – mit sehr gutem Erfolg an den Olympischen Spielen 1992 in Albertville teil und gewann sogar die Silbermedaille.

Eistanz – die Königsdisziplin des Eislaufens

Isabelle Duchesnays Erfolg ist um so höher zu bewerten, als Eistanz schwierigste Bewegungsabläufe von einem Sportler verlangt. Die Eistänzer müssen in drängender Zeit, in einem genau abgegrenzten Raum und in so präziser wie gefühlvoller Abstimmung mit der Musik die differenziertesten Figurationen des ganzen Körpers vollführen. Zum ohnehin hohen Schwierigkeitsgrad dieses Sports kommt noch die geforderte künstlerische Ausdruckskraft hinzu. Das alles muß in vollkommenem Einklang mit dem Partner geschehen. Dagegen ist ein koloraturreiches Duett in der Oper ein leichtes Spiel.

Eistanz ist ein modernes Gesamtkunstwerk von zwei Körpern, zwei Seelen, ihrem Bewußtsein, ihrer Koordination, ihrer Reaktionsfähigkeit, ihrem Timing. Darum ist diese Disziplin in den letzten Jahren zum Lieblingsschauspiel von Millionen geworden – mehr noch als das gute alte Paarlaufen, das uns bei Baran/Falk, Kilius/Bäumler, den Protopopows oder Klimowa/Ponomarenko in ästhetische Begeisterung versetzte. Eistanz ist die Potenzierung einer uralten Form menschlicher Bewegung – des Eislaufens. Bei der schwebenden, gleitenden Bewegung über gefrorenes Wasser hinweg scheinen elementare Träume der Menschen Wirklichkeit zu werden: zu fliegen wie ein Vogel und dennoch Kontakt zur Erde zu behalten.

Erinnerungen an ein einmaliges Gefühl

Lassen Sie mich ein wenig schwärmen – von einer schönen, alten, unwiederbringlichen Zeit. Es war Winter, die Kanäle und die überschwemmten Wiesen in Ostfriesland waren zugefroren bis zum Horizont. Da habe ich mir meine Schlittschuhe an die Kunstlederschuhe mit der Holzsohle geschraubt und bin zehn Kilometer weit bis zur Schule gelaufen. Später, als ich schon etwas größer war, gab es am Sonntag Feste – alle kamen auf Schlittschuhen, wir haben uns eingehakt, Ketten gebildet, hatten zum erstenmal ein Mädchen am Arm . . .

Alle Herrlichkeiten des Eislaufens liegen für mich schon in diesen einfachen Erinnerungen: der Traum von der mühelosen Bewegung, dem Gleiten, dem Schweben, der leichte Rausch der Geschwindigkeit, die prickelnde Kälte, die frische Luft – es war fast wie Fliegen. Und am Sonntag dieses Gefühl der Gemeinschaft, die reine Freude, kein Gedanke an Wettkampf – viele drehten im Spaß einen Kringel; das war kein Kunsteislauf, aber der erste Impuls dazu. Oder wir waren genügend Jungen und spielten Eishockey mit selbstgefertigten Schlägern.

Die Menschen haben sich schon immer daran erfreut: Eislaufen auf Knochenkufen ist schon 2000 Jahre vor Christus nachweisbar, und in den Niederlanden wurde es bereits im siebzehnten Jahrhundert als Sport ausgeübt. Erster Eislaufclub: 1742 in Edinburgh, erster deutscher Eislaufverein 1861 in Frankfurt am Main . . . Was Ikarus mit seinem Fluggerät nicht schaffte, erreichten die Menschen auf Knochen, Holz und Metall ein paar Zentimeter über dem Eis: die unnachahmliche Loslösung von der Schwerkraft.

Dieses einmalige Gefühl hat sich bis heute erhalten, und meine beste Kronzeugin dafür, daß es nicht nur mir so geht, ist Katarina Witt, die Weltmeisterin und Olympiasiegerin: »Es ist für mich bis heute ein ganz irres Gefühl, wenn ich mich auf dem Eis mit hoher Geschwindigkeit in die Kurve lege, ganz nah an der Bande vorbeisause, es gerade noch schaffe ohne Kollision. Und dann kommt das Spannendste: Der Sprung ist Leistung, Streß, ist immer wieder eine Herausforderung – wenn der richtige Druck beim Absprung dahinter ist, wenn ich vom Eis wegschnippe. Dann fühle ich in Hundertsteln von Sekunden die Spannung im ganzen Körper; spüre, ob der Ablauf der Bewegungen hundertprozentig klappt, ob ich perfekt landen werde. Es wird wie zu einem ganz natürlichen Vorgang, trotz aller Technik, trotz allem Training.«

Den Mut und die Courage zu haben, sich dieser Herausforderung immer wieder neu zu stellen und sie zu bestehen, kann schon höchster Genuß sein.

Eislaufen als ideales Ausgleichstraining

Eislaufen heißt erst einmal: Bewegung. Eine körperliche Ertüchtigung in einer neuen Dimension von Tempo und Leichtigkeit, die zu einem großen Wohlbefinden führt. In den Niederlanden beispielsweise lassen sich jeden Winter Millionen Menschen davon faszinieren (aber es gibt an jedem Wochenende auch rund 5000 Unfälle bei Stürzen, viele Brüche). Bei uns sind die städtischen Eis-Ringe leider oft recht leer.

Als Arzt muß ich sagen: Eislaufen ist, mit Maßen betrieben, ein hervorragendes Training. Es stärkt die Muskulatur der

Ober- und Unterschenkel sowie die Gesäßmuskulatur. Es ist beispielsweise für Fußballer oder Tennisspieler ein ideales Ausgleichstraining. Man gewinnt beim Eislaufen körperliche Stabilität und eine Kraft, die vor allem die Sprunggelenke besser stabilisiert.

Natürlich: Wenn man sich wie die Eisschnelläufer extrem weit vorneigt, die Kniegelenke stark anbeugt, den Schwerpunkt extrem niedrig hält, ein hohes Tempo geht (durch die Kurven mit bis zu 60 km/h) – dann entstehen erhebliche Belastungen, ein enorm großer Druck.

Man stelle sich einmal vor, welchen Fliehkräften der Sprintweltmeister Schelesowski bei 100 kg Gewicht und 197 cm Körpergröße in der Innenkurve standhalten muß.

Die Sturzgefahr ist beträchtlich. Es kommt zu Kopf-, Arm- und Handverletzungen, Prellungen an der oft unzureichend gepolsterten Bande, man prallt auch auf das Steißbein. Insgesamt aber überwiegen die Vorteile.

Dreistufenplan für Kinder

Das bedeutet: Man sollte mit Vernunft ans Eislaufen herangehen. Der Deutsche Eislaufverband empfiehlt mit Recht einen Dreistufenplan: Kinder sollten erst mal die Technik lernen, Sicherheit gewinnen – aber nicht schon an Wettkämpfen teilnehmen. Erst wenn der Körper einigermaßen gefestigt und die Muskulatur so ausgebildet ist, daß die Gelenke besser stabilisiert werden, kann man gemäßigt zu Wettkämpfen übergehen. Da sollen Sprünge zunächst noch nicht rigoros trainiert werden, sondern der Schwerpunkt sollte auf Ausdruck und Umsetzung von Musik in Bewegung liegen. Dann werden die Schlittschuhe sehr bald nicht mehr als Fremdkörper empfunden, sondern als Teil des Fußes. Entsprechend sicher bewegt sich das Kind auf ihnen. Erst danach sollte mit einem langfristig geplanten und organisierten Training begonnen werden – mehrmals wöchentlich, mit dem Ziel der systematischen Leistungssteigerung.

Katarina Witt ist auch in dieser Beziehung meine Kronzeugin: »Ich habe mit fünf Jahren angefangen, einfach aus Spaß, weil ich als Kind nie stillsitzen konnte und schon immer den Drang nach Bewegung und Geschwindigkeit verspürte. So war der Sport das Ideale für mich. Eislaufen sollte man sehr früh beginnen, aber vernünftig. Man muß zuerst das Laufen lernen, das Spielen mit den Kufen. Wenn man erst mit neun oder zehn anfängt, hat man wichtige und wertvolle Jahre verloren, um diesen Bewegungsablauf instinktiv zu verkörperlichen. Mit sieben habe ich dann schon kleine, einfache und doppelte Sprünge versucht. Ich bin oft auf die Nase und den Popser gefallen. Darum muß man sich möglichst gut auspolstern, mit Schaumgummi an den Ellbogen und den Kniegelenken. Und man muß, bevor man sich an die ersten großen Sprünge wagt, begleitenden Sport trainieren: Leichtathletik, Sprints und Sprünge, aber auch Ballspiele und Krafttraining mit Gewichten. So habe ich meinen ersten Dreifachsprung mit elf Jahren gestanden. Ich habe es schon als Kind genossen, daß ich mit meinem Körper etwas anzufangen wußte, und lernte ihn zu beherrschen. Das wichtigste dabei war, es trotz aller Härte nicht zu übertreiben.«

Sie ist sicher ein Idealfall. Von ihrer Mutter, einer Physiotherapeutin, und ihrem Vater, einem Landwirt, nie in den übermäßigen Drill gezwungen, hatte sie mit Jutta Müller, ihrer Trainerin, ihrem Ballettmeister und ihrer Athletiktrainerin ein Team, das dieses Mädchen organisch und individuell aufbaute. Darum hat sie auch nie, wie viele andere Eisläufer, schwere Verletzungen erlitten. Mal waren es Probleme mit der Ferse, eine Schleimbeutelentzündung, mal hat sie sich vor den Olympischen Spielen das Knie verrenkt; sie hatte ab und zu Knie- oder Rückenbeschwerden, blieb aber sportmedizinisch gesehen bis heute völlig intakt: eine Sportlerin ohne Verschleiß-Erscheinungen.

»Mein Körper ist durch den Sport gesund geblieben«, sagt sie. »Hätte ich keinen Sport gemacht, wäre mein Körper labiler gewesen, und ich wäre nicht so fit.«

Worauf die Eltern achten sollten

Bei Katarina Witt wurde die entscheidende kritische Phase der Entwicklung optimal gemeistert: die Zeit vor und während der Pubertät. Die Wirbelsäule muß »ausreifen« können. Wirbelsäule, Hüften, Kniegelenke, Füße, die beim Eislauf stark strapaziert werden, dürfen nicht überfordert werden. Die Wirbelsäule ist lebenswichtig. Treten dort früh Störungen auf, ist die Wirbelsäule nur »halb fertig«. Wächst sie in eine Fehlform hinein, bedeutet das eine Schädigung fürs Leben. Darum sollten die Heranwachsenden täglich auch eine erlernte und in erster Linie kräftigende Gymnastik für Bauch- und Rückenmuskulatur betreiben.

Auf die Frage, ob sie, wenn sie mal eine Tochter habe, die gerne Eislaufen möchte – das zu fördern oder zu verhindern versuchen würde, meint Katarina Witt: »Ich würde meine Tochter fördern. Aber es müßte alles auf freiwilliger Basis geschehen. Obwohl ich der Meinung bin, daß man zu seinem Glück auch mal gezwungen werden muß.

Ich bin heute froh, daß meine Trainerin Jutta Müller mich oftmals an die Grenzen der Leistungsmöglichkeiten getrieben hat und manchmal auch darüber hinaus. Niemand geht freiwillig bis dahin, wo man . . . und das ist auch mir passiert. Ein gewisser Druck muß sein. Vor allem ab einem Alter, in dem man noch nicht weiß, was man will. Denn im Alter von 13,14 Jahren befindet sich ein Heranwachsender gerade in der besten Lernphase.

Ich denke an einen Freund, der heute sagt: ›Ich wünschte, meine Mutter hätte mich mehr gezwungen, Klavier zu lernen. Damals sah ich nur, wie die anderen Kinder draußen spielten, und hatte keine Lust zum Klavierspielen. Jetzt, zehn Jahre später, ärgert es mich, daß ich damals nicht mehr Klavier geübt habe.‹

Ich habe mich normal entwickeln können, trotz der vier bis fünf Stunden, die ich als Heranwachsende pro Tag trainierte. Das ist nicht immer so. Ich bin zum Beispiel eine der wenigen Eisläuferinnen, bei der in der körperlichen Entwicklung nichts unterdrückt, verzögert, verbogen wurde. Ich konnte mich als Frau normal entwickeln.

Weder die Seele noch der Körper wurden bei mir durch das Eislaufen tyrannisiert. Und weil ich mit meinem Körper (1,66 m Größe, 52 kg) so gut zurechtgekommen bin, hat sich daraus auch eine allgemeine Kreativität entwickelt.

Eltern sollten bei ihren Kindern darauf achten, daß die richtigen Voraussetzungen fürs Eislaufen gegeben sind. Ein Sportarzt kann sagen, ob die Körper-Verhältnisse stimmen, ob die Beine zu kurz, der Oberkörper zu lang sind oder ob die Wirbelsäule sich physiologisch und nicht in eine Fehlform hinein entwickelt. Wer mit Gewalt im Eislaufen zum Erfolg kommen will, richtet nur Schaden an.

Die Auswahl der richtigen Schuhe

Katarina Witt hat oft mit blutenden Füßen getanzt. Für sie waren die Schlittschuhe manchmal wie Marter-Werkzeuge. Das zeigt: Die richtigen Schuhe sind von entscheidender Bedeutung. Der Schuh muß wie eine zweite Haut sitzen und vor allem einen guten Fersenhalt bieten, damit der Fuß nicht seitlich verkanten kann. Das bedeutet auch, daß Kinder möglicherweise alle ein bis zwei Jahre neue Schlittschuhe brauchen. Wenn Katarina Witt in ihren Stiefeln Qualen durchlitt, dann liegt das an den extremen Anforderungen des Hochleistungssportes. Die »Laien« müssen das nicht nachahmen.

Katarina Witt: »Die Schuhe müssen stabil gebaut sein, und man sollte sie am Anfang etwas lockerer am Fuß schnüren, damit der Fuß nicht abstirbt. Dennoch müssen sie so gut sitzen, daß man sich sicher fühlt und nicht umknickt. Im Knöchelbereich darf nichts nachgeben.«

Wichtig ist auch der richtige Stand im Schuh. Ich habe Eisläufern immer wieder Einlagen verordnet und nach Beinlängenmessungen gegebenenfalls auch einen Schuhausgleich, um einen Beckenschiefstand zu korrigieren. Es gab eine Reihe von Eisschnelläufern, die durch Einlagen und den notwendigen Ausgleich einer Beinlängendifferenz endlich von ihren Verletzungen wegkamen.

Manchmal kommen auch kleine Patienten zu mir, Kids, die voller Begeisterung Eishockey spielen, aber schon im Alter von acht oder neun Jahren Schmerzen im Bereich der Füße oder Beine haben. Oftmals des Rätsels Lösung: Einlagen.

Eishockey – die dynamischste Form des Eislaufs

Wer vom Eislaufen spricht, kommt am Eishockey nicht vorbei: Eishockey bedeutet Tempo, extreme Beschleunigung, hartes Abbremsen, äußerste Richtungsänderungen, Kampf, Technik, massive Körperchecks, Fouls. Darum muß gerade in dieser Spielart des Eissports der körperliche Aufbau sorgsam beachtet werden. Da entwickelt sich ein kleiner Steppke zum Dribbelkönig à la Wayne Gretzky – und wird von den Gegnern hart niedergecheckt. Die Begeisterung schlägt um in Frust. Und Verletzungen kommen automatisch. Wie im Eiskunstlauf gilt die Devise: lieber spielerisch, langsam und kontinuierlich auf die Härte des Wettkampfs vorbereiten.

Es ist eine unglückliche Entwicklung, daß heute schon die Dreikäsehochs »auf Sieg« spielen. Da geht es bereits um jeden Punkt. Und die Eltern zahlen ihrem Filius für jeden Torschuß eine Prämie von 10 Mark . . . Hätte man einen

Beckenbauer im Alter von acht Jahren schon derart unter Druck gesetzt, hätte sich dieses Spiel-Genie – weder körperlich noch seelisch – nie entwickeln können.

Der Kampf um Puck und Tore ist ein Sport, der Verletzungen von Kopf bis Fuß provoziert. Wer um des besseren Stockhandlings willen den Handgelenkschutz reduziert, oder um ein paar Mark zu sparen alte, verbrauchte oder billige, schlechtsitzende Schienbein- und Achselschoner trägt oder gar einen defekten Kopfschutz, der braucht sich nicht zu wundern, wenn er nach Bodychecks und Stockschlägen mit Knochenbrüchen im Krankenhaus landet. Viele Verletzungen, selbst bei Profis, sind auf Fehler in der Ausrüstung zurückzuführen. Aber wer Eishockey mit der richtigen Fitneß, der richtigen Ausrüstung und unter Einhaltung der Spielregeln betreibt, kann diesen Sport länger ausüben als die meisten anderen Hochleistungs-Sportarten. In der amerikanischen Profiliga spielen bisweilen Väter von 40 und darüber mit ihren Söhnen in derselben Mannschaft!

Generelle Fragen des sportlich aktiven Menschen

Ernährung und Regeneration

Heute ist es nur noch ein Witz aus alten Zeiten, daß sich der große Ferenc Puskas im Spiel, selbst bei spanischen Hitzeschlachten, möglichst »trocken« hielt – also möglichst wenig trank (vom Alkohol ganz zu schweigen). Bis in die sechziger Jahre hinein waren die Experten der Meinung: Durch mehr Flüssigkeit ist das Herz einer größeren Belastung ausgesetzt, es muß mehr pumpen – und das schadet der Leistung.

Der »trockene« Puskas hat auf dem heißen Fußball-Platz oft Höllenqualen gelitten. Er trank nicht einmal mehr etwas zum Essen – und kam dann in der gnadenlosen Hitze des Bernabeu-Stadions fast um. Heute wissen wir: Zwei bis drei Liter Flüssigkeit am Tag sind richtig; bei größeren Flüssigkeitsverlusten kann es auch noch mehr sein.

Die mediterrane Ernährung

In welcher Form sollte sich der heutige Sportler ernähren, um zu optimalen Ergebnissen zu kommen?

Bei der Nahrung ist zwischen Energieträgern und Wirkstoffen zu unterscheiden. Zu den Energieträgern gehören Fette, Proteine und Kohlenhydrate, zu den Wirkstoffen gehören Vitamine und Mineralstoffe, Spurenelemente und Aminosäuren – wobei letztere eine Art Zwischenstellung einnehmen, da sie sowohl in den Energie- und Struktur-Stoffwechsel eingeschleust werden können als auch zu den Wirkstoffen zählen, die Regulationsaufgaben erfüllen können und müssen (weil sonst im Spiel der Stoffwechsel-Moleküle »nichts läuft«).

Um Fehler bei der Ernährung zu vermeiden, sollten sich der Sportler, sein Arzt und Trainer auf die Gesetze der Natur und auf den individuellen Geschmack verlassen: Die Geschmacksknospen der Zunge werden den Charme mediterraner Ernährung für immer von der trostlosen Einfallslosigkeit so mancher ernährungswissenschaftlicher Vorschläge zu unterscheiden wissen.

So wurde vorzugsweise dem Laufsportler (insbesondere vor Wettkämpfen und in der Wettkampfphase) zu einer kohlenhydratbetonten und eher eiweißarmen Kost geraten: Sicher ist es wichtig, die Glycogen-Depots des Muskels beim Sportler so gut wie möglich aufzufüllen. Richtig ist es auch, daß pro Liter eingeatmetem Sauerstoff aus Fett oder Protein weniger und langsamer Energie gewonnen wird als aus Glycogen (Stärke). Daraus darf aber nun nicht vereinfachend geschlossen werden, daß der Ausdauersportler vermehrt Kohlenhydrate auf Kosten der anderen Nahrungsbestandteile – Fett und Proteine (= Eiweiß) – zu sich nehmen sollte, da dies im Extremfall nur zu einer Verstärkung der (bei Sportlern ohnehin immer drohenden) Gefahr der Muskelübersäuerung sowie zu einer Gefährdung der Eiweiß- und Mineralstoffbilanz führt. Letztere ist beim Ausdauer- und Hochleistungssportler sowieso mehr vom Prinzip des »Deficit-spending« als von Deckung gekennzeichnet, da bei den meisten Sportlern weder die Elektrolytebilanz noch die Bilanz der Spurenelemente und Aminosäuren bekannt ist – geschweige denn regelmäßig kontrolliert wird.

Welche Gefahren drohen also, wenn das empfehlenswerte Verteilungsmuster zwischen Fetten, Eiweißen und Kohlenhydraten einseitig verändert wird? Die Bilanz der

Mineralstoffe und Spurenelemente gerät in die Gefahr der Unterdeckung:

- Eine zu hohe Zufuhr von komplexen Kohlenhydraten (Getreide, Pflanzenfasern, Obst- oder gar in Form von Einfach-Zuckern) gefährdet die Kupfer/Eisen- und Kupfer/Zink-Balance des Körpers.
- Ohne eine genügende Eisenzufuhr aber leidet die Energiespeicherung und die Energiebereitstellung in Form von ATP (= energiereiche Phosphate).
- Ohne genügend Kupfer leidet die Bindegewebs-Synthese und die Erholung des Immunsystems.
- Ohne genügend Zink leidet die Protein-Biosynthese ebenso wie das zelluläre und humorale Immunsystem.

Die Frage der richtigen Zufuhr von Proteinen und ihrer kleinsten molekularen Bausteine, der Aminosäuren, ist wegen der erwähnten gleichzeitigen Bedeutung im Energie-, Struktur- und Regulations-Stoffwechsel besonders differenziert zu sehen: Eine erhöhte Proteinzufuhr kann unter Beachtung der Situation des Stickstoffwechsels empfehlenswert sein (wobei es wie immer im Leben auf die Quantität und die Qualität ankommt) – denn im Hochleistungssport gibt es viele Gründe für einen erhöhten Eiweiß-Umsatz:

- Aufbau von Strukturproteinen, zum Beispiel Muskelmasse, Bereitstellung von Enzymen und Transportproteinen.
- Überdurchschnittlicher Verschleiß von Geweben durch hohe Belastung.
- Beteiligung von Aminosäuren bei der Energiegewinnung.
- Eiweißverluste durch Belastungsproteinurie (Ausscheidung von Proteinen über die Niere) und vermehrten Hormonumsatz.

- Vermehrte Beanspruchung der Eiweißanteile des Immunsystems durch die sportspezifische Akutphase-Reaktion (Erklärung Seite 373).

Hier ein paar Eckdaten, wie eine ausgewogene Ernährung aufgeteilt sein sollte:

- 20 bis 30 Prozent der Tages-Energiezufuhr sollten aus Fetten bestehen.
- 15 bis 20 Prozent aus Eiweiß (Leistungssportler benötigen fünf bis zehn Prozent mehr).
- 45 bis 55 Prozent aus Kohlenhydraten.

Im übrigen gilt, daß im Hochleistungssport die Wirkstoffzufuhr zu manchen Zeiten über die Ernährung allein nicht mehr gedeckt werden kann, zum Teil auch aufgrund von Umwelt-Gegebenheiten. Die fehlenden Wirkstoffe müssen dann biochemisch erkannt und zugeführt werden; eine regelmäßige Kontrolle ist allerdings unerläßlich.

Da es sich um *natürliche* Moleküle handelt, ist eine Nebenwirkung oder ein Doping ausgeschlossen.

Fassen wir also zusammen:

- Die mediterrane Ernährung ist – wie zum Beispiel die italienische Küche – eine reine Gaumenfreude und darüber hinaus eine Kostform, die in idealer Weise die zuvor gegebenen Empfehlungen berücksichtigt.
- Bei der mediterranen Ernährung »stimmt« das Verteilungsmuster zwischen Kohlenhydraten, Fetten und Proteinen.
- Sie enthält wertvolle Vitamine, Mineralstoffe und Spurenelemente.

- Das Verteilungsmuster zwischen gesättigten und ungesättigten Fettsäuren ist durch die Verwendung von Olivenol gesichert.
- Unter der Beachtung der genannten Ernährungsregeln wird die Leistungsfähigkeit des Sportlers entweder stabiler werden oder sogar verbessert.
- Krankheiten werden sich durch eine regelmäßige mediterrane Ernährung weniger stark oder nicht so häufig einstellen beziehungsweise rascher ausheilen oder sogar vermieden werden können (das gilt zum Beispiel für Muskelfaserrisse, die sich besonders bei Übersäuerung und Proteinmangel unter Akutphase-Reaktionen einstellen).

Das richtige Menü für den Sportler

Uns ist aufgefallen, daß zum Beispiel die italienischen Fußballer dank ihrer ausgeglichenen Ernährung meistens bessere Laborwerte haben als die deutschen Profis. Und wir wissen, daß sich deutsche Spieler – nach allzu einseitiger Kohlenhydratkost – manchmal heimlich ins nächstgelegene Restaurant davonmachen, um endlich mal wieder ein anständiges Stück Fleisch zwischen die Zähne zu bekommen.

Fleisch galt für unsere Ernährungspläne lange als tabu – auch wir hatten dagegen ausgeprägte Vorbehalte. Inzwischen wissen wir jedoch:

Fleischportionen im gesunden Gleichgewicht mit Gemüse, Reis, Nudeln, Kartoffeln, zubereitet mit frischen Kräutern und Knoblauch, sind das Beste, was wir den Sportlern servieren können.

Denn Fleisch ist nun mal ein Stück Lebenskraft: Es enthält neben hochwertigen Proteinen auch Eisen, Zink und B-Vitamine.

Davor empfehlen wir, wie das in Italien allgemein üblich

ist, Mariniertes in Olivenöl (mit Knoblauch!) sowie vielfältig gemischte frische Salate, mit Olivenöl zubereitet.

Gerade das Olivenöl ist besonders wichtig, weil erst mit seiner Hilfe das Verteilungsmuster zwischen den gesättigten und den ungesättigten Fettsäuren stimmt und weil die fettlöslichen Vitamine besser vom Körper aufgenommen werden.

Zum Essen sollte man am besten »natürliche Wasser« trinken – denn Kohlensäure trägt zu einer weiteren Übersäuerung des Körpers bei. Übrigens haben wir auch nichts gegen einen Schluck Rotwein, er enthält cholesterinsenkende Substanzen (Vorsicht vor Rotwein jedoch bei erhöhter Harnsäure) – und auch nichts gegen ein Glas Bier.

Die 100-Prozent-Formel: Optimale Ernährung und optimales Training statt Doping!

Wir geben heute den Profis alles, was sie im Spiel verbrauchen: Elektrolyte, Vitamine, Spurenelemente, Aminosäuren – aber nur nach Messung, denn es gilt:

Der heutige Hochleistungssportler kann in bestimmten Belastungsphasen die notwendige Energieträger- und Wirkstoffzufuhr nicht mehr decken, zum Teil auch aufgrund von Umwelteinflüssen. Fehlende Wirkstoffe müssen erkannt und zugeführt werden. Eine Nebenwirkung oder ein Doping ist aufgrund der Tatsache, daß es sich um natürliche Moleküle handelt, ausgeschlossen – im Gegenteil: Ein Sportler, der sich optimal ernährt und optimal trainiert, kann jedes Doping vermeiden und dennoch jedem, der dopt, auf Dauer überlegen sein.

Vitamine im Verbund mit Aminosäuren und Spurenelementen

Wir betrachten die Vitamine nicht unter dem Aspekt der Leistungssteigerung, sondern unter dem der Gesunderhaltung: Deswegen achten wir besonders auf die freie Radikale fangenden Vitamine A, C, E und immer auf die gleichzeitige Balance mit den Aminosäuren und Spurenelementen.

Denn was nützt uns beispielsweise die Zufuhr von Vitamin C allein, die von vielen teilweise in Riesen-Dosen gepredigt wird, wenn gleichzeitig durch Überanstrengung der Kupfer- und der Lysin-Spiegel abgesunken sind. So etwas kommt sowohl bei Sportlern als auch bei nicht sportlich aktiven Menschen vor, insbesondere nach Operationen oder lang andauernder Einnahme unverträglicher Hormone. Vor allem die Sehnen leiden dann, deren komplexe Faser-Systeme (Biopolymere) aus einem Hochleistungs-Verbund der Aminosäuren Lysin, Prolin und Hydroxyprolin bestehen. Zusammengesetzt wird dieser Verbund unter katalytischer Mithilfe von Zink, Kupfer und Vitamin C – deswegen kontrollieren wir die genannten Spurenelemente im Serum immer gemeinsam und lehnen die unkontrollierte »Do-it-yourself-Einnahme« einzelner Elemente ohne vorherige Messung ab.

Frauen, welche die Pille nehmen, Kinder, die Hochleistungssport treiben, ältere Menschen, deren Ernährung und Nahrungsaufnahme nicht immer optimal sein kann, verletzte und erschöpfte Sportler sowie allgemein Menschen im Streß und solche, die tagsüber in Kantinen verköstigt werden, benötigen zusätzlich Vitamine im Verbund mit Aminosäuren und Spurenelemente.

Vitamin A
Vitamin A ist lebenswichtig. Regelmäßig verabreicht senkt es zum Beispiel in Mangelgebieten die Kindersterblichkeit um circa 30 Prozent. Es erhält über die Zelldifferenzierung die Integrität der Schleimhautbarrieren; ohne Vitamin A kann der Sehpurpur nicht aufgebaut werden; es repariert die Zellschäden, die das Zigarettenrauchen verursacht, und fängt zusammen mit dem Vitamin E die freien Radikale des Stoffwechsels ab.

Vitamin C
Ohne Vitamin C funktioniert die Kollagenfaser-Synthese nicht.

Vitamin D
Das »*antirachitische* Prinzip«: Ohne Vitamin D kein stabiler Calcium-Stoffwechsel (wichtig zur Sicherung von Skelettwachstum und Regeneration).

Vitamin-B-Komplex
Besonders wertvoll ist der Vitamin-B-Komplex. Ohne ihn funktionieren unsere Nerven nicht. Er beeinflußt in Abhängigkeit vom Aminosäure-Stoffwechsel über 100 Enzyme und hat somit einen festen Platz in unserem Fitneß-Programm. In diesem Zusammenhang sollte man auch die Folsäure erwähnen. Die Bezeichnung stammt von Folium, lateinisch das Blatt, nach ihrem Vorkommen in grünen Blättern. Folsäure entgiftet zum Beispiel Schwermetalle, läßt den Energie-Stoffwechsel besser funktionieren und vieles andere mehr.

Vitamine tragen auch zur Zell-Differenzierung bei, das heißt, sie beugen der Zellentartung und damit dem Krebs vor.

Ernährung und Cholesterin

Bei der Diskussion über Cholesterin wird häufig vergessen, daß der Körper Cholesterin auch *braucht*. Zum Beispiel für die Zellmembranen und den Energiestoffwechsel – wie viele lebenswichtige Substanzen ist Cholesterin sowohl strukturgebend als auch ein potentieller Energieträger.

Solange genügend antioxidative Wirkstoffe im Serum schwimmen (thiolhaltige Aminosäuren, Vitamine A, C und E), kommt es auf die absolute Höhe der gefürchteten Blutfette gar nicht so sehr an: Diese verhindern nämlich eine Zellwandschädigung im Bereich der Innenauskleidung der Blutgefäße, des sogenannten Endothels. Diese Schicht ist ein molekularbiologisches Wunderwerk: eine Art Molekularsieb und darüber hinaus selbst steuernd im Stoffwechsel aktiv. Einerseits schützt sie im Bereich der großen und kleinen Blutgefäße vor dem Einsickern unerwünschter Stoffmengen – zum Beispiel des Cholesterins –, andererseits läßt sie erwünschte Substanzen wie den Sauerstoff hindurch. Sie beherbergt Enzyme, die über Botenstoffe die Gefäß-Kaliber zu steuern vermögen und damit kreislaufregulierend aktiv sind.

Darauf sollten Sie achten:

- Vorsicht bei fetthaltigen Wurstwaren, aber auch bei Käse
- Wählen Sie cholesterinarmes Fleisch.
- Bewegen Sie sich ausreichend, und treiben Sie Sport, um die fett-transportierenden Proteine zu unterstützen.
- In Maßen genossener Alkohol, zum Beispiel ein Glas Rotwein, wirkt sich positiv aus, da das darin enthaltene Resveratol vor Lipideinlagerungen schützt.
- Nehmen Sie genügend Vitamine (A, C, E) zu sich.

- Essentielle Aminosäuren (Taurin, Cystein, Methionin sowie Arginin) schützen die Gefäßwände.
- Minerale (Zink, Kupfer) helfen bei der Abwehr der sogenannten freien Radikale).
- Sorgen Sie für eine genügende Zufuhr an ungesättigten Ölen und Fetten – zum Beispiel in Form von Olivenöl (mediterrane Kost).
- Essen Sie ausreichend Fisch – am besten dreimal pro Woche. Fisch ist auch reich an Spurenelementen.

Ernährung und Kohlenhydrate

Kohlenhydrate sind wichtige Stoffe: Aus ihnen bezieht der Körper seine Muskel- und Nervenkraft, aber auch der Stoffwechsel des Gehirns und aller Nerven hängt unabdingbar von den Kohlenhydraten der Nahrung ab. Alle Kohlenhydrate der Nahrung werden im Körper in Glycogen umgewandelt und gespeichert. Dieser körpereigene Zucker ist das Endprodukt des sogenannten Intermediär-Stoffwechsels, der nicht funktioniert ohne diverse Vitamine der B-Gruppe, Folsäure und Spurenelemente.

Fehlen die Vitamine der B-Gruppe, oder auch nur das Vitamin B_1, so kommt es im Knochenmark und in den Zellen zu einem drastischen Absinken des Gehalts an RNS und DNS – den Informationsträgern des Stoffwechsels und der Zellteilung. Regenerationsvorgänge laufen dann langsamer ab, die Streß-Resistenz läßt ebenso nach wie immunologische Funktionen.

Daraus ergibt sich auch, daß zuckerhaltige Getränke vor einer sportlichen Belastung gesund sind. Sie ersetzen vorbeugend die entstehenden Flüssigkeitsverluste und füllen die Kohlenhydratspeicherauf.

Ernährung und Zucker

Neben den Eiweiß-Molekülen bedarf die Zelle auch der Zuckermoleküle: Zucker sind nicht nur eine Energiequelle, sondern auch Teil des Zellkitts, der Gelenkflüssigkeit und des Zelltransports. Als Molekülketten an Proteine (Glycoproteine) geheftet, steuern sie die biologische Aktivität von Hormonen und Enzymen.

Es gibt Hinweise darauf, daß defekte Glycokformen von Rezeptoren in Gefäßwänden Viren oder Krebszellen passieren lassen oder bei Arthritis ständig Lymphozythen in Gelenke einwandern lassen, so daß es zu einer schmerzhaften Entzündung kommt.

»Cool down« – keine kontinuierliche Leistung ohne Regeneration

Wir achten bei unseren Sportlern sehr auf die aktive Regeneration. Hier die wichtigsten Grundsätze:

- Eine aktive und passive Regeneration muß so früh wie möglich einsetzen. Ideal wären zum Beispiel ein paar »Ehrenrunden« nach jedem Fußballspiel – auch wenn sich das in der Praxis nicht durchführen läßt: es gäbe Probleme mit den Fans, der Stadionsicherheit; außerdem wollen und müssen die Profis nach dem Spiel ihre Ruhe haben.
- Anschließend ist deshalb ein Entmüdungsbad angesagt: etwa zehn Minuten lang, bei 37 bis 38° C.
- Die Wirkung wird noch verbessert, wenn man eine Handvoll Kochsalz in die Badewanne gibt.
- Kurz anschwitzen, danach in ein großes Handtuch einpacken und nachschwitzen. Oder Gymnastik, Stretching betreiben.

Das alles hat den Sinn, Schlackenstoffe möglichst spontan auszuscheiden. Am nächsten Tag wäre es dann schon sehr viel schwerer, den gleichen Effekt zu erzielen.

- Gut ist es auch, zwanzig Minuten lang Fahrrad zu fahren – ohne intensive Muskelleistung. Eigentlich müßte jeder Leistungssportler einen eigenen Fahrradergometer besitzen.
- Außerdem empfehlen wir eine reduzierte Sauna (circa 60° C): leichtes Ausschwitzen über sechs bis acht Minuten (ein bis zwei Gänge).
- Vor der Sauna sollte der Sportler angemessen viel trinken – bloß nicht »ausgedörrt« in die Sauna gehen.
- Danach ist Ruhe angesagt.

Leider gibt es in den hiesigen Fußballstadien meist noch nicht die richtigen Voraussetzungen (Auf- und Abwärmräume) dafür. Die WM-Stadien in Italien dagegen waren ganz hervorragend eingerichtet.

- Auch eine Regenerationsmassage kann wohltuend sein – allerdings gilt es dabei gewisse Gefahren zu beachten. Deshalb Vorsicht: Diese Massage kann leichte Verletzungen (» Bagatell-Traumen«) weiter reizen.
- Erkennt man zum Beispiel vier bis fünf Stunden nach dem Fußballspiel eine Verfärbung der Haut, sollte man die betroffenen Stellen mit naßkalten Umschlägen kühlen.
- Vorsicht mit Eis! Wie bereits ausgeführt, haben wir im Lauf der Jahre erkannt, daß kaltes Wasser meistens viel sinnvoller ist.
- Das gilt vor allem für Jugendliche: Mit dem berühmten Eimer kalten Wassers kann man nichts verderben, mit dem Eisbeutel schon. Eis sollte man – wenn überhaupt – jedenfalls nicht länger und auch nicht kürzer als 20 Minuten lang anwenden. Das kalte Wasser bewirkt eine Verengung der Blutgefäße und verringert eine Ausbreitung der

Schmerz-Kinine. Andererseits aber können körpergesteuerte notwendige Heilvorgänge noch ablaufen – und es gibt keine überschießenden nachteiligen Reaktionen (zum Beispiel eine reaktive Überwärmung), wie nach einer überlangen Eisbehandlung.

Alle diese Regenerations-Maßnahmen nennen wir »Cool down«: Sie sind von zentraler Bedeutung für eine kontinuierliche Leistung.

Was ist eine Akutphase-Reaktion?

Beim Sport und im Streß kommt es immer dann, wenn Höchstleistung verlangt wird (bei Ausdauerleistung weniger), zur sogenannten Akutphase-Reaktion. Dabei kommt es noch über das Höchstleistungsereignis hinaus zu einer Veränderung der sogenannten Akutphase-Proteine des Immunsystems – das heißt des Kupfer transportierenden Coeruleoplasmins und des Eisen transportierenden Transferrins sowie zu einem erhöhten Aminosäure-Bedarf und -Abbau. Das erklärt auch, warum es oft erst nach der eigentlichen Belastung, bei einem relativ geringfügigen Anlaß, zu einem Faserriß kommen kann – sofern nicht genügend lange Regenerationsphasen eingehalten wurden. Weiterhin kommt es zu einem Elektrolyt- und Spurenelement-Shift zwischen dem Extra- und Intrazellulärraum – mit der Folge erhöhter Verluste an Kalium, Magnesium, Kupfer und Zink. Da ihre Reserven ohnehin begrenzt sind, stehen diese dann für die Regeneration nicht mehr in ausreichendem Maße zur Verfügung.

Solche Veränderungen unkompensiert zu lassen führt zu einem vorzeitigen Verschleiß, zu Leistungsknicks und zum Nachlassen der Immunkapazität in Form gehäufter viraler und bakterieller Infekte, über die heute viele Sportler klagen.

Sport und Sexualität

Früher galt Enthaltsamkeit als Voraussetzung für sportliche Leistung. Erinnern wir uns an das Trainingslager in der Sportschule Malente bei der Fußball-Weltmeisterschaft 1972 oder an die Isolierung der deutschen Spieler in Ascochinga bei der WM 1978 in Argentinien. Da sollten Sportler zu Mönchen gemacht werden. Boxer von Max Schmeling bis Conny Rux begaben sich vor großen Kämpfen sogar sechs Wochen lang ins Zölibat. Heute wissen wir längst, daß diese Sex-Feindlichkeit wenig Sinn macht – und ein Franz Beckenbauer hat bei der WM 1990 in Italien daraus die Konsequenz gezogen: Er hat die Spieler mit ihren Frauen oder Freundinnen zusammenkommen lassen.

Das Trainingslager in der Bundesliga hat nicht den Sinn, den Spielern etwas zu verbieten. Sie sollen einfach nur rechtzeitig ins Bett kommen und gut ausschlafen können.

Eine vernünftig ausgelebte Sexualität kann die sportliche Leistung stabilisieren

Sex und Sport stehen sich nicht feindlich gegenüber. Im Gegenteil. Wissenschaftliche Untersuchungen haben ergeben, daß ein in vernünftigen Grenzen betriebener Sport das Sexualleben fördert – und daß vernünftig ausgelebter Sex auch die sportliche Leistung steigert. Torwart Sepp Maier schwor öfter mal im Scherz, Sex einen Tag vor dem Spiel mache ihn »besonders locker«. Die große italienische Hochspringerin Sara Simeoni, Olympiasiegerin von Moskau 1980, Weltrekordlerin (2,01 m) und legendäre Kontrahentin von Ulrike Meyfarth, erklärte: »Ich springe besser, wenn ich am Abend vorher mit meinem Freund zusammen und nicht isoliert war.«

Für das Verhältnis von Sex und Sport gilt eine Grundregel: Alles, was in Maßen betrieben wird, kann sich positiv auswirken, weil es das Wohlbefinden, die Ausgeglichenheit fördert. Jeder Zwang aber führt zu einer Gegenreaktion, ist unnatürlich und schafft eine künstliche Verfassung, in der der Sportler sein Optimum nicht erreichen kann.

Es geht auch ohne Doping!

Die Trainerbank beim Fußball ist für den Sportarzt eine Art »Observatorium«. Man erkennt in der Naheinstellung, welche Form ein Spieler hat und welche Defizite, wie eine Verletzung sich ereignet, wie die unmittelbare Reaktion des Spielers ist – daraus kann man wichtige Schlüsse ziehen.

Ich muß gestehen, daß »die Bank« für mich eine noch viel weiterreichende Magie hat. Ich bin nun mal ein Sport-Fan von Kindheit auf. Die Bank am Spielfeldrand, die Kabinen in Wimbledon oder Flushing Meadow, die kleinen Kojen beim Sechs-Tage-Rennen, die Boxen bei einem Formel-1-Rennen von Gerhard Berger sind für mich Endstationen einer alten Sehnsucht: Ich wollte schon immer »dabei« sein.

Ein Blick zurück: Vom Sport-Fan zum Arzt

Als Kind in Ostfriesland hatte ich nicht die Medien- und Kommunikationsmöglichkeiten wie die Steppkes heute: Fernsehen, Rundfunk, Zeitungen, Zeitschriften. Bei uns auf dem Land gab es nur das »Käseblatt« aus der Kleinstadt. In meinem Elternhaus hatten wir die Angewohnheit, nach der Schule und dem Mittagessen mit der ganzen Familie Tee zu trinken. Das war die Zeit, in der die Zeitung kam. Sie wurde vorsichtig in sechs Teile gerissen und ging so reihum. Alle sechs Familienmitglieder lasen gleichzeitig. Und jeder wartete auf den Sportteil. Denn wir waren eine überaus sportbegeisterte Familie.

Ich interessierte mich am meisten für Fußball – der »1. FC Kaiserslautern« mit den Brüdern Fritz und Otmar Walter, mit dem schlaksigen Mittelfeldspieler Horst Eckel, dem kantigen Verteidiger Werner Kohlmeyer und dem monumentalen Stopper Werner Liebrich war die Mannschaft meiner Träume. Alles Weltmeister von 1954! Ich habe die Radioübertragung vom Finale im Berner Wankdorfstadion noch heute im Ohr und bin damals fast in den Apparat hineingekrochen. Später wurde ich, als Norddeutscher, »HSV«-Fan.

Neben dem Fußball hatte es mir die Leichtathletik angetan. Ich bewunderte Sprinter wie Fütterer und Germar, den wunderbaren 400-Meter-Läufer Haas. Wenn Theo Püll im Hochsprung seinerzeit 2,04 m übersprang, war das für mich eine Meldung wie aus einer anderen Welt. Bei uns zu Hause waren die Türen zwei Meter hoch – wie konnte ein Mensch eine solche Höhe überspringen?

Aus der Begeisterung für den Sport entstand für mich der Drang, selbst etwas zu tun. Bei uns gab es keinen Sportplatz. Wir haben Fußball auf ein Garagentor gespielt – alle Jungs aus dem Ort, fast jeden Tag. Dann habe ich für mich selbst mit Leichtathletik begonnen. Ich schien ganz talentiert zu sein. Aber es gab keinen Leichtathletik-Verein, in den ich hätte eintreten können. Also habe ich die Leichtathletik für mich selbst kultiviert und angefangen, alleine zu trainieren. Mein Vater ließ mir im Garten eine Weitsprunggrube und einen Kugelstoß-Ring bauen. Speerwerfen konnte ich auf der Wiese – ich habe es als Autodidakt schließlich auf Weiten von 70 Metern gebracht. Ein Problem war der Stabhochsprung: Dafür gab es in der näheren und weiteren Umgebung keine Anlage. Und das Hürdenlaufen – ich hätte mir mindestens zehn Hürden kaufen müssen, um das zu trainieren, und dafür reichte es bei uns nicht.

In Einzeldisziplinen war ich sicher nicht überragend, aber

im Mehrkampf schon eine gewisse Begabung. Das reichte später immerhin für einen dritten Platz bei der Deutschen Mehrkampf-Meisterschaft (einem Fünfkampf, den es damals noch gab) – hinter Kurt Bendlin, dem späteren Zehnkampf-Weltrekordmann.

Leistungsstabilität ist keine Frage von irgendwelchen Wundermitteln

Weil ich den Sport so liebe, bewundere ich auch große Sportler und versuche ihnen als Arzt dabei zu helfen, möglichst lange »auf 100 Prozent« zu bleiben.

Ich interessiere mich aber auch brennend für die Entwicklung junger Sportler. Wenn zum Beispiel ein Spieler nur als Amateur trainiert hat, dann ins Profilager überwechselt und dort »wie eine Rakete startet«, kommt irgendwann mit ziemlicher Sicherheit ein Leistungsabfall. Als Sportarzt muß ich ihm helfen, die Abwärtskurve so flach wie möglich zu halten. Ein solches Talent braucht ein Jahr Profitum, um seine Leistung zu stabilisieren.

Das ist keine Frage von Wundermitteln. Es geht hier um einen ganzen Komplex von Maßnahmen: richtig dosiertes Training, angemessene Ernährung, sinnvolle Entspannung, Körperpflege, Kontrolle der Defizite und ein äußerst präzises Ersetzen jener körpereigenen Stoffe, die durch den Hochleistungssport ins Minus geraten sind.

Ich bin der festen Überzeugung, daß sich im Leistungssport die ominösen 100 Prozent auf natürlichem, vernünftigem und logischem Weg erreichen lassen. Es geht auch ohne Doping! Wenn die medizinische Betreuung top ist, der Sportler genau im richtigen Moment und ausreichend lange regenerieren kann, wenn die Trainingsdosierung ideal ist und dem Körper nichts fehlt, dann kann man ihn auch höher belasten – *mehr* trainieren, um die 100 Prozent Leistungsfähigkeit zu erreichen.

Das wertvollste Kompliment, das ich in meiner Laufbahn als Sportarzt bekommen habe, kam von Frank Dick, dem weltberühmten Konditionstrainer, der einen Daley Thompson zu einer der überragenden Figuren der Sportgeschichte gemacht hat. Er sagte einmal zu mir: »Doc, wenn alle Sportler so betreut werden würden wie deine, dann bräuchte es kein Doping zu geben.«

100-Prozent-Formel statt Doping

Von allen Sportarten macht die richtige und ausreichende Ernährung beim Rad-Rennsport die größten Probleme. Daraus kann man vieles lernen, um gesund zu bleiben und um nicht dopen zu müssen.

Bei manchen Etappen der Tour de France zum Beispiel werden täglich bis zu 10 000 Kalorien verbrannt, der Mensch kann aber mit Mühe höchstens 4000 Nahrungs-Kalorien zu sich nehmen. Der Rest, hier 6000 Kalorien, muß den Depots (Leber, Muskel und Fettgewebe) entnommen werden. Diese wollen aber bald wieder aufgefüllt sein, sonst kommt es zu erheblichen Problemen: Leistungsabfall, Muskelfaser-Risse, Erschöpfungen im allgemeinen und Schwächung des Immunsystems im besonderen. Einige Sportler helfen sich eine Zeitlang per Doping weiter; die Palette reicht von Captagon® bis Cortison, wir finden darin anabole Sexual-Hormone, aber auch Anti-Asthma-Mittel mit muskelaufbauendem Effekt. Besonders wohlhabende Vereine lassen die Sportler auch gentechnisch hergestellte Wachstums-Hormone nehmen – schlummernde Krebszellen freuen sich darüber. All dies geschieht, um entweder einen besseren Aufbau von Muskel-Masse zu erreichen oder den Abbau zu verzögern, also länger Leistungs-Reserven zu haben. Das Fair play weicht einer technischen Moral, in welcher der Erfolg die Mittel heiligt: Der Hochleistungssport hat teilweise eine faustische Dimension erreicht. Faust verpfändete seine Seele für die Erkenntnis, der Athlet seinen Körper für den Erfolg.

Was ist eigentlich »Doping«?

Eine unerlaubte Form der Leistungssteigerung zum Zweck der Erlangung des Sieges über andere. Man kann sich auch mit Kaffee »dopen« – mehr als sechs Tassen vor einem Wettkampf sind nicht erlaubt. Alles andere aber, so meinen manche Kritiker der Herren der Ringe, ist im Sport-Zirkus inzwischen offensichtlich erlaubt. Begonnen hat das alles mit der De-facto-Aufgabe des Amateurstatutes: Barfüßige Sportler aus dem Hochland von Kenia sind selten geworden, doch sieht man inzwischen stromlinienförmige Damen mit durch Steroide flachen Brüsten und männlich muskulösen Schenkeln über die Aschenbahnen keuchen. Ein weiteres erbarmungswürdiges Beispiel waren die Kindfrauen beim Turnen von Barcelona, denen man wohl Medikamente aus der High-Tech-Retorte gab, um so für alle Zeiten ihr Wachstum kaputtzumachen. Hier hat der Sport längst aufgehört, gesund zu sein. Doch der Wille, mit allen Mitteln zu siegen, ist vielfach ungebrochen, denn der Tritt aufs Siegertreppchen kann Millionen wert sein. Und man täusche sich nicht: Doping ist sehr wirksam. Es bewirkt etwa in der Leichtathletik die entscheidenden zwei bis vier Zehntel Schnelligkeit, macht also den kleinen Unterschied zwischen dem ersten und dem dritten Platz aus. Beim Gewichtheben sind es rund fünf bis zehn Kilogramm, die mehr gehoben und gerissen werden; beim Hochsprung sind es auch mehr als zwei Zentimeter, die mittels Doping höher gesprungen werden können.

Der Muskelaufbau ist durch regelmäßiges Training mit und ohne Doping vor dem sportlichen Einsatz abgeschlossen. Jetzt gilt es durchzuhalten und vor allem die Akut-

und Abbau-Phase, die durch den Wettkampf ausgelöst wird, so kurz wie möglich zu halten.

Bei einem Tennisspieler entscheidet sich der Körper beispielsweise während des Wettkampfes, strukturgebende Faser-Proteine (sogenannte Biopolymere, die aus einzelnen Aminosäuren bestehen) energiebereitstellend zu verbrennen. Das schwächt zwar die Muskeln und erhöht die Chance von Faserrissen, stellt aber zugleich noch einmal letzte Energie-Reserven bereit.

Das erklärt auch, warum unsere hochtrainierten Sport-Profis so häufig Muskelfaserrisse erleiden und die Bundesliga oft fast wie ein Lazarett wirkt. Faser-Abbau-Phänomene bei zu hoher Spiel- und Trainings-Intensität fordern eben ihren Preis.

Mit Hilfe von anabolen Hormonen oder Clenbuterol konnten die Cracks nicht nur schneller mehr Muskel-Masse erzielen, sondern auch den Abbau so kurz und gering wie möglich halten. (Besonders Frauen und Mädchen sind hier im Nachteil, denn sie besitzen keine oder kaum eiweißaufbauende körpereigene Sexual-Hormone wie Testosteron – weshalb man in bestimmten Ländern gerne Damen mit Bart in bestimmten Disziplinen antreten ließ oder diesen Bart hormonell nachahmte. Die Stimmlage dieser Damen war dann allerdings nicht mehr für den Kirchenchor geeignet, und auch manch anderes entsprach nicht den üblichen Vorstellungen . . .)

Da wir diese Situation nicht hinnehmen wollten, haben wir uns der Mühe unterzogen, all diese Dinge einmal meßbar zu machen – in der Absicht, für die von uns betreuten Sportler Doping zu vermeiden und sie trotzdem Siege erzielen zu lassen. Deswegen entwickelte Dr. Kübler die Aminosäure- und Spurenelement-Analytik als wissenschaftliche Basis für den Ersatz abhanden gekommener essentieller Aminosäuren und Spurenelemente nach der 100-Prozent-Formel. Dabei stellten wir unter anderem fest, was die Wirkung von Actovegin® – womit Sportlern über die Leistungs-Tiefs und Verletzungsphasen hinweggeholfen werden kann – eigentlich ausmacht; nämlich eine komplexe, dem humanen Blut identische Mischung aller lebenswichtigen Aminosäuren, die beim sportlichen Einsatz oder bei sonstiger Anstrengung vermehrt verbraucht werden.

Ein Sportler kann ohne ausreichende Überwachung der Aminosäuren in lebensgefährliche Situationen geraten. Wir haben nach Hitzeschlachten bei Tennis-Spielern festgestellt, daß die Glutathion-Spiegel oft tagelang extrem tief lagen – eine Folge der Akutphase-Reaktionen. Der Körper kann dann toxische Radikale, die in seinem Zell-Stoffwechsel permanent entstehen, nicht mehr richtig abfangen; er wird für Infektionen und Zell-Entgleisungen vermehrt anfällig. (Glutathion ist ein »Tausendsassa« aus drei Aminosäuren. Der Körper erhält es zu einem Teil über die pflanzliche Nahrung, zum anderen vermag es sich aus den Aminosäuren Methionin und Cystein aufzubauen.) Aufgrund dieser Aminosäure- und Spurenelement-Analytik erzielen die von uns betreuten Sportler ihre Siege auch ohne Doping – und sie bleiben länger gesund.

Fachwörter

Abduktoren vom Körper wegziehende Muskeln. →Adduktoren

Acetylcholin Wirkstoff zur Gefäßerweiterung

Achillodynie Schmerzen an der Achillessehne

Adduktoren zum Körper hinziehende Muskeln. →Abduktoren

Adenosin aus: Adenin und Ribose: gefäßerweiternder Wirkstoff

Aminosäuren die Bausteine der Eiweißkörper, von denen sich der Mensch per Stoffwechsel nur einen Teil selbst herstellen kann, die anderen sind unabdingbar von außen zuzuführen (=essentiell). Ihr Fehlen bedingt schwerste Mangelkrankheiten wie bei den →Avitaminosen

anabol aufbauend

Anabolie Stoffwechselaufbau

Anabolika Substanzen/Medikamente zur Förderung der Eiweißsynthese

Anästhesie Nurkose oder örtliche Betäubung vor operativen Eingriffen

Angina pectoris linksseitige Schmerzen in der Brust; treten meist anfallsweise auf und können in den linken Arm ausstrahlen. Häufig liegt Erkrankung der Herzkranzgefäße vor

Antagonisten paarweise wirkende Muskeln

Arterie Schlagader

Arteriosklerose aus →Arterie und →Sklerose: Arterienverkalkung durch Ablagerungen an der Innenwand der Arterie (Cholesterin und Kalk)

Arthrographie Herstellung einer Röntgenaufnahme der Gelenke mit Darstellung des Gelenkinnenraums (wird durch Einfüllung eines Kontrastmittels sichtbar gemacht): **Arthrogramm**

Arthrose Glied, Gelenk

Arthritis erkranktes Gelenk; meist Entzündungen

Atrophie Schwund. Krankhafte Verkümmerung von Organen und Zellen

Avitaminosen Mangel oder Fehlen von Vitaminen

autotroph Pflanzen ernähren sich autotroph, d. h. sie stellen durch →Photosynthese ihre eigenen Nährstoffe her

Biokatalysatoren Substanzen, die die Biochemie eines Körpers steuern, z. B. Vitamine, Enzyme, Spurenelemente

Bursitis Schleimbeutelentzündung

Carotinoide Organische Verbindungen, bekannt als pflanzliche – meist gelbe bzw. rötlich-gelbe – Farbstoffe

Chole in zusammengesetzten Wörtern: Galle

Cholesterin aus: →Chole und →Sterin. Sterinkörper; kommt vor in: Eidotter-, Körperzellen und -flüssigkeiten (Galle). Zu hohes Vorkommen von Cholesterin im Blut: **Cholesterinämie**

Discus Scheibe, auch Kurzbegriff für die Bandscheibe

Discus articularis Gelenkscheibe, Zwischenknorpelkörper

distal Körperteile, die von der Körpermitte entfernt liegen. →proximal

Eiweiße organische Stoffe aus: Kohlenstoff, Wasserstoff, Sauerstoff und Stickstoff. Bilden die Bausteine aller Organismen

EKG = Elektrokardiogramm zeigt die Herzstromkurven und eventuelle krankhafte Veränderungen am Herzen

Elektrolyte Stoffe, die elektrischen Strom leiten können (Salze, Säuren, Basen)

EMG = Elektromyogramm Aufzeichnung der Muskelaktivität

Elektronen negativ geladene Elementarteilchen

Embryo Leibesfrucht von der 4. Schwangerschaftswoche bis zum Ende des 3. Schwangerschaftsmonats

Endorphine Schmerzblocker. Sie werden vom Körper selbst gebildet und sitzen an den Schaltstellen (→Synapsen) der Nervenzellen

Endothel stoffwechselaktive, innenauskleidende Wand der Blutgefäße

Enzyme organische Verbindungen; spielen als Katalysatoren eine wichtige Rolle im Stoffwechsel

essentielle Aminosäuren →Aminosäuren, die vom Körper nicht selbst hergestellt werden

Faszie Band. Im anatomischen Sinne: dünne Muskelhülle

Fibrinolyse Auflösung eines Fibringerinnsels durch bestimmte Enzyme

Fibrozyten Bindegewebszellen, die über lange Anhängsel mit anderen Zellen verbunden sein können

foramen magnum großes Hinterhauptsloch

freie Radikale zellschädigende Elemente; entstehen durch ionisierte Atome, die von Elektronen und energiereichen Protonen geschaffen werden

Glycogen Kohlenhydrat. Baut sich aus Glucose in Leber und Muskeln von Tieren auf

Granulocyten große weiße Blutkörperchen

Hämoglobin Farbstoff der roten Blutkörperchen

Hämatom Bluterguß, Blutansammlung außerhalb der eigentlichen Blutbahnen. Nicht immer äußerlich sichtbar.

Hammerzehe krankhafte Veränderung einer Zehe in der Form, daß diese häufig über die nächste Zehe geschoben wird

Herpes virusbedingter Hautausschlag mit Bläschen; häufig an Schleimhäuten

Herzinsuffizienz Herz(muskel)schwäche

Hinterhauptsloch →foramen magnum

Hippocampus wichtige Struktur des Zentralnervensystems

Homöopathie naturverbundenes Heilverfahren, bei dem Substanzen in starker Verdünnung verabreicht werden

Homöostase Ausgeglichenheit aller Körperfunktionen (Temperatur, Blutdruck, Blutwerte etc.)

Hormone körpereigene Substanzen, die von Drüsen produziert werden und auf bestimmte Organe wirken

Immunsystem natürliches Abwehrsystem des Körpers

Insulin Hormon der Bauchspeicheldrüse; reguliert den Blutzuckerspiegel

Interferon Wirkstoff, der den Organismus vor Virusinfektionen schützt

intra-/intermuskulär im Muskel befindlich; viele Spritzen werden intramuskulär verabreicht

intravenös in der/die Vene; bestimmte Spritzen müssen direkt in die Vene gegeben werden

ischämische Schmerzen durch Blutleere – **Ischämie** – hervorgerufene Schmerzen, z. B. bei plötzlicher Abklemmung von Arterien

isokinetisches Training kraftvolles Muskeltraining in der Bewegung

isometrisches Training Anspannung der Muskeln und nachfolgende Entspannung

Kachexie schwerer Krankheitszustand, z. B. bei Krebs, bei dem die Struktureiweiße des Körpers energiebereitstellend eingeschmolzen werden

Kahnbein Os navalis; Knochen der Handwurzel; häufig von Brüchen bedroht

Kapillaren haarfeine Verzweigungen der Gefäße im Blut- und Lymphsystem

Karpalgelenk Gelenk zwischen den einzelnen Handwurzelknochen

Karpaltunnelsyndrom Nervenschädigung im Karpalgelenkstunnel

Kernspin-Tomographie ermöglicht die bildliche Darstellung von Strukturen des Körpers mit Hilfe starker Magnetfelder (im Gegensatz zum Röntgen)

Kollaps Zusammenbrechen von Körperfunktionen; Kreislaufversagen

Kompressionssyndrom Schmerzen durch Quetschung, Druck, Verengung

Läsion Verletzung eines Muskels, Organs, Körpergliedes

Leukämie Blutkrebs

Libido meist nur verstanden als: Geschlechtstrieb; eigentlich: Trieb allgemein

Luxation »Auskugeln«, Ver-/Ausrenken eines Gelenks

Lymphocyten eine Art der weißen Blutkörperchen

Lysin Aminosäure; löst in den Organismus eingedrungene Krankheitskeime auf

Mediatorstoffe Überträgerstoffe, Transmitter

Melanom Geschwulst aus melaninproduzierenden Zellen (bösartig, rasches Wachstum)

Meniskus halbmondförmige Scheibe; im allgemeinen wird damit eine Scheibe im Kniegelenk gemeint

Metabolismus Bezeichnung für den gesamten Stoffwechsel (Aufnahme, Abbau, Verbrennung, Ausscheidung von Stoffen)

Migräne starker Kopfschmerz; meist einseitig; tritt häufig anfallartig auf, verbunden mit Übelkeit, Erbrechen und Sehstörungen

Mikroorganismen kleinste Organismen; nicht mehr mit bloßem Auge sichtbar

Mineralien nichtorganische Stoffe, die in der Erdrinde liegen (z. B. Eisen, vor allem aber Salze)

Mitochondrien die Energieaggregate der Zelle

Moleküle Verbindung aus zwei und mehr Atomen

Mondbein os lunatum; Knochen im Handwurzelbereich; bruchanfällig

Morbus Bechterew Versteifung der Wirbelsäule oder einiger Teile davon

Morbus Alzheimer Alzheimer Krankheit; degenerative Erkrankung der Großhirnrinde

Morbus Reiter Krankheit, bei der gleichzeitig Gelenke, Harnröhre und die Augenbindehaut entzündet sind

Morbus Parkinson Degeneration von Nervenzellkernen, die zu Bewegungsstörungen führt

Morphologie Formenlehre; im anatomischen Sinne: Lehre von Form und Struktur der Organismen

Musculus glutaeus maximus größter Gesäßmuskel

Musculus iliopsoas Hüft-Lenden-Muskel

Musculus quadriceps femoris großer Schenkelstrecker

Muskelläsion Muskelverletzung jeglicher Art. →Läsion

Myelogramm bildliche Darstellung des Wirbelkanals und des Rückenmarks

Myeloische Leukämie →Leukämie

Myoglobin roter Muskelfarbstoff, dem →Hämoglobin ähnlich

Myofibrille Teil der Muskelzelle, das sich ausdehnt und zusammenzieht

Neocortex der Teil der Großhirnrinde, der sich erst in jüngster Zeit innerhalb der Stammesgeschichte gebildet hat

Neurochirurgie chirurgische (operative) Behandlungen am zentralen Nervensystem

Neuronen Nervenzellen mit ihren Fortsätzen; Teil einer Reizleitungsbahn

Neurotransmitter Stoffe, die an den Neuronen-Synapsen freigesetzt werden, sobald dort ein Reiz übertragen wird

oncogen einen bösartigen Tumor betreffend bzw. erzeugend

oral durch den Mund (etwa Medikamenteneinnahme)

Osteoklasten riesige »Knochenfreßzellen«; verursachen Krankheiten wie Knochenschwund etc.

Osteoporose Knochenatrophie = Knochenschwund

palpatorisch tastend; Diagnose erstellen durch Betasten

Patella Kniescheibe

Phagocyten »Freßzellen«; können in den Organismus eingedrungene Fremdkörper, vor allem Bakterien, auslösen

Phenylketonurie Störungen im Aminosäurehaushalt, zu Erkrankungen des Nervensystems führend

Photosynthese Fähigkeit der Pflanzen, sich aus anorganischen Stoffen organische mit Hilfe des Sonnenlichts, des Wassers und des Kohlenstoffs selbst herzustellen

Physiotherapie Heilbehandlung mit natürlichen Mitteln (z. B. Wärme, Wasser usw.)

Polymere Molekülkette regelmäßigen Musters, deren Vernetzungsgrad ihr besondere Eigenschaften verleiht

Pronation Einwärtsdrehung von Hand/Arm bzw. Fuß/Bein

Propriorezeptor Nerv, dessen Ende in einem Organ liegt und dessen Tätigkeit kontrolliert

Proteine Eiweißkörper

Proteolyse durch Enzyme hervorgerufene Spaltung von Eiweißen

Protonen positiv geladene Atomteilchen

proximal nah an der Körpermitte liegende Körperteile. →distal

Purine organische Verbindungen; werden mit der Nahrung aufgenommen, bilden sich aber auch selbst im Zellkern

Pyrimidinbasen organische Verbindungen; ähnlich den Purinen

Rehabilitation größtmögliche Wiederherstellung der Gesundheit nach schwerer Krankheit, Operation usw.

Resorption Aufnahme und Verwertung von Nahrungsmitteln, aber auch Medikamenten

RNA/RNS = Ribonucleinsäure Botenstoffe der Erbsubstanz

Rückenmark Nervenstränge im Wirbelkanal, im Zentralnervensystem beginnend

Sarkom bösartige Geschwulst

Scheuermannsche Krankheit krankhafte Veränderung der Bandscheiben;häufige Krankheit bei Schwerarbeit leistenden Jugendlichen

Schmorlsche Knötchen knorpelartige Vorwölbungen zwischen den einzelnen Bandscheiben bei der →Scheuermannschen Krankheit

Sklerose schmerzhafte Verhärtung von Organen und Geweben. →Arteriosklerose

Skoliose Wirbelsäulenverkrümmung zur Seite; Schiefstellung

Spurenelemente in winzigen Mengen im Organismus vorkommende Stoffe, die der Körper braucht, aber nicht selbst herstellen kann und die mit der Nahrung aufgenommen werden müssen

Sterin organische Verbindung in tierischen und pflanzlichen Zellen

subakut nicht allzu schwer verlaufende Krankheit

Subluxation nicht vollständig erfolgte Verrenkung/Auskugelung eines Gelenks

Synapse Verbindung-, Berührungs-, Schaltstellen der Nervenzellen

Tendopathie Erkrankungen des Sehnenapparats

Testosteron männliches Geschlechtshormon

Thorax Brustkorb, Brust

Thymusdrüse Drüse hinter dem Brustbein; steuert die Immunitätsvorgänge. Nach neuesten Erkenntnissen vermutlich bis ins hohe Alter aktiv, obwohl sie sich nach der Pubertät zurückbildet

Tonus Anspannung (der Muskeln)

Vitamine lebenswichtige (vita = Leben) organische Verbindungen, die mit der Nahrung aufgenommen werden müssen. Bei Vitaminmangel kann es zu schweren Mangelerscheinungen kommen; etwa wie in früheren Zeiten zu Skorbut durch Mangel an Vitamin C

Zelle besteht aus Zellkern und Zytoplasma und bildet die kleinste Einheit im Organismus

Register

A

Abduktoren 154 ff.
Acetylcholin 71
Achillessehne 193, 198-209, 321, 335
Achillessehnenreizung 198, 202-205
Achillessehnenriß 198, 205 f.
Achillodynie 202
Actovegin 91,141,204, 298, 382
Adam, Karl 270
Adduktoren 151 ff., 282
Adduktorenriß 159 f.
Adenosin 67
Agassi, André 113
algogene Stoffe 83
Alkohol (für Umschläge) 78
Alterungsprozeß 50 ff.
Altig, Rudi 251
Aminosäuren 37-40, 74 f., 139, 177, 208 f., 213, 224-227, 318, 361 ff.
–, essentielle 74 f.,180, 208, 225 f.
Aminozucker 43
Amundsen, Roald 340
Anabolika 220
Angina pectoris 277
Antagonist 84
Antioxidantien 54
Arteriosklerose 51, 339, 342
Arthrographie 106,121,131
Arthrose 117, 182 f.
Atmung 212, 262 f., 341
Atom-Emissions-Analytik 39
ATP 221, 363
Atrophie 129
Aufbautraining 175-178
aufrechter Gang 27 f., 134 ff.
Aufwärmtraining 291
Augenthaler, Klaus 140
Aumann, Raimond 289
Ausdauer-Training 36, 303
Auskugelungen 126 f.
Australopithecus 39
autotroph 225

B

Badminton 331-337
Badminton-Schuhe 337
Balancegefühl 272
Bänder 295
Bänderreizungen 306, 321
Bänderriß 125, 128 ff., 306
Bandscheiben 133-143, 269, 272, 295, 313
Bandscheibenschäden 296
Bandscheibenvorfall 134, 139-143, 295
Baseballfinger 106
Basketball 103, 310 ff.
Bauchfell 155
Bauchmuskulatur 151-165
Bauchtrauma, stumpfes 273
Baumann, Dieter 29
Beckenbauer, Franz 97, 156, 159, 182, 237, 241, 243, 245, 303, 345, 374
Beckenkamm 153
Beckenschiefstand 296
Becker, Boris 23 f., 71, 102, 113, 289, 291 f., 298, 301, 303 f.
Beckmann, Dr. Peter 343
Belastungs-EKG 211
Bendlin, Kurt 378
Berger, Gerhard 23, 63
Bergwanderkleidung 328 f.
Bergwandern 324-330
Bernardsche Ströme 85
Bernhard, Constantine 191
Beugemuskel 111

Bewegung 25-35
Bewegungsapparat 316
Bewegungsmangel 34, 145
BG tens 180, 209
Bienenhonigextrakt 298
Bilosertschew, Dimitri 101
Bindegewebsstörungen 208
Biokatalysatoren 67
Biondi, Matt 266
Blutdruck 214
Boeck-Behrens, Wend-Uwe 333
Bosch, Günther 71 f.
Boxen 101
Bradykinin 83
Brehme, Andreas 188, 203 f., 237, 245
Breitner, Paul 243
Bromelaine 90
Brustbein 126
Bubka, Sergej 287 f.
Buchwald, Guido 237
Burrell, Leroy 73
Bursitis 159

C
Calcitonin 49
Calcium 215 f.
Calciumsulfat 41
Captagon 379
Carotinoide 54 f.
Ceulemans, Raymond 96, 109
Channel-Blocker 231
Chaostheorie 59
Chlorid 214
Cholesterin 43 f.,199, 214, 231, 339, 341, 369
Christie, Linford 188
Clenbuterol 381
Computer-Tomographie 131, 172
Connors, Jimmy 113
Cool down 371 ff.
Cooper, Kenneth H. 35
Cortison 379
Cramer, Dettmar 237 f. 241, 243 ff.
Cyriax-Methode 131
Cystein 227, 382
Cytochrome 67, 218

D
Darmbein(gelenk) 296
Darwin, Charles 37
Daumen 99
Depressionen 315
Deuser-Band 131
Dick, Frank 280 ff., 288, 379
Dienstl, Erika 315 f.
Diskus(verletzung) 106 f.
DNS 370
Doll, Thomas 237, 245
Doping 287 f., 376-382
Dorfner, Charly 94
Drobny, Jaroslav 190
Dropfinger 106
Druckverband 87
Duchesnay, Isabelle 349 f.

E
Eckel, Horst 377
Edberg, Stefan 145, 298
Eder, Klaus 179
Eigenverantwortung 303
Eisen 67, 221 ff.,
Eishockey 357 f.
Eiskunstlauf 353-356
Eislaufen 349-358
Eisspray 78
Eistanz 349 ff.
Eiswasser 77, 84, 86, 202
Eiweiß-Polymere 138
Eklampsie 217
Elektrolyte 40, 298, 302, 316, 318
Elektrolyt-Getränke 116
Elektromyogramm 142

Elektrotherapie 78, 84-89, 130, 177, 204, 298
Ellbogen 108-120
Elle 111
EMG s Elektromyogramm
Ender, Cornelia 265
Endorphine 32, 34, 315, 327
Entmüdung 301 f.
Entspannung (der Muskeln) 77, 298
Enzyme 40, 116, 130, 141, 177, 298
–, fibrinolytische 90
–, proteolytische 90
Enzymtherapie 94
Epstein-Barr-Virus 45
Ernährung (des Sportlers) 361-371
essentielle Aminosäuren 74 f., 180, 208, 225 f.
Evolution 27 f., 98, 187

F
Fahrradergometer 176, 259, 372
»fast twitch fibers« 73
Fazilitation, propriozeptive neuromuskuläre s PNF
Federball 332, 336
Fersenbein 201
Fette 43, 364, 366, 369
Fibrinolyse 90
Fibrozyten 51
Fichtel, Anja 97
Fichtel, Klaus 182
Fingerstrecksehne 106
Fixx, Dr. James 315
Fluor 216
Folsäure 46, 222, 370
foramen magnum 136
Foreman, George 101
Formel-I-Rennen 102
Franz, Georg 178
Frazier, Joe 65, 102
freie Radikale 54, 209, 367 f.
Freisler, Manfred 122 f.
frühfunktionelle Therapie 30
Funktionelles Compartment-Syndrom 92-95
Fuß 186-197
Fußball 236-249
Fußblasen 329 f.
Fußverletzungen 193 f.
Fußwurzelknochen 187

G
»game keepers thumb« 105
Gang, aufrechter 27 f., 134 ff.
Gehirndurchblutung 146, 313
Gelatine 180
Gelenke 31, 283 f., 295 f.
Gelenkkapsel 166, 307
Gelenkknorpel 166
Gelenkschmerzen 116
Gelenkschmiere 171
Gesäßmuskel 135
Getränke, isotonische 214 f.
Girardelli, Marc 127
Glinz, Werner 168
Glowacz, Stefan 96
Glucose 139
glutaeus maximus 135
Glutaminsäure 218
Glutathion 223, 227
Glutathionperoxidase 223
Glycoproteine 90
Glykogen 73, 362, 370 f.
Golf 102
Gould, Shane 265
Graf, Steffi 30, 303
Granulocyten 90
Gretzky, Wayne 70, 357
Groß, Michael 70, 97,124, 265
Guanosin 67
Gymnastik 36, 147 ff.,160-165, 241, 278, 307, 345

H
Halswirbel 134
Halswirbelsäule 146
Hämatom 83
Hammerzeh 194
Hand, Handverletzungen 96-107
Handball 103
Handwurzelknochen 104
Hanteltraining 131
Harnsäure 316
Harnwegsentzündungen 273
Hass, Hans 98
Häßler, Thomas 97, 186, 194, 245, 247
Hauterkrankungen 225
Hawkins, Dr. 122, 127
Heiden, Eric 259
Helmer, Thomas 237
Hemmung, reziproke 84
Herget, Matthias 159
Herpes 220
Herz 228-232
Herz-Kreislauf-System 31, 211, 275, 313, 341
Herzinsuffizienz 229
Herzog, Dr. 121
Hexenschuß 141, 267
Heynckes, Jupp 133 f., 243
High Pressure Liquid Chromatography (HPLC) 224
Hingsen, Jürgen 282
Hinterhauptsloch 136
Hippocampus 38, 220
Histamin 83
Hochdruck-Flüssigkeits-Chromatographie 39, 92
Hochvolttherapie 84
Hoeneß, Dieter 193
Hoeneß, Uli 134, 243, 289
Hohlfuß 194, 322
Holzner-Gawenus, Monika 190, 259
Hominiden 26
Homoeostase 226
Hormone 45 f., 217
Horr, Lorenz 154
»hot ice« 77, 84, 86, 90, 94, 122, 130
HPLC-Technik 224
Hüftbeugemuskel 159
Hydrodynamik 97
Hydroxyprolin 208, 367

I
Illgner, Bodo 188, 237
Impignementsyndrom 106
Immunsystem 219, 227, 319
Indurain, Miguel 252
Insertionstendopathie 159
Intentionstremor 102
Interferenzstrom 85
Interferone 45
Interleukine 48, 90, 319
Iontophorese 87, 130
Ischämi-Schmerzen 93
isokinetisches Training 176
isometrische Kontraktionen 260
isometrisches Training 176
isotonische Getränke 214 f.
isotonische Kontraktionen 260
Italien, Fußball in 245 ff.
Ivanisevic, Goran 72, 109, 113

J
Jacklin, Tony 102
Joggen 32, 189, 313-323, 344
Joggingschuhe 320 f.
Johanson, Donald 238
Johnson, »Magic« Earvin 109, 310
Jordan, Michael »Air« 109, 310

K
Kachexie 225
Kahnbein 103

Kahnbeinbruch 103 f.
Kalium 41, 215
Kaliummangel 31
Kampfgeist 303 f.
Kant, Immanuel 135
Kapillaren 65
Kapselbandriß 277
Kapseleinrisse 307
Kapselreizung 321
Kapselriß 125
Karpaltunnel-Syndrom 273
Karpow, Anatoli 237
Kasparow, Gary 237
Kernspin-Tomographie 121, 131, 172
Killerzellen 47
Kirner, Georg 254, 324 f.
Klimakterium 49
Klinsmann, Jürgen 237, 245
Knickfuß 195, 322
Knie 166-185
Kniegelenk 166, 169 ff., 181-184, 265 f., 295 f., 335
Kniegelenk-Ergüsse 171
Kniescheibe 166, 169 ff., 306, 321
Kniescheibensehne 169 f., 284
Kniestrecker 169
Knochen-Sarkom 227
Knochendichte(messung) 50
Knochenhaut(entzündungen) 284, 301, 321
Knochenschwund 48 ff.
Knorpel-Aufbaumittel 179 f.
Kochsalz 41, 213 f.
Kögl, Wiggerl 97, 206
Kohlenhydrate 43, 326 ff., 370
Kohler, Jürgen 237, 245
Kohlmeyer, Werner 377
Kollagenfasern 208
Kompressionssyndrome 34
Kontraktionen, isometrische 260
–, isotomische 260
Konzentration(sfähigkeit) 303
Konzentrationsschwäche 146
Koordination(sfähigkeit) 33, 97, 119, 272, 296, 341
Krafttraining 278
Krebs (Krankheit) 44-48
Kreuzbänder 166 ff., 307
Kreuzbandriß 172 ff.
Kreuzbein(gelenk) 295
Kübler, Ulrich 36, 115
Kupfer 46, 208, 218 f., 363

L

Lange, Thomas 269
Langer, Bernhard 23, 102, 109, 118
Laser-Therapie 87, 89, 130, 177, 204, 298
Laudrup, Brian 166 f., 172-178
Laufen 285 ff.
Lauftraining 85, 89, 299 f.
Leakey, Louis 135
Leakey, Mary 26
Leichtathletik 145, 280-288
Leiste 151-165
Leistenkanal 153
Leistenring 153
Lendenwirbelsäule 134, 146, 285, 296
Lendl, Ivan 190, 254
Lenk, Dr. Hans 270 f.
Leukämie 47
Libido 320
Liebrich, Werner 377
Littbarski, Pierre 97, 193
»low twitch fibers« 73
Lumbal-Anästhesie 172
Lunatumnekrose 104
Lunge 262
Lutz, Rainer 178
Luxation 126 ff.
Lymphdrainage 87 f., 94, 177, 298

Lymphocyten 220, 227
Lysin 208, 367
Lysinhydroxylase 208

M
Magnesium 46, 216 ff., 318
Magnesiumchlorid 44
Magnesiumsulfat 41
Muhammad Ali 101
Maier, Sepp 94 f., 374 f.
Makrophagen 90, 227
Mangelerscheinungen 225
Mansell, Nigel 102
Marathon 286
Massagen 85-89, 131, 177, 298
Mathews, Stanley 75
Matthäus, Lothar 63, 68 ff., 106, 159, 170, 188, 239 f., 242
Matthes, Roland 265
McEnroe, John 113, 145, 300
Medianus 112
Mediatorstoffe 319
Meniskus 121, 183, 266, 307
Menopause 49
Menschenaffen 28, 134
Methionin 46, 227, 382
Meyfarth, Ulrike 375
Migräne 34
Mikroorganismen 42
Milchsäure 74
Mineralcorticoide 91
Mineralien 177
Mineralsalze 40
Mineralstoffe 361-365
Mitochondrien 43, 50, 66
Mittelfußknochen 187, 349
Mittelhandknochen-(bruch) 105
Mögenburg, Dietmar 72
Molekularbiologische Therapie 90 ff.
Mondbein 104
Montag, Hans-Jürgen 76, 179, 253, 298
Moorcroft, David 157
Morbus Alzheimer 52
Morbus Bechterew 199
Morbus Parkinson 52
Morbus Reiter 199
Morgan, William G. 308
Morris, Desmond 237 f.
Moscati, Pietro 135
Müller, Gerd 168, 193, 199
Müller, Jutta 355
Musculus flexor hallucis longus 194
Musculus ileopsoas 159
Musculus quadrizeps 295
Musculus tibialis anterior 194
Musculus tibialis posterior 194
Musikantenknochen 112
Muskelatrophie 129
Muskelbündelriß 83, 86-89
Muskeldehntechniken 84
Muskelfasern 69
–, rote 73
–, weiße 73
Muskelfaserriß 76-83, 86-89, 298
Muskelfaserverletzungen 90 ff.
Muskelkater 75 f., 300, 330
Muskelkontraktion 71
Muskelläsion 87
Muskelriß 79, 86-89
Muskelschwäche 215
Muskelsehnenverletzungen 115
Muskeltonus 70, 81, 93, 154
Muskelübersäuerung 93, 307
Muskelverhärtungen 116, 272 f., 321
Muskelverletzungen 76-95, 283, 299
Muskelzerrung 76-86
Muskulatur 65-95, 293
Muskulatur, quergestreifte 68

Myelographie 142
Myeloische Leukämie 47
Myelos 142
Myofibrillen 69
Myofilamente 69
Myoglobin 222
MyoMelcain 91

N
Naber, John 265 f.
Nansen, Fritjof 340
Natrium 213 ff.
Neocortex 49
Nervus medianus 273
Netzer, Günter 182, 193, 243, 245
Neurochirurgie 142
Neuronen 218
Neurotransmitter 221
Nierenentzündungen 273
Noah, Yannick 198 f.
Nykänen, Matti 103

O
O-Beine 182
Oberarmknochen 111
Oerter, Al 75
Oibane 336
Oncogene 44
Operationsnachwirkungen 177
Osteoblasten 49
Osteoklasten 49
Osteoporose 48 ff., 227
Overath, Wolfgang 182

P
Patella 169, 321
Patellasehne 170, 295, 306
Peary, Robert E. 340
Pelé 243
Peptide 227
Pfaff, Jean-Marie 158
Phagocytose 90
Phenylketonurie 226
Phlogenzym 90
Phosphate 43
Photosynthese 67, 212
Picasso, Pablo 33
Pippig, Uta 286
Plattfuß 194 f., 322
PNF 176, 260 f.
PNF-Training 85, 88
Polymere 208
Powell, Mike 69
Prellungen 130
Primaten 28, 320
Procain 130, 141
Procaininfiltrationen 78
Procor 231
Prolin 208, 367
Pronation 106
Prostaglandine 83
Proteine 43, 362-371
Proteinolyse 90
Psyche 325
Püll, Theo 377
Puls 257, 335, 342
Purine 37
Puskas, Ferenc 361
Pyrimidinbasen 37

Q
Quergestreifte Muskulatur 68

R
Radfahr-Ausrüstung 257 ff.
Radfahren 250-261
Radialis 112
Radical Scavenger 90
Regeneration 371 ff.
–, aktive 25
Rehabilitation 268
Reparil 90
Resorption(sstörung) 222
Reuter, Stefan 247

Revidier-Fähigkeit 29 f.
reziproke Hemmung 84
Ribonucleinsäure 91, 370
Riedle, Karlheinz 237, 245
RNA/RNS s. Ribonucleinsäure
Robinson, Dave 311
Roche, Stephen 23, 63 f., 250-254
Rodin, Auguste 65
Rosmarin-Zinksalbe 116
Rotatorenmanschette 128
Rothenburger, Christa 259
Rückenbeschwerden 133-149, 250, 342
Rückenmark 142
Rückenmuskulatur 240, 262, 294, 342
Rudern 269-274
Rummenigge, Karl-Heinz 106, 241, 243-247
Rux, Conny 374

S

Säbelbeine 266
Salbenverbände 116
Sammer, Mathias 247
Sampras, Pete 113
Sarkom 227
Sauerstoff 139, 212 f.
Sauerstoffmangel (im Muskel) 82
Schambein 153
Scheuer, Sven 122
Scheuermannsche Krankheit 147
Schilling, Birgit 335
Schlacken 74, 177
Schleimbeutel 159, 169, 311
Schleimbeutelentzündungen 128, 306 f., 321 f.
Schlittschuhe 356 f.
Schlittschuhlaufen 349-358
Schlüsselbein 126, 258
Schlüsselbeinbruch 276
Schmeling, Max 374
Schmerzen, ischämische 93
Schmorlsche Knötchen 147
Schölderle, Gottfried 324 f.
Schön, Helmut 243
Schrader, Björn 276
Schrempf, Detlef 311
Schuh-Einlagen 190 f., 299 f., 322
Schulter 121-132, 293 f., 311, 335 f., 342
Schulterverletzungen 258, 265
Schulter-Luxationen 126 ff.
Schulterblatt 125
Schulterblattknochen 126
Schultergelenke 121-132
Schultermuskulatur 129
Schweiß 326 f.
Schwimmen 262-268
Seele 324 ff., 342 f.
Seeler, Uwe 182, 243
Segmentan 91
Sehnenreizungen 273, 306, 321
Sehnenriß 128
Sehnenscheidenentzündungen 273
Selen 223 f.
Senkfuß 194
Serotonin 83
Sexualhormone 56, 379
Sexualität 374 f.
Siebel, Natalie 276 f.
Simeoni, Sara 375
Simpson, Tom 256
Skelettmuskulatur 68
Skidaumen 105, 344
Skilanglauf 339-347
Skilanglauf-Ausrüstung 346 f.
Skispringen 103
Skoliose 293
Son, Kitei 286
Sotomayor, Javier 188
Spannungskopfschmerz 34, 146
Speerwurf 284 f.

Speiche 111
Sperber, Silvia 96
Spitz, Mark 265
Sportler-Ernährung 361-371
Sportlerherz 257
Sportschuhe 184, 242, 322 f.
Spreizfuß 191 f., 195 f., 322 f.
Sprunggelenk 189, 283, 301, 307, 335, 344
Spurenelemente 177, 213-224, 298, 316, 318, 361 ff., 366 f.
–, interleukinspezifische 115
Squash 331
Steadman, Dr. Richard 167 f., 172 f.
Steißbein 353
Stepwalking 176
Sternkopf, Michael 133 f.
Stich, Michael 102, 303
Stoffwechsel 223, 313, 319, 341
Streß 34
Stretching 82, 85, 117, 241, 278, 296 f., 307
Subluxation 183
Surfen 275-279
Synapse 71, 215

T

Tansania 26
Taurin 229
Tennis 102, 291-304
Tennisarm 108, 112-118, 303
Tennisschläger 119 f.
Testosteron 220, 381
Therapie, frühfunktionelle 30
Thermotherapie 85
Thompson, Daley 23, 281 ff., 379
Thon, Olaf 97, 106
Thorax 314
Thymusdrüse 220
Tonerde, essigsaure 78
Top-Spin 112 f.
Tour de France 250 ff.
Training, isokinetisches 176
Training, isometrisches 176
Turnen 101 f.,147
Tyson, Mike 72

U

Übergewicht 184 f., 315
Überlastungsschäden 300 f.
Ulnaris 112
Ultraschall 85, 131
Ultraschalltherapie 204
Umschlags-Alkohol 78
Unterarmknochen 111

V

Vanadium 67
Verbiegungen (der Brustwirbelsäule) 293
Verrenkungen 183
Verschleißerscheinungen 266
Verspannungen 297
Viren 45
Vitamin A 45, 227, 368
Vitamin-B-Komplex 368
Vitamin C 45, 208, 222, 227, 368
Vitamin D 368
Vitamine 141,177, 298, 361, 368
Völler, Rudi 155 f., 237, 245
Volleyball 305-309

W

Wachstumshormone 75
Wachstumsstillstand 225
Wadenbeinköpfchen 183
Waden(muskulatur) 200
Walking 32, 314
Walter, Fritz 182, 243, 377
Walter, Otmar 377

Wanderschuhe 328
Wanderstöcke 330
Wassergymnastik 268
Wassertherapie 176
weiche Leiste 151, 154-165
Wilkie, David 266
Winkelhofer, Helmut 179
Wirbel 133 ff.
Wirbelsäule 133-149, 262, 266, 294 f., 318, 321, 335, 342, 355
Wirbelsäulenverbiegungen 296
Witt, Katarina 354-357
Wobenzym 90, 116

X
X-Beine 135
Xeroradiographie 131

Y
Yoga 36
Yun, Lou 101

Z
Zehen 189
Zehenknochen 187
Zehnkampf 281 ff., 378
Zeitvogel, Margot 268
Zellen 41-45
Zellmembran 42 f.
Zellstoffwechsel 212
Zelzny, Jan 109
Zentralnervensystem 49, 144
Zerrungen 130, 299, 311
Zink 46, 180, 208, 220, 227, 318 f., 363